全国高职高专院校药学类与食品药品类专业“十三五”规划教材

药物分析技术技能综合实训

（供药学、药品质量与安全、药物制剂技术等专业使用）

主　编　欧阳卉　王启海

副主编　魏　红　郭俐麟　贾　艳　裘兰兰

编　者　（以姓氏笔画为序）

王启海（安徽中医药高等专科学校）

张颖熠（长沙卫生职业学院）

欧阳卉（湖南食品药品职业学院）

姚　蓉（湖南食品药品职业学院）

贾　艳（廊坊卫生职业学院）

郭俐麟（广州卫生职业技术学院）

焦豪妍（广东食品药品职业学院）

曾　雪（重庆医药高等专科学校）

裘兰兰（江苏医药职业学院）

潘　莹（滨州职业学院）

戴　胜（安徽中医药高等专科学校）

魏　红（山东医学高等专科学校）

中国健康传媒集团
中国医药科技出版社

内容提要

本教材是“全国高职高专药学类与食品药品类专业‘十三五’规划教材”之一，全书分为5个部分，主要为药物分析实验室基础知识、十五个单项实训项目、二十五个综合实训项目、三个设计性实训项目及附录，其中包括原料、辅料、化学制剂、生化药品制剂、中药制剂等各类代表性药物的质量检验等内容。本教材形式新颖、内容精要、主次分明、实用性强；且为书网融合教材，即纸质教材有机融合电子教材、教学配套资源（PPT、微课、视频、图片等）、题库系统、数字化教学服务（在线教学、在线作业、在线考试），使教学资源更加多样化、立体化。

本教材可供全国高职高专院校药学、药品质量与安全、药物制剂技术等专业及相关专业的师生使用，也可作为从事相关行业人员的参考书。

图书在版编目（CIP）数据

药物分析技术技能综合实训/欧阳卉，王启海主编. —北京：中国医药科技出版社，2019.7（2024.12重印）

全国高职高专院校药学类与食品药品类专业“十三五”规划教材

ISBN 978-7-5214-0279-7

Ⅰ.①药… Ⅱ.①欧…②王… Ⅲ.①药物分析—高等职业教育—教材 Ⅳ.①R917

中国版本图书馆CIP数据核字（2019）第126636号

美术编辑 陈君杞
版式设计 诚达誉高

出版 **中国健康传媒集团** | 中国医药科技出版社
地址 北京市海淀区文慧园北路甲22号
邮编 100082
电话 发行：010-62227427 邮购：010-62236938
网址 www.cmstp.com
规格 889×1194mm 1/16
印张 11¾
字数 247千字
版次 2019年7月第1版
印次 2024年12月第3次印刷
印刷 北京印刷集团有限责任公司
经销 全国各地新华书店
书号 ISBN 978-7-5214-0279-7
定价 45.00元

数字化教材编委会

主　编　欧阳卉　王启海

副主编　魏　红　郭俐麟　贾　艳　裘兰兰

编　者　（以姓氏笔画为序）

王启海（安徽中医药高等专科学校）

张颖熠（长沙卫生职业学院）

欧阳卉（湖南食品药品职业学院）

姚　蓉（湖南食品药品职业学院）

贾　艳（廊坊卫生职业学院）

郭俐麟（广州卫生职业技术学院）

焦豪妍（广东食品药品职业学院）

曾　雪（重庆医药高等专科学校）

裘兰兰（江苏医药职业学院）

潘　莹（滨州职业学院）

戴　胜（安徽中医药高等专科学校）

魏　红（山东医学高等专科学校）

出版说明

全国高职高专院校药学类与食品药品类专业“十三五”规划教材（第三轮规划教材），是在教育部、国家食品药品监督管理总局领导下，在全国食品药品职业教育教学指导委员会和全国卫生职业教育教学指导委员会专家的指导下，在全国高职高专院校药学类与食品药品类专业“十三五”规划教材建设指导委员会的支持下，在2013年修订出版“全国医药高等职业教育药学类规划教材”（第二轮规划教材）（共40门教材，其中24门为教育部“十二五”国家规划教材）的基础上，根据高等职业教育教改新精神和《普通高等学校高等职业教育（专科）专业目录（2015年）》（以下简称《专业目录（2015年）》）的新要求，组织全国80余所高职高专院校及相关单位和企业1000余名教学与实践经验丰富的专家、教师悉心编撰而成。

本套教材于2017年出版57种，2018年根据新修订的《高等职业教育药学专业教学标准》，启动增补了10种教材的编写工作，分别为《临床医学概论》《药学综合知识与技能》《药品流通与营销》《医学基础》《基础化学》《药物制剂技术专业综合技能训练（技能鉴定）》《药物分析技术技能综合实训》《药学服务综合实训》《生物制药技术专业综合技能训练（技能鉴定）》《中药制剂技术与设备养护综合实训》，目前本套教材共计67种。主要供全国高职高专院校药学类、药品制造类、食品药品管理类、食品类及其相关专业师生使用，也可供医药卫生行业从业人员继续教育和培训使用。

本套教材定位清晰，特点鲜明，主要体现在如下几个方面。

1. 坚持职教改革精神，科学规划准确定位

编写教材，坚持现代职教改革方向，体现高职教育特色，根据新《专业目录》要求，以培养目标为依据，以岗位需求为导向，以学生就业创业能力培养为核心，以培养满足岗位需求、教学需求和社会需求的高素质技能型人才为根本，并做到衔接中职相应专业、接续本科相关专业。科学规划、准确定位教材。

2. 体现行业准入要求，注重学生持续发展

紧密结合《中国药典》（2015年版）、国家执业药师资格考试、GSP（2016年）、《中华人民共和国职业分类大典》（2015年）等标准要求，按照行业用人要求，以职业资格准入为指导，做到教考、课证融合。同时注重职业素质教育和培养可持续发展能力，满足培养应用型、复合型、技能型人才的要求，为学生持续发展奠定扎实基础。

3. 遵循教材编写规律，强化实践技能训练

遵循“三基、五性、三特定”的教材编写规律。准确把握教材理论知识的深浅度，做到理论知识“必需、够用”为度；坚持与时俱进，重视吸收新知识、新技术、新方法；注重实践技能训

练，将实验实训类内容与主干教材贯穿一起。

4. 注重教材科学架构，有机衔接前后内容

科学设计教材内容，既体现专业课程的培养目标与任务要求，又符合教学规律、循序渐进。使相关教材之间有机衔接，坚持上游课程教材为下游服务，专业课教材内容与学生就业岗位的知识和能力要求相对接。

5. 工学结合产教对接，优化编者组建团队

专业技能课教材，吸纳具有丰富实践经验的医疗、食品药品监管与质量检测单位及食品药品生产与经营企业人员参与编写，保证教材内容与岗位实际密切衔接。

6. 创新教材编写形式，设计模块便教易学

在保持教材主体内容基础上，设计了“案例导入”“案例讨论”“课堂互动”“拓展阅读”“岗位对接”等编写模块。通过“案例导入”或“案例讨论”模块，列举在专业岗位或现实生活中常见的问题，引导学生讨论与思考，提升教材的可读性，提高学生的学习兴趣和联系实际的能力。

7. 纸质数字教材同步，多媒融合增值服务

本套教材全部为书网融合教材，即纸质教材与数字教材、配套教学资源、题库系统，数字化教学服务有机融合。通过“一书一码”的强关联，为读者提供全免费增值服务。按教材封底的提示激活教材后，读者可通过 PC、手机阅读电子教材和配套课程资源，并可在线进行同步练习，实时反馈答案和解析。其中后增补的10个品种，读者可以直接扫描书中二维码（“扫码学一学”，轻松学习 PPT 课件；扫码“看一看,”即刻浏览微课、视频等教学资源；“扫码练一练”，随时做题检测学习效果)，阅读与教材内容关联的课程资源，从而丰富学习体验，使学习更便捷。教师可通过 PC 在线创建课程，与学生互动，开展在线课程内容定制、布置和批改作业、在线组织考试、讨论与答疑等教学活动，学生通过 PC、手机均可实现在线作业、在线考试，提升学习效率，使教与学更轻松。此外，平台尚有数据分析、教学诊断等功能，可为教学研究与管理提供技术和数据支撑。

8. 教材大纲配套开发，方便教师开展教学

依据教改精神和行业要求，在科学、准确定位各门课程之后，研究起草了各门课程的《教学大纲》(《课程标准》)，并以此为依据编写相应教材，使教材与《教学大纲》相配套。同时，有利于教师参考《教学大纲》开展教学。

编写出版本套高质量教材，得到了全国食品药品职业教育教学指导委员会和全国卫生职业教育教学指导委员会有关专家和全国各有关院校领导与编者的大力支持，在此一并表示衷心感谢。出版发行本套教材，希望受到广大师生欢迎，并在教学中积极使用本套教材和提出宝贵意见，以便修订完善，共同打造精品教材，为促进我国高职高专院校药学类与食品药品类相关专业教育教学改革和人才培养作出积极贡献。

中国医药科技出版社
2019 年 5 月

教材目录

序号	书名	主编	序号	书名	主编
1	高等数学（第2版）	方媛璐　孙永霞	36	实用发酵工程技术	臧学丽　胡莉娟
2	医药数理统计*（第3版）	高祖新　刘更新	37	生物制药工艺技术	陈梁军
3	计算机基础（第2版）	叶　青　刘中军	38	生物药物检测技术	杨元娟
4	文献检索	章新友	39	医药市场营销实务*（第3版）	甘湘宁　周凤莲
5	医药英语（第2版）	崔成红　李正亚	40	实用医药商务礼仪（第3版）	张　丽　位汶军
6	公共关系实务	李朝霞　李占文	41	药店经营与管理（第2版）	梁春贤　俞双燕
7	医药应用文写作（第2版）	廖楚珍　梁建青	42	医药伦理学	周鸿艳　郝军燕
8	大学生就业创业指导	贾　强　包有或	43	医药商品学*（第2版）	王雁群
9	大学生心理健康	徐贤淑	44	制药过程原理与设备*（第2版）	姜爱霞　吴建明
10	人体解剖生理学*（第3版）	唐晓伟　唐省三	45	中医学基础（第2版）	周少林　宋诚挚
11	无机化学（第3版）	蔡自由　叶国华	46	中药学（第3版）	陈信云　黄丽平
12	有机化学（第3版）	张雪昀　宋海南	47	实用方剂与中成药	赵宝林　陆鸿奎
13	分析化学*（第3版）	冉启文　黄月君	48	中药调剂技术*（第2版）	黄欣碧　傅　红
14	生物化学*（第3版）	毕见州　何文胜	49	中药药剂学（第2版）	易东阳　刘　葵
15	药用微生物学基础（第3版）	陈明琪	50	中药制剂检测技术*（第2版）	卓　菊　宋金玉
16	病原生物与免疫学	甘晓玲　刘文辉	51	中药鉴定技术*（第3版）	姚荣林　刘耀武
17	天然药物学	祖炬雄　李本俊	52	中药炮制技术（第3版）	陈秀瑷　吕桂凤
18	药学服务实务	陈地龙　张　庆	53	中药药膳技术	梁　军　许慧艳
19	天然药物化学（第3版）	张雷红　杨　红	54	化学基础与分析技术	林　珍　潘志斌
20	药物化学*（第3版）	刘文娟　李群力	55	食品化学	马丽杰
21	药理学*（第3版）	张　虹　秦红兵	56	公共营养学	周建军　詹　杰
22	临床药物治疗学	方士英　赵　文	57	食品理化分析技术	胡雪琴
23	药剂学	朱照静　张荷兰	58	临床医学概论	赵　冰
24	仪器分析技术*（第2版）	毛金银　杜学勤	59	药学综合知识与技能	葛淑兰　黄　欣
25	药物分析*（第3版）	欧阳卉　唐　倩	60	药品流通与营销	黄素臻　武卫红
26	药品储存与养护技术（第3版）	秦泽平　张万隆	61	医学基础	梁碧涛
27	GMP实务教程*（第3版）	何思煌　罗文华	62	基础化学	张雪昀　董会钰 俞晨秀
28	GSP实用教程（第2版）	丛淑芹　丁　静			
29	药事管理与法规*（第3版）	沈　力　吴美香	63	药物制剂技术专业综合技能训练（技能鉴定）	李忠文
30	实用药物学基础	邸利芝　邓庆华			
31	药物制剂技术*（第3版）	胡　英　王晓娟	64	药物分析技术技能综合实训	欧阳卉　王启海
32	药物检测技术	王文洁　张亚红	65	药学服务综合实训	张　庆　曹　红
33	药物制剂辅料与包装材料	关志宇	66	生物制药技术专业综合技能训练（技能鉴定）	王玉亭　李艳萍
34	药物制剂设备（第2版）	杨宗发　董天梅			
35	化工制图技术	朱金艳	67	中药制剂技术与设备养护综合实训	颜仁梁　周在富

*为“十二五”职业教育国家规划教材。

建设指导委员会

张健泓（广东食品药品职业学院）
范继业（河北化工医药职业技术学院）
明广奇（中国药科大学高等职业技术学院）
罗兴洪（先声药业集团政策事务部）
罗跃娥（天津医学高等专科学校）
郝晶晶（北京卫生职业学院）
贾　平（益阳医学高等专科学校）
徐宣富（江苏恒瑞医药股份有限公司）
黄丽平（安徽中医药高等专科学校）
黄家利（中国药科大学高等职业技术学院）
崔山风（浙江医药高等专科学校）
潘志斌（福建生物工程职业技术学院）

前言
PREFACE

药物分析技术技能综合实训是全国高职高专院校药学、药品质量与安全、药物制剂技术等专业的专业实践课程，通过本课程的学习，使学生树立较强的质量观念和意识，掌握《中国药典》的基本结构及典型药物的鉴别、检查和含量测定的原理与方法；能够根据药品质量标准完成药品的检验工作。培养学生理论联系实际、分析和解决药物质量问题的能力，使学生养成“实事求是”“科学严谨”的工作作风、务实的工作态度和良好的职业道德习惯，为后续学习及将来从事药物检验、药品质量控制与管理等工作奠定基础。

本教材是“全国高职高专药学类与食品药品类专业‘十三五’规划教材”之一，是按照药学、药品质量与安全、药物制剂技术等专业培养目标，依据《药物分析技术技能综合实训》教学大纲和课程特点，对接医药行业企业药品检验岗位，经全体编写人员分工、互审、集体讨论并经主编统稿等环节编写而成。可供全国高职高专院校药学、药品质量与安全、药物制剂技术等专业及相关专业的师生使用，也可作为从事相关行业人员的参考书。

本教材在编写中始终贯彻基本知识、基本理论、基本技能的要求，力求更具先进性、实践性、职业性、实用性、针对性和前瞻性。本教材为综合实验实训教材，全书共分为5个部分。项目一为药物分析实验室基础知识，主要介绍实验室守则、安全知识及化学试剂的分类与管理。项目二为药物分析技术单项实训，主要有《中国药典》的查阅、容量仪器的洗涤使用校正、滴定液的配制与标定、物理常数测定、药物鉴别、杂质检查及制剂检查、药物含量测定、药品生物检定、药物稳定性考察等15个任务。项目三为药物分析技术综合实训，有原料、辅料、化学制剂、生化药品制剂、中药制剂等共25个任务。实验方法涵盖了药物分析中常用的化学分析技术、光谱分析技术、色谱分析技术。每个实训由实训目的、实训原理、实训器材、实训方法、注意事项和思考题6个模块组成。项目四为药物分析设计性实验，包括原料及制剂的鉴别、检查和含量测定的设计性实验。附录有试液的制备、3个标准操作规程和药品检验原始记录及报告示例等。教材内容丰富，可根据不同教学要求、实验实训条件，选择适当的实训内容进行教学。

本教材为书网融合教材，即纸质教材有机融合电子教材、教学配套资源（PPT、微课、视频、图片等）、题库系统、数字化教学服务（在线教学、在线作业、在线考试），使教学资源更加多样化、立体化。

参加本教材编写的人员及分工如下：欧阳卉负责项目一，项目二中任务一、任务二，项目三中任务一至三、任务六，附录一至四；姚蓉负责项目二中任务三、任务四，任务五的一至四；王启海负责项目二中任务五的五、任务七、任务十，项目三中任务四、任务五、任务十三，附录五至七；潘莹负责项目二中任务十一的一至五；曾雪负责项目二中任务十一的六、任务十二；魏红负责项目二中任务六的一至五；张颖熠负责项目二中任务八、任务九、任务十三的一至三，项目三中任务七至十；郭俐麟负责项目二中任务十三的四，项目三中任务十一、任务十二、任务十七；贾艳负责项目二中任务六的六、七，项目三中任务十四至十六；裘兰兰负责项目三中任务十八至二十一；戴胜负责项目二中任务十四，项目三中任务二十二至二十五；焦豪妍负责项目二中任务十五，项目四。全书由欧阳卉整理统稿。

在编写过程中各位编写人员所在的院校领导，特别是湖南食品药品职业学院、安徽中医药高等专科学校都给予了大力支持和帮助，西安正大制药有限公司董明芝研究员给予了热情帮助，谨此一并致谢！

由于编写时间仓促，编者水平有限，书中难免存在疏漏和不妥之处，敬请使用本教材的师生和各位读者批评指正。

编　者

2019 年 3 月

目录
CONTENTS

项目一

药物分析实验室基础知识

任务一　药物分析实验室守则

扫码“学一学”

1. 实验前做好预习。按照教学安排，了解实验任务。根据任务查阅中国药典，制定实验方案。明确实验的目的要求，熟悉实验内容、操作要点、所需的仪器及实验中必须注意的事项。每次实验课应有准备地接受教师的提问。

2. 必须带实验指导、实验记录本及笔、实验预习报告、穿实验服进入实验室，严格遵守实验室规章制度，服从实验老师的指导。

3. 实验室内不得大声喧哗、吵闹；不得随地吐痰乱扔垃圾、脏物；不许吸烟、饮食，不许带入食品及个人杂物，更不许将实验容器作食具使用。

4. 实验中注意台面的整齐清洁，所用仪器应洗净，并按一定位置排列以方便操作。

5. 认真操作，仔细观察实验现象，及时用蓝黑墨水或碳素笔（薄层画图可以用铅笔）将实验数据准确记录在实验记录本上，绝不允许记于小纸条上或称量纸上甚至手上，严禁事后补记或转抄。原始记录是实验报告的组成部分，尊重实验原始记录是必要的科学作风，绝不允许将记录本内任何数据擅自涂改，如系写错，应将写错处划单（或双）斜线并保持原有的字迹清晰可辨，不得擦抹涂改，在右上角写正确的字或数字，并签名。

6. 使用试药试剂时，应仔细核对品名、规格、效期，以免差错。取用试液或试剂严防污染，试剂瓶上的滴管不得放在桌上，不得与其他溶液或器壁接触，用后放回原试剂瓶中，不得放错，如有意外，应立即更换。使用后剩余的试液禁止倒回原处，用多少取多少，避免浪费，力行节约。公用仪器、药品和试剂，应放在指定的地点，不能随便挪动和拿走。

7. 爱护仪器设备，对不熟悉的仪器设备，应仔细阅读仪器操作规程。动用精密仪器须经指导老师同意，用毕登记签名。未经允许，不可随意动手，以防损坏仪器。

8. 牢固树立“安全第一”的思想，时刻注意防火、防爆、防腐蚀、防污染、防中毒。发现事故隐患及时报告，不懂时不要擅自动手处理。

9. 实验结束时，必须按照规定把实验用品和仪器清理干净摆放整齐，有毒、有腐蚀性的废液应倒入指定废液缸里，切勿倒入水槽。离开实验室前应洗手。

10. 值日生在实验结束后，做好实验室的清洁卫生工作，并检查实验室的水、电、气、门、窗等安全事宜。

扫码“学一学”

任务二 实验室安全知识

一、实验室安全用电

1. 使用电器设备时应特别小心，不能用湿手或用手握湿的物体接触电闸和电器插头。注意保持电线和电器设备的干燥，防止线路和设备受潮漏电。凡是漏电的仪器不要使用，以免触电。

2. 启动或关闭电器设备时，必须将开关按（推）到位，防止似接非接状况。使用电子仪器设备时，应先了解其性能，按操作规程操作，若电器设备发生有过热现象或焦糊味时，应立即切断电源。

3. 电源或电器设备的保险丝烧断时，应先查明烧断原因，排除故障后，再按原负荷选用适宜的保险丝进行更换，不得随意加大或用其他金属丝替代。

4. 操作人员较长时间离开房间或电源中断时，要切断电源开关，尤其是要注意切断加热电器设备的电源开关。

5. 实验时先接好线路，再插上电源，实验结束时必须先切断电源，再拆线路。

6. 实验室内不应有裸露的电线头；电源开关箱内，不准堆放物品，以免触电或燃烧。

7. 没有掌握电器安全操作的人员不得擅自动用电器设施，或随意拆修电器设备。

8. 要警惕实验室内发生电火花或静电，尤其在使用可能构成爆炸混合物的可燃性气体时，更需注意。如遇电线走火，应先切断总电源开关，再用沙或二氧化碳灭火器或卤代烷灭火器灭火，切勿用水或导电的酸碱泡沫灭火器灭火。

9. 有人触电时，应立即切断电源，或用绝缘物体将电线与人体分离后，再实施抢救。

二、实验室气瓶的安全使用

1. 气瓶必须存放在阴凉、干燥、远离热源的房间，并且要严禁明火，防暴晒。除不燃性气体外，一律不得进入实验室内。使用中的气瓶要直立固定放置。

2. 搬运气瓶要轻拿轻放，防止摔碰、撞击、滚动或剧烈振动。

3. 气瓶应定期作技术检验、耐压试验。

4. 易起聚合反应的气体钢瓶，如乙炔等，应在储存期限内使用。

5. 高压气瓶的减压器要专用。气瓶使用前应进行安全状况检查，开启时操作者应站在气瓶出口的侧面，动作要慢，以减少气流摩擦，防止产生静电。

6. 瓶内气体不得全部用尽，一般应保持0.2～1MPa的余压，以备充气单位检验取样所需及防止其他气体倒灌。

三、实验室防火措施

1. 易燃物质不能大量存放在实验室，应贮存在密闭容器中并置于阴凉处。

2. 加热乙醚、乙醇、二硫化碳、丙酮、苯等低沸点或中沸点易燃液体，应用水浴加热，并时时检查，不得离开操作岗位。切忌用直火或油浴加热。

3. 使用或倾倒易燃物质时，注意应远离明火。身上或手上沾有易燃物质时，应立即清洗干净，不得靠近火源，以免着火。

4. 易燃液体的废液应设置专用容器收集，不得倒入下水道，以免引起燃爆事故。

5. 磷在空气中易自燃，宜贮存在水中；金属钠、钾等在空气中能自燃，与水能起剧烈反应，宜贮存于煤油中。

6. 在实验室内、过道等处，须经常备有适宜的灭火材料，如消防砂、石棉布及各类灭火器等。消防砂要保持干燥，灭火器应保持良好状态。实验室的所有工作人员均会使用灭火器。

7. 各电气电路应定期检查是否妥善。

四、实验室防爆措施

1. 防混合物爆炸 下列物质混合时可能爆炸，应注意：①金属钠（或钾）与水；②高锰酸钾与浓硫酸、硫黄或甘油；③氯酸盐或高氯酸盐与浓硫酸；④高氯酸与乙醇、醋酐等有机物；⑤磷与硝酸、硝酸盐、氯酸盐。

2. 防无水高氯酸爆炸 无水高氯酸能自发爆炸，与还原剂和有机物（如纸、木屑、炭等）接触能引起爆炸。常用的高氯酸浓度为60% ~70%，一般没有上述爆炸危险。

3. 防乙醚爆炸 乙醚在室温时的蒸气压很高，与空气或氧气混合时能产生爆炸性极强的过氧化物，故在蒸馏乙醚时应特别小心。

4. 防氢气、乙炔等气源爆炸 使用氢气、乙炔等气源，气瓶及仪器管道的接头处不得漏气，以免泄漏的气体与空气混合发生爆炸。

5. 防抽滤时或真空操作时抽滤瓶受压过大而炸碎 当抽滤或真空操作时，抽滤瓶的瓶壁要厚，以免瓶体受压过大而炸碎伤及人体。易发生爆炸的操作不得对着人进行，必要时，操作人员应用防护挡板或戴防护面具。

五、实验室灭火方法

根据着火“三要素”：可燃物、助燃物、着火源，针对性地采用不同的方法，破坏燃烧条件，即可达到灭火的目的。实验室一旦起火，应立即熄灭附近所有火源（如关闭煤气），切断电源，并移开附近的易燃物质，防止火势蔓延。应分析起火原因和火场周围情况，采取相应的灭火措施。对于加热试样或实验过程中小范围起火时，立即用石棉布或湿抹布扑灭明火；对洒在台面上、地面上的液体燃烧，可用湿麻袋或灭火毡盖灭，也可用砂土覆盖。范围较大的火情，应立即用灭火器灭火。化学实验室起火，一般不宜用水扑救。油浴及有机溶剂着火时，切不可用水去浇，要用沙或灭火器灭火。人员衣服着火时，切勿慌张跑动，应立即用毯子之类厚物品蒙盖在着火者身上灭火，必要时也可用水扑灭，若火势较大时，应躺在地上滚动，一方面压灭火焰，一方面避免火焰烧伤头部。实验室常用的灭火器材及其使用范围如下。

1. 水 水热容量大，水蒸发时能吸收大量热量，迅速降低着火物和火场周围的温度，水蒸气可冲淡燃烧区的可燃气体浓度，又能阻止氧气进入燃烧区，当空气中水蒸气达30%以上就能灭火。水是最廉价的灭火物质，水可以扑灭任何建筑物和一般物质（如棉织物，部分水溶性或水浸润的化学物质）的火灾。但禁止用水扑灭以下火灾。

（1）遇水燃烧爆炸的物质，如金属钾、钠、镁、铝、过氧化物、电石、浓硫酸。

（2）带电设备的火灾。

（3）比重比水轻又不溶于水的易燃液体的火灾，如汽油、煤油、苯等。

（4）精密仪器仪表及贵重文件档案。

（5）熔化的铁水、钢水、灼热的金属和矿渣等火灾。

2. 干粉灭火器 干粉灭火器主要适用于扑救木材、可燃液体、可燃气体及电器设备着火。

3. 二氧化碳灭火器 二氧化碳灭火器主要适用于电器、精密仪器、贵重设备、图书档案以及不能用水扑救的物质的火灾。

4. 1211 灭火器（应尽量少用） 其主要成分是 CF_2ClBr，适用于除钠、钾、乙炔等少数几种物质以外的各种火灾。

5. 7150 灭火器 其主要成分是三甲氧基硼氧六环，适于可燃金属，如钠、钾、镁、铝粉等着火。

六、腐蚀性、毒性的试剂

1. 酸类试剂 硫酸、硝酸、盐酸、冰醋酸和氢氟酸都具有很强的腐蚀性，能烫伤皮肤，甚至引发炎症腐烂，能烧坏衣服，使用时应注意。尤其应小心，勿使酸液溅入眼睛里，否则严重时能使眼睛失明。倾倒硝酸、盐酸和氢氟酸应在通风柜中进行或戴上经水（或碳酸氢钠溶液）浸湿的口罩及防护眼镜，防止硝酸、盐酸和氢氟酸的蒸气强烈刺激人体呼吸道黏膜及眼睛，引起炎症甚至溃疡。稀释硫酸时，应小心地将浓硫酸慢慢地注入水中，切不可将水倒入硫酸中。万一被酸灼伤时，应立即用大量水冲洗，然后用5%碳酸氢钠溶液洗拭；被氢氟酸灼伤时先用大量冷水冲洗，再用5%碳酸氢钠溶液洗拭，最后用甘油－氧化镁糊（2∶1）的湿纱布包扎。

2. 碱类试剂 氢氧化钠和氢氧化钾等强碱性物质也具有强烈的腐蚀性，能腐蚀皮肤和衣物；浓氨水的蒸气能强烈刺激黏膜和伤害眼睛，使人流泪并患上各种眼疾。被碱类物质灼伤时，立即用大量的水冲洗，然后用5%硼酸或2%醋酸溶液冲洗。

3. 苯酚 苯酚具有腐蚀性，能使皮肤灼伤呈白色，引起局部糜烂，治愈极慢。若被苯酚灼伤，可用大量水冲洗，然后用70%乙醇－1mol/L 三氯化铁（4∶1）的混合液冲洗。

4. 溴 溴能严重刺激呼吸道、眼睛及烧伤皮肤。被溴烧伤时，用25%氨溶液－松节油－95%乙醇（1∶1∶10）的混合液处理伤处。

5. 浓过氧化氢 浓过氧化氢能引起烫伤，可用热水或硫代硫酸钠溶液敷治。

6. 苯、乙醚、三氯甲烷、二硫化碳和汞 均应贮存在密闭容器中，并置于低温处。如长期吸入其蒸气会引起慢性中毒。甲醇有毒，能引起失明。硫化氢气体有毒性和恶臭，使用时应在通风柜中进行操作。

7. 氰化钾、升汞、三氧化二砷、白磷或黄磷 皆为剧毒物质，应由专人专柜双人双锁保管，切勿误入口中，使用后应洗手。

七、实验室废弃物管理

实验室的废弃物主要包括废水、废液、废物和废气等物质，为确保安全处理掉废弃物，保护好自然环境，对实验室的废弃物应实行严格管理。

1. 一般废弃物 应贮于垃圾箱中，并定期送到指定地点进行处理。

2. 生化废弃物 应进行及时处理，例如做了微生物限度和无菌检查后的培养基，其处理方法为121℃湿热灭菌30分钟。

3. 常用的理化实验废弃物 应分类收集在专用废液回收器中，由实验室工作人员进行统一回收，并定期集中处理或交有资质的单位处理。常见实验室废弃物的处理方法如下。

（1）含氧化剂、还原剂废液的处理 可一边搅拌，一边将一种氧化剂（还原剂）废液分次少量加入还原剂（氧化剂）废液中，使之反应。取出少量反应液，调成酸性，用碘化钾－淀粉试纸进行检验。试纸变蓝时：调整 pH 至 3，加入 Na_2SO_3溶液，至试纸不变色为止。充分搅拌后放置过夜。调整 pH 至 3，加入 H_2O_2使试纸刚刚变色为止，然后加入少量 Na_2SO_3，放置过夜，再用碱中和至 pH 至 7，即可排放。

（2）含铬离子的废液的处理　在废液中加入 H_2SO_4，充分搅拌，调整溶液 pH 在 3 以下（采用 pH 试纸或 pH 计测定。对铬酸混合液废液，已是酸性物质，不必调整 pH）；分次少量加入 Na_2SO_3结晶，一边搅拌一边加入，至溶液由黄色变成绿色为止；除 Cr 以外还含有其他金属时，确证 Cr（Ⅵ）转化后，作含重金属的废液处理；废液只含 Cr 时，加入 5% NaOH 溶液，调节 pH 至 7.5 ~ 8.5（注意，pH 过高沉淀会再溶解）；放置过夜，将沉淀滤出并深埋（如果滤液为黄色时，要再次进行还原）；滤液用二苯基碳酰二肼试剂检查是否含铬，确证不含铬后才可排放。

（3）含镉及铅的废液的处理　在废液中加入氢氧化钙，调节 pH 至 8 ~ 10，再加入硫酸亚铁，充分搅拌后放置；先过滤上层澄清液，然后才过滤沉淀。沉淀物深埋；检查滤液中不含 Cd^{2+}和 Pb^{2+}时，再将废液中和后即可排放。

（4）汞及含汞盐的废液的处理　不慎将汞散落或打破水银温度计，必须立即用吸管、毛刷或在酸性硝酸汞溶液中浸过的铜片收集起来，并用水覆盖。在散落过汞的地面、试验台上应撒上硫黄粉或喷上 20% $FeCl_3$水溶液，干后再清扫干净。含汞盐的废液可先用氢氧化钠溶液调 pH 至 8 ~ 10，加入过量的硫化钠，再加入 $FeSO_4$搅拌，生成硫化物共沉淀，静置，沉淀分离或经离心过滤，滤液经检验不含 Hg^{2+}即可排放，沉淀物深埋。

思考题

1. 实验原始记录有哪些要求？
2. 试述实验室防火措施。
3. 不慎将汞散落或打破水银温度计，如何处理？

任务三　化学试剂分类与管理

扫码“学一学”

一、化学试剂分类及选用原则

现行版《中国药典》规定：试验用的试药，除另有规定外，均应根据通则试药项下的规定，选用不同等级并符合国家标准或国务院有关行政主管部门规定的试剂标准。试液、缓冲液、指示剂与指示液、滴定液等，均应符合通则的规定或按照通则的规定制备。试药系指供各项试验用的试剂，但不包括各种色谱用的吸附剂、载体与填料。除生化试剂（BR 标签为黄色）与指示剂外，一般常用化学试剂分为基准试剂、优级纯、分析纯和化学纯等 4 个等级，此外，还有光谱纯、色谱纯等。

基准试剂标签为深绿色，纯度高于或相当于优级纯，可直接配制标准溶液，也可用于标定标准溶液。优级纯（GR），标签为深绿色，用于精密分析试验。分析纯（AR），标签为红色，用于一般分析试验。化学纯（CP）标签为蓝色，用于一般化学试验。选用时可参考下列原则。

（1）标定滴定液用基准试剂。

（2）制备滴定液，可采用分析纯或化学纯试剂，但不经标定直接按称重计算浓度者，则应采用基准试剂。

（3）制备杂质限度检查用的标准溶液，采用优级纯或分析纯试剂。

（4）制备试液、缓冲液等可采用分析纯或化学纯试剂。

二、化学试剂的贮存与管理

1. 化学试剂贮存环境要求

（1）实验室化学试剂应单独贮存于专用的化学试剂贮存室内，该室应设在安全位置，远离实验室、办公室。

（2）化学试剂贮存室应避光，通风良好，有适宜的排气设施、消防灭火设施器材，并保持良好状态。室内严禁烟火。

（3）盛放化学试剂的贮存柜需用耐腐蚀材质制成，防尘、避光，顶部需有通风设施，并且取用试剂方便。

（4）易燃、易爆品应贮存于防火的专室或专柜内，有降温、通风设施，最高温度不得超过30℃。照明设备采用隔离、封闭、防爆型。

（5）特殊试药应贮存于专柜（室）中，按相应规定贮存。

2. 化学试剂贮存保管要求

（1）化学试剂的贮存保管由专人负责；该专职负责人应具备一定的专业知识，具有高度责任心，保证化学试剂按规定的要求贮存。

（2）化学试剂须严格按其性质（如剧毒、麻醉、易燃、易爆、易挥发、强腐蚀等）和贮存要求分类存放。注意不得将化学性质互相抵触的化学物品，如酸与碱；氧化剂与还原剂贮存在同一柜内。

（3）化学试剂分类　一般按液体、固体分类；每一类又按有机、无机、危险品、低温贮存等再次分类，按顺序排列，分别码放整齐，造册登记，试药瓶身及瓶盖均应有编号；每一类均应有状态标志，其内容应包括类别、贮存条件、异常情况下紧急处理方法等。

（4）贮存条件　①易潮解吸湿、易失水风化、易挥发、易吸收二氧化碳、易氧化、易吸水变质的化学试剂，需密封或蜡封保存；②见光易变色、分解、氧化的化学试剂需避光保存；③剧毒品、易燃品、易爆品、腐蚀品等应单独存放于专柜中；④溴、氨水及需低温存放的试剂需密封后放在冰箱内。某些高活性试剂应低温干燥贮存。

（5）各种试剂均应包装完好，封口严密，标签完整，内容清晰。

（6）特殊试药应执行双人双锁专柜管理，设专用台账，并做到账物相符。

3. 建立记录分类化学试剂台账　见表1－1。

表1－1　试剂台账

编号	商品名称	化学名称	分子式	纯度级别	数量	批号

思考题

1. 一般常用化学试剂分为哪几类？各用什么符号和颜色标志？
2. 对化学试剂贮存环境有什么要求？
3. 对特殊化学试剂贮存保管有什么要求？

扫码“练一练”

扫码“学一学”

项目二

药物分析技术单项实训

任务一　《中国药典》的查阅

【实训目的】

1. 熟练掌握《中国药典》（现行版）的查阅方法。
2. 熟悉《中国药典》（现行版）的基本结构。
3. 会正确阅读理解执行《中国药典》。

【仪器设备】

《中国药典》（现行版）一部、二部、三部、四部纸质版或电子版。

【实训方法】

按照表 2－1 各项要求，查阅药典并写出查阅结果及所在药典的位置。

表 2－1　药典查阅任务表

序号	查阅内容	来源	分类	页码	查阅结果
1	密闭、密封、冷处、阴凉处的规定				
2	甘油的相对密度				
3	甘油栓贮存法				
4	甲硝唑片的含量测定方法				
5	青霉素 V 钾片溶出度检查方法				
6	注射用水质量检查项目				
7	微生物限度检查法				
8	滴眼剂质量检查项目				
9	甘草的性状				
10	流浸膏剂制备方法				
11	益母草流浸膏乙醇量				
12	盐酸普鲁卡因的含量测定方法				
13	热原检查法				
14	易溶、略溶的含义				
15	葡萄糖注射液规格				
16	氨制硝酸银试液的配制				
17	盐酸吗啡类别				
18	丸剂重量差异检查方法				
19	空白试验的含义				
20	生物制品包装规程				

【注意事项】

1. 按照查阅内容确定填写来源是一部、二部、三部、四部，分类填写是：正文品种第一部分、第二部分、药用辅料、通则、凡例等。

2. 爱惜药典，不要把药典垫在下面写字。

【思考题】

1. 现行版《中国药典》分为几部？各部分别收载哪些内容？

2. 查阅药典凡例，写出“水浴温度”“微温或温水”“室温”“冷水”“放冷”的含义。

3. 如何快速查阅下列内容？①碘滴定液的配制与标定；②最细粉；③制药用水的类型；④碳酸锂片溶出度检查方法。

扫码“练一练”

任务二　电子天平称量练习

扫码“学一学”

一、减量法称量练习

【实训目的】

1. 掌握减量法操作技能。

2. 会正确使用电子天平，会根据称取物质的重量及称量精度的要求选择适宜精度的天平。

3. 会数据处理和结果判断。

【实训原理】

电子天平是利用电子装置完成电磁力补偿的调节，使物体在重力场中实现力的平衡，或通过电磁力矩的调节，使物体在重力场中实现力矩的平衡。

【实训器材】

1. 仪器及耗材　电子天平（感量为 0.1mg），研钵，药匙，称量瓶，烧杯（100ml），锥形瓶，滴瓶，自制纸带。

2. 试药及试剂　无水碳酸钠，过氧化氢溶液等。

【实训方法】

1. 调节天平水平调节脚使水平泡位于水平仪中央。

2. 接通电源，预热 1 小时以上。

3. 开机。让秤盘空载并点击开机“ON”键。天平进行自检后显示“0.0000g”。如果显示不正好是“0.0000g”，则按一下置零/去皮（“ZERO”/“TAR”）键。

扫码“看一看”

4. 减量法称取约 0.12g 无水碳酸钠

（1）取适量无水碳酸钠放入称量瓶中，加盖，精密称定，并记录数值。

（2）向小烧杯中磕出约 0.12g 的无水碳酸钠，再精密称定，即为 1 次取样（称样范围在 0.108 ~ 0.132g）。如此操作共称取 3 份样品（样品不作其他分析，可以将 3 次称取的无水碳酸钠磕在同一个烧杯中）分别记录各次称量样品的重量。

（3）计算求出各次称量样品重量。如

样品＋称量瓶重（g）	26.2118
磕样后重（g）	26.0976
样品重（g）	0.1142

5. 减量法称取约0.6g过氧化氢溶液

（1）天平清零后，取装有适量过氧化氢溶液的滴瓶放入天平盘中央，待稳定后读数并记录。

（2）滴管吸取过氧化氢溶液向锥形瓶滴加数滴后放回原滴瓶中，再精密称定，即为1次取样（称样范围在0.54～0.66g）。最好预先初称每滴样品的重量。如此操作共称取3份样品（样品不作其他分析，可以将3次称取的过氧化氢溶液放在同一个锥形瓶中）分别记录各次称量样品的重量。计算求出各次称量样品重量同上。

6. 称量完毕，取出滴瓶，回复到零位，关闭显示屏或电源。清洁天平盘和天平室。

【注意事项】

1. 天平重量较轻，容易被碰移动而发生水平改变，影响称量结果的准确性。因此应特别注意使用时动作要轻、缓，并时常检查水平是否改变。

2. 从称量瓶中敲出样品时，要注意都在烧杯上方进行，避免样品洒落在外面。

3. 称量时不可以手直接拿称量瓶，要用纸条套住瓶身中部，用手捏紧纸条进行操作。

4. 称量吸湿性、挥发性或腐蚀性物品时，应将称量瓶盖紧后称量，且尽量快速，注意不要将被称物散落在称量盘或底板上。

5. 调零点和读数时必须关闭天平门。

【思考题】

1. “约”的含义是什么？“精密称定”对准确度有什么要求？

2. 取氯化钠约0.2g，精密称定。称取样品的范围是多少？应使用分度值（即感量）是多少的天平？应记录数据至小数点后几位？

3. 开启天平时应做哪些准备工作？

4. 简述减量法的称量步骤。

二、增量法称量练习

【实训目的】

1. 掌握增量法操作技能。

2. 会正确熟练使用电子天平，会根据称取物质的重量及要求选择适宜精度的天平。

3. 会数据处理和结果判断。

【实训原理】

同前。是利用电磁平衡原理。

【实训器材】

1. 仪器及耗材 电子天平（感量为0.1mg），研钵，烧杯（100ml），药匙，白棉手套。

2. 试药及试剂 根据实验室条件自定，如葡萄糖酸钙等。

【实训方法】

1. 天平使用前接通电源，预热1小时以上。

2. 检查天平，天平盘应清洁，无物品，水平泡应位于水平仪中央。否则需用小毛刷清扫天平，调节水平调节脚使气泡在中央。

3. 开机，轻按开机键，待显示“0.0000g”，即可称量；如果显示其他数字，轻按置零/去皮【O/T】键回零后即可称量。

4. 增量法称量约 0.5g 葡萄糖酸钙

（1）将洁净干燥的小烧杯放到称量盘正中央，关闭玻璃门。待显示稳定后读数并记录重量 m_1，如需除去小烧杯重量，可按一下【O/T】键回零。

（2）向小烧杯中加入葡萄糖酸钙约 0.5g，精密称定，记录供试品与小烧杯的重量 m_2，$m_2 - m_1$即为供试品重量；如消除小烧杯重量后再称重，则显示的数值即为称取供试品的重量。如此操作共称取 3 份供试品。

5. 称量完毕，取出小烧杯，天平回复到零位，关闭显示屏或电源。清洁天平托盘和天平室。

【注意事项】

1. 称量重量不得超出天平的最大载荷。

2. 电子天平不能称量有磁性或带静电的物体。

3. 要注意克服可能影响天平示值变动性的各种因素，如空气对流、温度波动、容器不够干燥、开门及放置被称物时动作过重等。

4. 称量完毕，应随时将天平复原，并检查天平周围是否清洁。

5. 应经常检查天平内放置的变色硅胶是否是蓝色，如果变为粉红色应及时更换干燥剂。

【思考题】

1. 请解释“称取葡萄糖酸钙约 0.5g，精密称定”的含义。

2. 简述增量法称量步骤。

3. 产生天平示值变动性误差的原因有哪些？如何避免？

4. 使用电子天平应注意哪些事项？

5. 增量法常用于固定质量称量，适于不易吸湿的颗粒状或粉末状样品的称量。有兴趣的同学可以练习增量法称取葡萄糖酸钙 0.5000g。

扫码“练一练”

任务三　容量仪器的洗涤使用及校正

扫码“学一学”

一、容量仪器的洗涤练习

【实训目的】

1. 掌握常用容量仪器的洗涤方法。

2. 会识别药物分析实验中常用的容量仪器并知道其用途。

3. 会判断容量仪器是否洗涤干净。

【实训原理】

容量仪器洗涤时，一般的器皿如烧杯、锥形瓶、试剂瓶等，可用毛刷蘸取洗衣粉直接刷洗其内外表面，滴定管、容量瓶和刻度吸管等量器，为了避免容器内壁受机械磨损而影响容积测量的准确度，一般不用刷子刷洗，如用自来水冲洗不干净时，可选用铬酸洗液润洗，必要时浸泡一段时间。洗涤干净的标准：仪器外观清洁、透明，除水外无其他任何杂物，器壁均匀地附着一层水膜，不应挂水珠。

【实训器材】

1. 仪器及耗材 仪器：容量瓶（50ml），移液管（10ml），刻度吸管（10ml），酸式滴定管（50ml），碱式滴定管（50ml），锥形瓶，烧杯，量筒，吸耳球，毛刷，洗瓶等。耗材：凡士林等。

2. 试药及试剂 去污粉，铬酸洗液，纯化水。

【实训方法】

（一）锥形瓶、烧杯的洗涤

倒掉容器内残留的溶液，先用自来水冲洗，再用毛刷蘸取少量去污粉刷洗容器内外壁，然后用自来水冲洗干净后，用纯化水润洗 3 次。

（二）容量瓶的洗涤

倒掉容器内残留的溶液，先用自来水冲洗，倒出水后，内壁若不挂水珠，用纯化水荡洗 3 次即可。内壁若挂水珠，用铬酸洗液润洗，必要时浸泡一段时间后，回收铬酸洗液，用自来水冲洗干净后，用纯化水润洗 3 次。

（三）移液管的洗涤

先用自来水冲洗一次，再用铬酸洗液洗涤，吸取洗液至移液管 1/4 处，把移液管横过来，一边转动移液管，一边使管口降低，使洗液布满全管，然后直立移液管，洗液从下口放回原瓶。然后用自来水冲洗，吸取纯化水将内壁清洗 3 次，并用洗瓶冲洗外壁。

（四）滴定管的洗涤

先用自来水冲洗，如不易洗净时，用铬酸洗液洗涤，将管内的水尽量除去，关闭活塞，倒入 10 ~ 15ml 洗液于滴定管中（碱式滴定管应卸下乳胶管，套上旧橡皮乳头），将滴定管横过来，一边转动滴定管，一边使管口降低，使洗液布满全管，然后直立滴定管，打开活塞，将洗液回收，用自来水冲洗后，滴定管再用纯化水洗 3 次。

【注意事项】

1. 铬酸洗液具有很强的腐蚀性，会灼伤皮肤和破坏衣物。如不慎将洗液撒到皮肤、衣物或实验桌上，应立即用大量水冲洗。

2. 铬酸洗液可反复使用，使用完后倒入回收瓶中，当颜色变成绿色则失效，应倒入专用的容器回收处理，不能倒入下水道。

3. 铬酸洗液毒性大，对环境污染严重。在清洗容量仪器时，以洗净为前提，尽量少用铬酸洗液。

【思考题】

1. 玻璃仪器洗涤干净的标准是什么？
2. 简述铬酸洗液的配制方法。使用铬酸洗液时应注意什么？
3. 为什么滴定管、容量瓶和移液管不能用毛刷刷洗？

二、容量仪器的使用练习

扫码“看一看”

【实训目的】

1. 掌握常用容量仪器的使用方法。
2. 会规范使用常用容量仪器。
3. 会判断滴定终点，正确进行读数并记录数据。

【实训原理】

滴定管是用来准确测量流出液体体积的量器，常量分析中常用的是10ml、25ml、50ml的滴定管。吸量管一般用于准确量取小体积的液体，有移液管和刻度吸管两种，移液管无分度，标有容积和标定时的温度；刻度吸管有分度，可以准确量取其刻度范围内某一体积的溶液，但其准确度较移液管差一些。容量瓶主要是用来配制准确浓度的溶液或定量地稀释溶液。

【实训器材】

1. 仪器及耗材 仪器：容量瓶，移液管，刻度吸管，酸式滴定管，碱式滴定管，锥形瓶，烧杯，量筒，洗耳球，玻璃珠，乳胶管，洗瓶等。耗材：凡士林等。

2. 试药及试剂 纯化水。

【实训方法】

（一）滴定管的基本操作

检漏→洗涤→润洗→装溶液→排气泡→调零→滴定→读数

1. 检漏 在使用前先检查滴定管是否漏液，若漏液，酸式滴定管可在活塞上涂凡士林，碱式滴定管可更换玻璃珠或橡皮管。

2. 洗涤 滴定管应洗至滴定管用水润湿时，其内壁不挂水珠。再用自来水冲洗干净，最后用纯化水淌洗2～3次。

3. 润洗 用少量待装溶液洗涤2～3次，每次用量约10ml。

4. 排气泡 滴定管装满溶液后，应检查管下端是否有气泡，如有气泡，将影响溶液体积的准确测量，必须排出。

5. 调零 排气泡后将溶液装至零刻度线以上，再将液面调至零刻度。

6. 读数 读数时滴定管应保持垂直，管内的液面呈弯月形，读取弯月面最低处与刻度相切之点，视线与切点在同一水平线上。

（二）容量瓶的基本操作

检漏→洗涤→转移溶液→初步混匀（平摇）→定容→摇匀

1. 检漏 在容量瓶使用之前，首先要检查是否漏水。其方法是将容量瓶装水至标度线附近，盖紧瓶塞，一手按住瓶塞，一手握住瓶底，将容量瓶倒置2分钟，观察瓶口是否有水渗出；如不漏水，将瓶塞转动180°后，再试验一次，仍不漏水，即可使用。

2. 洗涤 参照容量瓶洗涤内容洗涤。

3. 转移溶液 用玻璃棒引流溶液至容量瓶中。

4. 初步混匀 当溶液加水至容量瓶容积的2/3处时，旋摇容量瓶，使溶液初步混合均匀。

5. 定容 当加至近标线时，要逐滴加入，直至溶液的弯月面下缘与标线相切为止。

6. 摇匀 盖紧瓶塞，倒转容量瓶旋摇混匀溶液，反复颠倒振摇 10 ~ 15 次，使溶液充分混合均匀。

（三）移液管的基本操作

检查→洗涤→润洗→吸取溶液→调零刻度→放液

1. 检查 检查移液管管尖是否完整。

2. 洗涤 参照移液管洗涤内容洗涤。

3. 润洗 将已洗净的移液管用少量待吸溶液润洗 2 ~ 3 次，以除去残留在管内的水分。

4. 吸取溶液 右手将移液管插入待吸液中，左手拿洗耳球，吸取溶液至零刻度线以上，右手示指堵住管口。

5. 调零刻度 将管尖离开液面，用滤纸擦干移液管下端伸入溶液的部分，稍松右手示指，使液面缓缓下降至弯月面下缘与所需刻度线相切，立即按紧管口。

6. 放液 把移液管移入稍微倾斜的准备承接溶液的容器中，并同时将其垂直，使管尖与容器内壁接触，松开右手示指，让管内溶液自然沿器壁全部流下，等待 15 秒后，取出移液管。不要将管尖残留的液体吹出（除特别标明“吹”字的以外）。

【注意事项】

1. 酸式滴定管盛装酸性、中性及氧化性溶液；碱式滴定管盛装碱性或无氧化性溶液，凡能与橡皮起反应的溶液，如高锰酸钾、碘和硝酸银等溶液不能装入碱式滴定管。
2. 洗涤润洗滴定管时，注意节约水和试剂，遵循少量多次的原则。
3. 滴定管使用前需排除气泡。
4. 在使用非吹出式移液管时，切勿把残留在管尖的溶液吹出。

【思考题】

1. 简述酸式滴定管涂凡士林的方法。
2. 为什么滴定管使用前需排除气泡？
3. 为什么最后要用待移取的溶液来润洗移液管？滴定管、容量瓶和锥形瓶是否也要用待装取的溶液来润洗？

三、容量仪器的校正练习

扫码“看一看”

【实训目的】

1. 掌握容量瓶、移液管、滴定管的校正原理和方法。
2. 会及时记录数据、正确处理数据和分析结果。

【实训原理】

容量瓶、移液管和滴定管是分析实验中常用的玻璃量器，具有刻度的容量仪器。按其准确度分为 A 级和 B 级，量器产品都允许有一定的容量误差，允许存在的最大误差叫容量允差。在准确度要求较高的分析测试中，应对量器进行校准。校准的方法有称量法和相对校准法。称量法的原理是：用分析天平称量被校量器量入或量出的纯水的质量，再根据该温度下纯水的密度计算出被校量器在标准温度 20℃ 时的容量。纯水在空气中不同温度下的密度见表 2 - 2。

表 2－2　纯水在空气中不同温度下的密度（ρ_w）

t（℃）	ρ_w（g/ml）	t（℃）	ρ_w（g/ml）	t（℃）	ρ_w（g/ml）
8	0.99849	16	0.99778	24	0.99634
9	0.99845	17	0.99764	25	0.99612
10	0.99839	18	0.99751	26	0.99588
11	0.99833	19	0.99733	27	0.99566
12	0.99824	20	0.99715	28	0.99539
13	0.99815	21	0.99695	29	0.99512
14	0.99804	22	0.99676	30	0.99485
15	0.99792	23	0.99655		

相对校准法的原理是：若两种容器之间有一定的比例关系，不需知道它们各自的准确体积，可用容量相对校准法。经常配套使用的移液管和容量瓶，采用相对校准法更为重要。

【实训器材】

1. 仪器及耗材　仪器：电子天平（测量范围200g，感量0.1mg），容量瓶（100ml），移液管（10ml），滴定管（50ml），温度计（温度范围0～50℃，分度值为0.1℃），玻璃棒，具塞锥形瓶，烧杯，洗耳球，胶头滴管，洗瓶，移液管架等。耗材：滤纸。

2. 试药及试剂　纯化水。

【实训方法】

（一）容量瓶的校正方法

1. 使纯化水、干净干燥的容量瓶与装水烧杯三者温度一致，用温度计测量水的温度。
2. 调节天平水平及清零。
3. 称量待校正的容量瓶，记录重量为 m_1。
4. 称量结束后，及时清洁天平并复位。
5. 将烧杯中的水转移至容量瓶，液面最低处与刻度线相切。
6. 称量容量瓶和水的重量，记录数据为 m_2。
7. 计算容量瓶的校正体积，公式如下：

$$V = \frac{m_2 - m_1}{\rho_w}$$

8. 凡使用需要实际值的校正，校正次数不少于2次，2次校正数据的差值应不超过被检量器容量允差的1/4，并取平均值。容量瓶的标称容量允差见表2－3。

表 2－3　20℃时容量瓶、吸量管和滴定管的标称容量允差

标称容量（ml）	容量瓶允差（ml）		分度吸量管允差（ml）		单标线吸量管允差（ml）		滴定管允差（ml）	
	A级	B级	A级	B级	A级	B级	A级	B级
100	±0.10	±0.20			±0.08	±0.16	±0.10	±0.20
50	±0.05	±0.10	±0.10	±0.20	±0.05	±0.10	±0.05	±0.10

续上表

标称容量（ml）	容量瓶允差（ml）		分度吸量管允差（ml）		单标线吸量管允差（ml）		滴定管允差（ml）	
	A级	B级	A级	B级	A级	B级	A级	B级
25	±0.03	±0.06	±0.10	±0.20	±0.030	±0.060	±0.04	±0.08
10	±0.020	±0.040	±0.05	±0.10	±0.020	±0.040	±0.025	±0.050
5	±0.020	±0.040	±0.025	±0.050	±0.015	±0.030	±0.010	±0.020
2	±0.015	±0.030	±0.012	±0.025	±0.010	±0.020	±0.010	±0.020
1	±0.010	±0.020	±0.008	±0.015	±0.007	±0.015	±0.010	±0.020

（二）移液管的校正方法

1. 使纯化水、干净的移液管与装水烧杯三者温度一致，用温度计测量水的温度。

2. 调节天平水平及清零。

3. 称出干净、外壁干燥的具塞锥形瓶的重量，记录数据为 m_1。

4. 称量结束后及时清洁天平并复位。

5. 使用待校正的移液管吸取烧杯中的水至最高标线以上约5mm，擦去移液管流液口外面的水，调节液面最低处与刻度线相切，将水放入锥形瓶中。

6. 称量锥形瓶和水的重量，记录数据为 m_2。

7. 计算移液管的校正体积，公式如下：

$$V = \frac{m_2 - m_1}{\rho_w}$$

（三）滴定管的校正方法

1. 取50ml 酸式滴定管，洗净，擦干外壁。

2. 取洁净烧杯盛放校正用水，取洁净干燥的50ml 具塞锥形瓶，与待校正滴定管同放置在天平室1小时以上，测定水的温度，读数准确至0.1℃。

3. 精密称定洁净干燥的50ml 具塞锥形瓶的重量。

4. 将要校正的滴定管装入水至零刻度线，除去尖端与外面的水。

5. 打开滴定管活塞将水放入称过重量的锥形瓶中，当液面降至被校分度线以上约5mm时，等待30秒。

6. 将液面调节至被校分度线，立即盖上瓶塞称重。

7. 记录数据见表2-4，计算被校分度线的实际容量，并求出校正值。

8. 每支滴定管重复校准一次，每段重复两次校正值之差不得超过0.01ml，取平均值作为结果。

9. 以滴定管被校分度线体积为横坐标，相应的校正值为纵坐标，绘出校准曲线。

表 2-4 滴定管校正数据记录表

滴定管读数（ml）	称量记录			实际体积（ml）	平均体积（ml）	校正值（ml）
	瓶+水重（g）	瓶（g）	水重（g）			$\Delta V = V_{实际} - V_{标示}$
10.00						
15.00						
20.00						
25.00						
30.00						
35.00						
40.00						
45.00						

【注意事项】

1. 测量水温时，须将温度计插入水中，读数时温度计球部仍浸在水中，读数应准确至0.1℃。
2. 拿取锥形瓶时，应带白色手套或用纸条套取。
3. 具塞锥形瓶磨口部位不能沾水。
4. 室内温度变化不超过1℃/h，室温最好控制在20℃ ±5℃。所用纯化水至少在天平室内放置1小时以上。
5. 校准中应随时检查所用仪器物品干燥，并保持手、锥形瓶外壁、天平盘干燥。
6. 待校正的仪器应仔细洗涤至内壁完全不挂水珠。校正容量仪器时，必须严格遵守它们的使用规则。

【思考题】

1. 校正移液管为什么要用干净、干燥的锥形瓶？
2. 分段校准滴定管，为什么要求每次从零刻度开始？
3. 如何绘制校准曲线？

扫码“练一练”

扫码“学一学”

任务四 滴定液的配制与标定

一、碘滴定液的配制与标定

【实训目的】

1. 掌握碘滴定液标定的原理与方法。
2. 会熟练使用移液管、滴定管等操作。
3. 会判断滴定终点，正确读数，并计算结果。

【实训原理】

碘具有氧化性，在酸性条件和过量的碘化钾存在下，游离的碘可被硫代硫酸钠滴定。标定反应如下：

$$2Na_2S_2O_3 + I_2 \longrightarrow 2NaI + Na_2S_4O_6$$

【实训器材】

1. 仪器及耗材 仪器：托盘天平，药匙，烧杯（100ml），量筒（10ml、100ml），洗瓶，容量瓶（1000ml），3号垂熔玻璃漏斗，具玻璃塞的棕色玻瓶，移液管（25ml），洗耳球，碘量瓶，棕色酸式（或两用）滴定管等。耗材：称量纸，标签纸，滤纸。

2. 试药及试剂 纯化水，碘，碘化钾，浓盐酸，盐酸溶液（9→100），蒸馏水，硫代硫酸钠滴定液（0.1mol/L），淀粉指示剂（临用新配）。

【实训方法】

扫码“看一看”

（一）碘滴定液（0.05mol/L）的配制

称取碘化钾36g置具塞锥形瓶中，加水50ml溶解，再加研细的碘13.0g，振摇使碘完全溶解，加盐酸3滴与水适量使成1000ml，摇匀，用垂熔玻璃漏斗滤过，滤液置棕色玻瓶中，贴上标签，备用。放置一周后再标定。

（二）碘滴定液（0.05mol/L）的标定

精密量取碘滴定液25ml，置于碘量瓶中，加水100ml与盐酸溶液（9→100）1ml，轻摇混匀，用硫代硫酸钠滴定液（0.1mol/L）滴定至近终点时，加淀粉指示液2ml，继续滴定至溶液蓝色消失。根据硫代硫酸钠滴定液（0.1mol/L）的消耗量，算出本液的浓度，即得。计算公式如下：

$$C = \frac{C_1 \times V_1}{2V}$$

式中，V_1为消耗$Na_2S_2O_3$标准溶液的体积，ml；C_1为$Na_2S_2O_3$标准溶液的浓度，mol/L；V为量取碘滴定液的体积，此处为25.00ml。

【注意事项】

1. 碘在水中几乎不溶，且具挥发性，为促使碘的溶解，宜先将碘化钾溶解后再加入研细的碘。

2. 碘滴定液具有挥发性和腐蚀性，应贮存于具塞的棕色玻璃瓶中，避免与软木塞或橡皮塞等有机物接触。

3. 淀粉指示液应临用新配，淀粉指示液遇碘应显纯蓝色，如显红色，则不宜使用。

4. 配制好的滴定液浓度应为其名义值的0.95～1.05，如超出其名义值的0.95～1.05范围时，应加适量的溶质或溶剂予以调整。

5. 标定所用的天平，滴定管、移液管等应经校正，滴定管附校正值或校正曲线、移液管附校正值，并在有效期内使用。

6. 标定要求配制人标定3份，相对平均偏差不大于0.1%。由第二人进行复标3份，相对平均偏差不大于0.1%。初标平均值与复标平均值的相对偏差不大于0.1%。以初、复标的平均值作为标定结果，取4位有效数字。

【思考题】

1. 滴定前加入盐酸的作用是什么？

2. 配0.05mol/L的碘滴定液1000ml，为什么要取13.0g碘？

3. 标定碘滴定液，为什么要在近终点时，加入淀粉指示液？

二、硫代硫酸钠滴定液的配制与标定

【实训目的】

1. 掌握硫代硫酸钠滴定液标定的原理与方法。

2. 会称量、溶解、滴定等操作。

3. 会判断滴定终点，正确读数，并计算结果。

【实训原理】

以基准重铬酸钾标定硫代硫酸钠滴定液浓度，以淀粉指示液为指示剂，滴定至蓝色消失而显亮绿色即为滴定终点。标定反应如下：

$$K_2Cr_2O_7 + 6KI + 7H_2SO_4 = 4K_2SO_4 + Cr_2(SO_4)_3 + 3I_2 + 7H_2O$$

$$I_2 + 2Na_2S_2O_3 = Na_2S_4O_6 + 2NaI$$

【实训器材】

1. 仪器及耗材 仪器：电子天平（感量0.1mg），药匙，称量瓶，烧杯（1000ml），量筒（10ml、50ml、500ml），洗瓶，容量瓶（1000ml），碘量瓶（300ml），恒温干燥箱，碱式（或两用）滴定管（50ml），试剂瓶等。耗材：称量纸，标签纸，滤纸。

2. 试药及试剂 纯化水，$Na_2S_2O_3 \cdot 5H_2O$，无水碳酸钠，基准$K_2Cr_2O_7$，KI，稀硫酸，淀粉指示剂（临用新配）。

【实训方法】

（一）硫代硫酸钠滴定液（0.1mol/L）的配制

取硫代硫酸钠26g与无水碳酸钠0.20g，加新沸过的冷水适量使溶解并稀释至1000ml，摇匀，置棕色玻瓶中，贴上标签，备用。放置1个月后滤过再标定。

（二）硫代硫酸钠滴定液（0.1mol/L）的标定

取在120℃干燥至恒重的基准重铬酸钾0.12g，精密称定，置碘量瓶中，加水50ml使溶解，加碘化钾2.0g，轻轻振摇使溶解，加稀硫酸40ml，摇匀，密塞；在暗处放置10分钟后，加水100ml稀释，注意吹洗玻塞及瓶壁，用本液滴定至近终点时，加淀粉指示液3ml，继续滴定至蓝色消失而显亮绿色，并将滴定的结果用空白试验校正。每 1ml 硫代硫酸钠滴定液（0. 1mol/L）相当于 4. 903mg 的重铬酸钾。根据本液的消耗量与重铬酸钾的取用量，算出本液的浓度，即得。计算公式如下：

$$C = \frac{m \times 0.1}{0.004903 \times (V_{供} - V_{空})}$$

【注意事项】

1. 配制硫代硫酸钠滴定液时要用新煮沸冷却的纯化水溶解，以除去水中的 CO_2和 O_2并杀死微生物；加少量的 Na_2CO_3，使溶液呈微碱性，防止 $Na_2S_2O_3$的分解；待其浓度稳定后，滤去沉淀，再标定。

2. 淀粉指示液应在临近终点时加入，否则大量的碘与淀粉结合生成蓝色物质，难以很快与 $Na_2S_2O_3$反应，使终点延后。

3. 滴定结束，溶液放置后可能会返蓝。若 5 分钟内返蓝，说明 $K_2Cr_2O_7$和 KI 反应不完全，应重做实验。若 5 分钟后返蓝，是空气中 O_2氧化所致，不影响实验结果。

4. 滴定开始要慢摇，以减少 I_2的挥发。近终点时，要慢滴，用力旋摇，以减少淀粉对 I_2的吸附。

【思考题】

1. 配制硫代硫酸钠滴定液时，为什么要用新煮沸冷却的纯化水溶解？
2. 配制硫代硫酸钠滴定液时，为什么要加少量的碳酸钠？
3. 何时加入淀粉指示剂？为什么？终点颜色如何变化？

三、高锰酸钾滴定液的配制与标定

【实训目的】

1. 掌握高锰酸钾滴定液标定的原理与方法。
2. 会称量、溶解、滴定等操作。
3. 会判断滴定终点，正确读数，并计算结果。

【实训原理】

以基准草酸钠标定高锰酸钾滴定液浓度，以自身为指示剂，滴定至溶液显微红色并保持 30 秒不褪即为滴定终点。标定反应如下：

$$2MnO_4^- + 5C_2O_4^{2-} + 16H^+ \longrightarrow 2Mn^{2+} + 10CO_2\uparrow + 8H_2O$$

【实训器材】

1. 仪器及耗材 仪器：恒温水浴锅，电子天平（感量 0. 1mg），棕色酸式（或两用）滴定管（50ml），称量瓶，药匙，烧杯（1000ml），容量瓶（1000ml），量筒（10、500ml），洗瓶，垂熔玻璃漏斗，洗耳球，锥形瓶（500ml），电炉，恒温干燥箱，玻璃棒，棕色试剂瓶等。耗材：称量纸，标签纸，滤纸。

2. 试药及试剂 纯化水，高锰酸钾，硫酸，基准草酸钠。

【实训方法】

（一）高锰酸钾滴定液（0. 02mol/L）的配制

取高锰酸钾 3. 2g，加水 1000ml，煮沸 15 分钟，放冷，转入具玻璃塞的棕色玻瓶中，密塞，贴好标签，备用。静置 2 日以上，用垂熔玻璃漏斗滤过，摇匀再标定。

（二）高锰酸钾滴定液（0.02mol/L）的标定

取在105℃干燥至恒重的基准草酸钠约0.2g，精密称定，加新沸过的冷水250ml与硫酸10ml，搅拌使溶解，自滴定管中迅速加入本液约25ml（边加边振摇，以避免产生沉淀），待褪色后，加热至65℃，继续滴定至溶液显微红色并保持30秒不褪；当滴定终了时，溶液温度应不低于55℃，每1ml高锰酸钾滴定液（0.02mol/L）相当于6.70mg的草酸钠。平行测定3次，同时作空白试验校正。根据本液的消耗量与草酸钠的取用量，算出本液的浓度，即得。计算公式如下：

$$C = \frac{m \times 0.02}{0.0067 \times (V_{供} - V_{空})}$$

【注意事项】

1. 该反应速率较慢，常采用加热的方法提高反应速度。为了防止温度过高使草酸分解，一般在水浴中加热至65℃。

2. 实验结束后，应立即用自来水将滴定管冲洗干净，避免产生MnO_2沉淀堵塞滴定管活塞和管尖。

3. 标定过的$KMnO_4$滴定液应避光、避热且不宜长期存放；使用久置的$KMnO_4$滴定液时，应将其过滤并重新标定。

【思考题】

1. 高锰酸钾滴定液能否装在碱式滴定管中，为什么？

2. 用基准草酸钠标定高锰酸钾滴定液时，酸度对滴定反应有无影响？如果滴定前未加酸，会产生什么后果？

3. 高锰酸钾为有色溶液，读数时应注意什么？

四、氢氧化钠滴定液的配制与标定

扫码“看一看”

【实训目的】

1. 掌握氢氧化钠滴定液标定的原理与方法。
2. 会配制氢氧化钠滴定液，会称量、溶解、滴定等操作。
3. 会酚酞指示剂的滴定终点的判断，正确读数，并计算结果。

【实训原理】

以基准邻苯二甲酸氢钾标定氢氧化钠滴定液浓度，以酚酞为指示剂，溶液显粉红色即为滴定终点。标定反应如下：

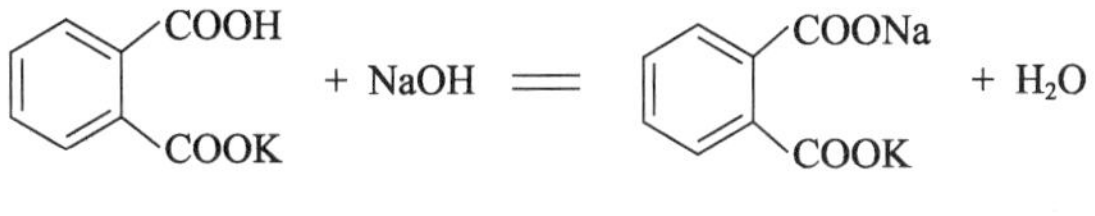

【实训器材】

1. 仪器及耗材 仪器：电子天平（感量0.1mg），刻度吸管（10ml），容量瓶（1000ml），烧杯，玻棒，试剂瓶（1000ml），洗瓶，表面皿，称量瓶，电炉，量筒（50、1000ml），碱式（或两用）滴定管（50ml），锥形瓶（250ml），聚乙烯塑料瓶，恒温干燥器等。耗材：标签纸，滤纸。

2. 试药及试剂 纯化水，氢氧化钠，基准邻苯二甲酸氢钾，酚酞指示液。

【实训方法】

（一）氢氧化钠滴定液（0.1mol/L）的配制

取氢氧化钠500g，分次加入盛有450～500ml水的1000ml烧杯中，边加边搅拌使其溶解成饱和溶液，冷却至室温，将溶液连同过量的氢氧化钠全部转移至聚乙烯塑料瓶中密塞，静置数日。取澄清的氢氧化钠饱和溶液5.6ml，加新沸过的冷水使成1000ml，摇匀，置塑料瓶中，盖好，贴好标签，备用。

（二）氢氧化钠滴定液（0.1mol/L）的标定

取在105℃干燥至恒重的基准邻苯二甲酸氢钾约0.6g，精密称定，加新沸过的冷水50ml，振摇，使其尽量溶解；加酚酞指示液2滴，用本液滴定；在接近终点时，应使邻苯二甲酸氢钾完全溶解，滴定至溶液显粉红色。每1ml氢氧化钠滴定液（0.1mol/L）相当于20.42mg的邻苯二甲酸氢钾。平行标定3份，计算相对平均偏差和平均值。根据本液的消耗量与邻苯二甲酸氢钾的取用量，算出本液的浓度，即得。计算公式如下：

$$C = \frac{m \times 0.1}{0.02042 \times V}$$

【注意事项】

1. 因NaOH易吸收空气中的CO_2和H_2O，只能用间接法配制。
2. 配制氢氧化钠溶液的纯化水，应加热煮沸放冷，除去其中的CO_2。
3. 因邻苯二甲酸氢钾在水中溶解缓慢，基准邻苯二甲酸氢钾在干燥前应尽可能研细，以利于标定时的溶解。

【思考题】

1. 氢氧化钠滴定液为什么要用氢氧化钠饱和溶液配制？
2. 配制氢氧化钠溶液时，是否要准确量取纯化水的体积？为什么？
3. 配制氢氧化钠溶液的纯化水，为什么要加热煮沸放冷？

五、盐酸滴定液的配制与标定

【实训目的】

1. 掌握盐酸滴定液标定的原理与方法。
2. 会配制盐酸滴定液，会称量、溶解、滴定等操作。
3. 会使用混合指示剂的滴定终点判断，正确读数，并计算结果。

【实训原理】

以基准无水碳酸钠标定盐酸滴定液浓度，以甲基红－溴甲酚绿混合指示液为指示剂，溶液由绿色变为暗紫色即为滴定终点。标定反应如下：

$$Na_2CO_3 + 2HCl \xlongequal{} 2NaCl + H_2O + CO_2\uparrow$$

【实训器材】

1. 仪器及耗材 仪器：电子天平（感量0.1mg），药匙，称量瓶，烧杯，量筒（10ml、100ml），洗瓶，容量瓶（1000ml），酸式（或两用）滴定管（50ml），锥形瓶（250ml），电炉，恒温干燥箱等。耗材：称量纸，标签纸，滤纸。

2. 试药及试剂 纯化水，盐酸，基准无水碳酸钠，甲基红－溴甲酚绿混合指示液。

【实训方法】

（一）盐酸滴定液（0.1mol/L）的配制

取盐酸9ml，加水适量使成1000ml，摇匀。

（二）盐酸滴定液（0.1mol/L）的标定

取在270～300℃干燥至恒重的基准无水碳酸钠约0.15g，精密称定，加水50ml使溶解，加甲基红－溴甲酚绿混合指示液10滴，用本液滴定至溶液由绿色变为紫红色时，煮沸2分钟，冷却至室温，继续滴定至溶液由绿色变为暗紫色。每1ml盐酸滴定液（0.1mol/L）相当于5.30mg的无水碳酸钠。根据本液的消耗量与无水碳酸钠的取用量，算出本液的浓度，即得。计算公式如下：

$$C = \frac{m \times 0.1}{0.00530 \times V}$$

【注意事项】

1. 因浓盐酸具有挥发性，只能用间接法配制。配制操作应在通风柜中进行。

2. 滴定近终点时，应加热煮沸2分钟，以赶走溶解于水中的CO_2，排除CO_2的干扰。

3. 干燥至恒重的无水碳酸钠有引湿性，因此在标定中精密称取基准无水碳酸钠时，宜采用“减量法”称取，并应迅速将称量瓶加盖密闭。

【思考题】

1. 配制盐酸滴定液时，是否要准确量取纯化水的体积？为什么？

2. 用吸潮后的碳酸钠标定盐酸滴定液浓度，对标定结果有什么影响？

3. 滴定近终点时，为什么要加热煮沸2分钟？

六、乙二胺四醋酸二钠滴定液的配制与标定

【实训目的】

1. 掌握乙二胺四醋酸二钠滴定液标定的原理与方法。

2. 会配制乙二胺四醋酸二钠滴定液，会称量、溶解、滴定等操作。

3. 会判断滴定终点，正确读数，并计算结果。

【实训原理】

以基准氧化锌（ZnO）标定乙二胺四醋酸二钠滴定液浓度，滴定在pH＝10的条件下进行，以铬黑T为指示剂，溶液由酒红色变为纯蓝色即为滴定终点。标定反应如下：

滴定前 $Zn^{2+} + HIn^{2-} \rightleftharpoons ZnIn^{-} + H^{+}$

滴定反应 $Zn^{2+} + H_2Y^{2-} \rightleftharpoons ZnY^{2-} + 2H^{+}$

终点时 $ZnIn^{-} + H_2Y^{2-} \rightleftharpoons ZnY^{2-} + HIn^{2-} + H^{+}$

酒红色　　　　纯蓝色

【实训器材】

1. 仪器及耗材 仪器：电子天平（感量0.1mg），箱式电阻炉，药匙，烧杯（100ml），量筒（10ml、50ml），洗瓶，容量瓶（1000ml），锥形瓶（250ml），酸式（或两用）滴定管

（50ml）等。耗材：称量纸，标签纸，滤纸。

2. 试药及试剂 乙二胺四醋酸二钠，纯化水，0.025%甲基红的乙醇溶液，基准氧化锌，稀盐酸，氨试液，氨－氯化铵缓冲液（pH＝10.0），铬黑T指示剂。

【实训方法】

（一）乙二胺四醋酸二钠滴定液（0.05mol/L）的配制

取乙二胺四醋酸二钠19g，加适量的水使溶解成1000ml，摇匀，贮于具玻塞玻瓶中，避免与橡皮塞、橡皮管等接触。贴好标签，待标定。

（二）乙二胺四醋酸二钠滴定液（0.05mol/L）的标定

取于800℃灼烧至恒重的基准氧化锌0.12g，精密称定，加稀盐酸3ml使溶解，加水25ml，加0.025%甲基红的乙醇溶液1滴，滴加氨试液至溶液显微黄色，加水25ml与氨－氯化铵缓冲液（pH10.0）10ml，再加铬黑T指示剂少量，用本液滴定至溶液由紫色变为纯蓝色，并将滴定的结果用空白试验校正。每1ml乙二胺四醋酸二钠滴定液（0.05mol/L）相当于4.069mg的氧化锌。根据本液的消耗量与氧化锌的取用量，算出本液的浓度，即得。计算公式如下：

$$C = \frac{m \times 0.05}{0.004069 \times (V_{供} - V_{空})}$$

【注意事项】

1. 配制过程中，乙二胺四醋酸二钠不易及时完全溶解，可加热促使其完全溶解，或在配制放置数日后再进行标定。

2. 氧化锌易吸收空气中的二氧化碳形成碳酸锌，因此标定时基准氧化锌需经800℃灼烧，使其变成氧化锌和二氧化碳。

3. 铬黑T在水或醇中不稳定，易于聚合，所以采用固体指示剂，而不采用指示液。

4. 由于在加入的试剂中可能混杂有金属离子而消耗滴定液，因此标定时需作空白试验校正。

【思考题】

1. 为什么使用铬黑T固体指示剂，而不是指示液？

2. 乙二胺四醋酸二钠滴定液标定时为什么要作空白试验？

3. 基准氧化锌为什么要经800℃灼烧至恒重？

扫码“练一练”

扫码“学一学”

任务五 物理常数的测定

一、甘油的相对密度测定

【实训目的】

1. 掌握比重瓶法测定药物相对密度的原理。

2. 会比重瓶的操作。

3. 会数据处理和结果判断，能够规范书写实训报告书。

【实训原理】

相对密度系指在相同的温度、压力等特定条件下，某物质的密度与水的密度之比。除另有规定外，温度为20℃。纯物质的相对密度在特定的条件下为不变的常数。但如物质的纯度不够，则其相对密度的测定值会随着纯度的变化而改变。因此，测定药品的相对密度，可用于检查药品的纯杂程度。

扫码“看一看”

《中国药典》（2015年版）规定甘油的相对密度，在25℃时不得小于1.2569。

【实训器材】

1. 仪器及耗材 比重瓶（10ml或25ml），小烧杯，电子天平（感量1mg），滤纸，洗瓶，水浴锅及温度计等。

2. 试药及试剂 甘油，新沸放冷的纯化水。

【实训方法】

1. 取洁净、干燥的比重瓶，精密称定，记为 m_1。

2. 将甘油装满比重瓶，插入中心有毛细孔的瓶塞，用滤纸将比重瓶外壁的甘油擦去。

3. 将比重瓶放入25℃水浴锅中恒温10～20分钟，在恒温的过程中，不断用滤纸擦去瓶塞顶端溢出的甘油，待液体不再由孔塞溢出，即已恒温。

4. 取出比重瓶，用滤纸将比重瓶外壁的水擦干，精密称定，记为 m_2。

5. 倾出比重瓶的甘油，洗净比重瓶，用新沸过的冷水润洗比重瓶，并装满新沸过的冷水，插入瓶塞，用滤纸将比重瓶外壁的水擦干。

6. 将比重瓶放入25℃水浴锅中恒温，在恒温的过程中，不断用滤纸擦去瓶塞顶端溢出的水，至无水溢出，即已恒温。

7. 取出比重瓶，用滤纸将比重瓶外壁的水擦干，并精密称定，记为 m_3。

8. 计算相对密度，公式如下：

$$\text{供试品相对密度} = \frac{\text{供试品重量}}{\text{水重量}} = \frac{m_2 - m_1}{m_3 - m_1}$$

【注意事项】

1. 供试品及水装瓶时，应小心沿壁倒入比重瓶内，避免产生气泡；如有气泡，应稍放置待气泡消失后再调温称重。供试品如为糖浆剂、甘油等黏稠液体，装瓶时更应沿壁倒入，因黏稠度大产生的气泡很难逸去而影响测定结果。

2. 将比重瓶从水浴中取出时，应用手指拿住瓶颈，而不是拿瓶肚，以免液体因手温影响体积膨胀外溢。

3. 测定有腐蚀性供试品时，为避免腐蚀天平盘，可在称量时用一表面皿放置天平盘上，再放比重瓶称量。

4. 用比重瓶测定时的环境（指比重瓶和天平的放置环境）温度应略低于20℃或各品种项下规定的温度。

5. 水必须为新沸过放冷的纯化水。

【思考题】

1. 简述比重瓶法的操作注意事项。

2. 当室温高于25℃时，应如何处理？

3. 为什么装供试品和水时不能有气泡？

二、葡萄糖的比旋度测定

扫码“看一看”

【实训目的】

1. 掌握比旋度的定义及意义。

2. 会规范使用旋光仪。

3. 会数据处理和结果判断，能够规范书写实训报告书。

【实训原理】

在一定波长与温度下，偏振光通过长1dm并每1ml中含有旋光性物质1g的溶液时测得的旋光度称为比旋度，常用符号 $[\alpha]_D^t$ 表示。D表示测定波长为钠光谱的D线（589.3nm），t 为测定时温度，一般测定温度为20℃。比旋度是物质的物理常数，比旋度可以鉴别或检查光学活性药品的纯杂程度，亦可用于测定光学活性药品的含量。《中国药典》（2015年版）规定葡萄糖在25℃时比旋度为+52.6°至+53.2°。

【实训器材】

1. 仪器及耗材 仪器：自动旋光仪，旋光管（2dm），电子天平（感量1mg），药匙，水浴锅，小烧杯（100ml），洗瓶，胶头滴管，量筒（100ml），玻璃棒，容量瓶（100ml）等。耗材：称量纸，滤纸。

2. 试药与试剂 葡萄糖，氨试液，蒸馏水。

【实训方法】

取葡萄糖约10g，精密称定，置100ml容量瓶中，加水适量与氨试液0.2ml，溶解后，用水稀释至刻度，摇匀，放置10分钟，在25℃时，测定旋光度，重复读数3次，取其平均值计算比旋度，计算公式如下：

$$[\alpha]_D^t = \frac{\alpha \times 100}{l \times C}$$

式中，$[\alpha]_D^t$ 为比旋度；l 为旋光管长度，dm；α 为旋光度；C 为每100ml溶液中含有被测物质的重量（按干燥品或无水物计算），g。

【注意事项】

1. 每次测定前应以溶剂作空白校正，测定后，再校正1次，以确定在测定时零点有无变动；如第2次校正时发现旋光度差值超过±0.01°时表明零点有变动，则应重新测定旋光度。

2. 供试液与空白溶剂用同一测定管，每次测定应保持测定管方向、位置不变。

3. 测定葡萄糖溶液的旋光度时，应调节温度至25℃±0.5℃。

4. 葡萄糖应充分溶解，供试液应澄清。

【思考题】

1. 影响比旋度测定的因素有哪些？

2. 哪些物质具有旋光性？

3. 计算时，溶液的浓度应转换成什么单位？

三、盐酸利多卡因注射液 pH 的测定

扫码“看一看”

【实训目的】

1. 掌握酸度计测定 pH 的原理和方法。

2. 会选择和配制标准缓冲溶液，正确使用酸度计。

3. 会结果判断，能够规范书写实训报告书。

【实训原理】

pH 系指水溶液中氢离子活度的负对数值，表示溶液的酸度。溶液的 pH 使用酸度计测定，常用玻璃电极作指示电极、饱和甘汞电极作参比电极，同时浸入同一溶液中，构成测量电池。采用两次直接电位法测定溶液 pH。《中国药典》（2015 年版）规定盐酸利多卡因注射液的 pH 应为 4.0～6.0。

【实训器材】

1. 仪器及耗材 酸度计（0.01 级），pH 复合玻璃电极，小烧杯（50ml），温度计，容量瓶（250ml），洗瓶，滤纸等。

2. 试药及试剂 盐酸利多卡因注射液，纯化水，邻苯二甲酸氢钾标准缓冲溶液（pH = 4.00），磷酸盐标准缓冲溶液（pH = 6.86），饱和氯化钾溶液。

【实训方法】

（一）缓冲溶液的配制

分别取一袋邻苯二甲酸氢钾缓冲盐和混合磷酸盐，倒入烧杯中，用水冲洗塑料袋内壁，分别转移至 250ml 容量瓶中，加水稀释至刻度，摇匀，即得。

（二）pH 计的校正

将上述两种标准缓冲液分别装入小烧杯中，按校正键后，将洗净并吸干水珠的电极及温度探针浸入磷酸盐标准缓冲液（pH = 6.86）中，缓缓摇动溶液，按确定键开始校正，校正完毕后，将电极及温度探针从缓冲液中取出，用纯化水清洗干净并吸干水珠，再将电极及温度探针浸入邻苯二甲酸氢钾标准缓冲液（pH = 4.00）中，缓缓摇动溶液，按确定键开始校正，校正完毕，将电极及温度探针从缓冲液中取出，用纯化水清洗干净并吸干水珠。

（三）样品溶液的测定

取数支盐酸利多卡因注射液，用砂轮在安瓿瓶颈部转一圈，掰开安瓿，将药液倒入洁净的小烧杯（约 30ml）中，将电极及温度探针浸入盐酸利多卡因注射液中，轻轻摇动小烧杯，待读数稳定后，读出数据，并记录结果。

测定完毕后，用纯化水清洗电极并吸干，用盛有饱和氯化钾溶液的电极帽浸泡电极，按要求将药品、试剂及仪器等清理复位。

【注意事项】

1. 标准缓冲溶液的选择原则：两种标准缓冲液的 pH 约相差 3 个 pH 单位，并使供试品溶液的 pH 处于两者之间。

2. 配制标准缓冲液的水，应是新沸并放冷的纯化水，其 pH 应为 5.5～7.0。

3. 标准缓冲液一般可保存 2～3 个月，但发现有浑浊、发霉或沉淀等现象时，不能继续

使用。

4. 酸度计应置于清洁、干燥、阴凉处。不使用时，短路插头应置于电极接头处，使电极接入端处于短路状态以保护仪器。

【思考题】

1. 为什么配制标准缓冲液的水应是新沸并放冷的纯化水？

2. 每次更换标准缓冲液或供试品溶液前，为什么应用纯化水冲洗电极并擦干？

3. 溶液温度变化时，pH 会变化吗？

四、呋塞米吸收系数的测定

【实训目的】

1. 掌握吸收系数的物理意义。

2. 会使用紫外－可见分光光度计。

3. 会数据处理和结果判断，能够规范书写实训报告书。

【实训原理】

吸收系数是吸光物质在单位浓度及单位厚度时的吸光度，其大小取决于物质的结构性质、溶剂、温度和光的波长。吸收系数是物质的特征常数，是对物质进行定性和定量分析的依据之一。《中国药典》（2015 年版）规定呋塞米在 271nm 处的吸收系数（$E_{1cm}^{1\%}$）为 565～595。

【实训器材】

1. 仪器及耗材 仪器：电子天平（感量 0.1mg），紫外－可见分光光度计，石英吸收池，洗耳球，洗瓶，移液管（10ml）容量瓶（100ml），烧杯，玻璃棒，胶头滴管等。耗材：称量纸，擦镜纸，滤纸。

2. 试药及试剂 呋塞米，氢氧化钠，纯化水等。

【实训方法】

取本品，精密称定，加 0.4% 氢氧化钠溶液溶解并定量稀释制成每 1ml 中约含 10μg 的溶液，照紫外－可见分光光度法，在 271nm 的波长处测定吸光度，计算呋塞米的吸收系数（$E_{1cm}^{1\%}$）。

计算公式如下：

$$E_{1cm}^{1\%}=\frac{A}{C\times L}$$

式中，$E_{1cm}^{1\%}$ 为百分吸收系数；A 为吸光度；C 为每 100ml 溶液中含有被测物质的重量，g；L 为吸收池的厚度，cm。

【注意事项】

1. 紫外－可见分光光度计开机前请将干燥剂拿出，确定样品槽中无其他物品挡住光路。仪器在自检过程中，不得打开样品室。仪器初始化后，预热 30 分钟后才能使用。

2. 吸收池装溶液体积以池体积的 4/5 为度，使用挥发性溶液时应加盖，放入样品架时应注意每次放入方向相同。

3. 每周检查干燥剂（硅胶）是否需要更换。

4. 百分吸收系数计算时，浓度的单位应转换成 g/100ml。

【思考题】

1. 物质的吸收系数跟哪些因素有关？
2. 使用吸收池时应注意什么？
3. 百分吸收系数与摩尔吸收系数有什么区别？有何关系？

五、苯甲酸的熔点测定

扫码“看一看”

【实训目的】

1. 掌握毛细管法测定熔点的操作及影响测定结果的主要因素。
2. 会选择熔点测定的方法和条件。
3. 会数据处理和结果判断，能够规范书写检验原始记录及检验报告书。

【实训原理】

1. 熔点与熔程 熔点是指一种物质按照规定的方法测定由固态熔化为液态时的温度。熔程又叫熔点范围或熔距，是指初熔至终熔的温度范围。“初熔”系指供试品在毛细管内开始局部液化出现明显液滴时的温度；“终熔”系指供试品全部液化时的温度。遇有固相消失不明显时，应以供试品分解物开始膨胀上升时的温度作为终熔温度。某些药品无法分辨其初熔、全熔时，可以其发生突变时的温度作为熔点。

2. 熔点测定的方法 《中国药典》（2015 年版）四部通则 0612 中收载的熔点测定法包含三法，即第一法 测定易粉碎的固体药品、第二法 测定不易粉碎的固体药品、第三法 测定凡士林或其他类似物质，其中第一法又包括传温液加热法（毛细管法）和电热块空气加热法。药典中明确规定，各品种项下未注明时，均系指第一法。本实训中苯甲酸的熔点测定采用第一法中的传温液加热法，熔点为 121 ~ 124. 5℃。

【实训器材】

1. 仪器及耗材 仪器：Thiele 管（提勒管，又称 b 型管），干燥器，扁形称量瓶，研钵，熔点测定毛细管，酒精灯，温度计（分浸型、具有 0. 5℃刻度、经熔点测定用对照品校正），缺口单孔橡皮塞，玻璃棒，中空长玻璃管，表面皿等。耗材：白棉手套，滤纸等。

2. 试药及试剂 苯甲酸，硅油或液体石蜡，五氧化二磷，蒸馏水等。

【实训方法】

1. 样品处理及装填 取苯甲酸样品适量，研细，置五氧化二磷干燥器中干燥过夜。将毛细管开口端插入经干燥处理过的供试品中，再反转毛细管，轻击管壁或借助长短适宜的洁净玻璃管，垂直放在表面皿上，将毛细管自上口放入使自由落下，反复数次，使粉末紧密集结在毛细管的熔封端，表面平整。装入供试品的高度应为 3mm。

2. 装置安装 将 b 型管固定在铁架台上，加液体石蜡至略高于上侧管处（传温液受热后的液面应在温度计的分浸线处）。如图 2 - 1 所示，将校正后的温度计放入盛装传温液的 b 型管中，使温度计汞球部的底端与容器的底部距离 2. 5cm 以上（水银球约处于上下侧管中部）。

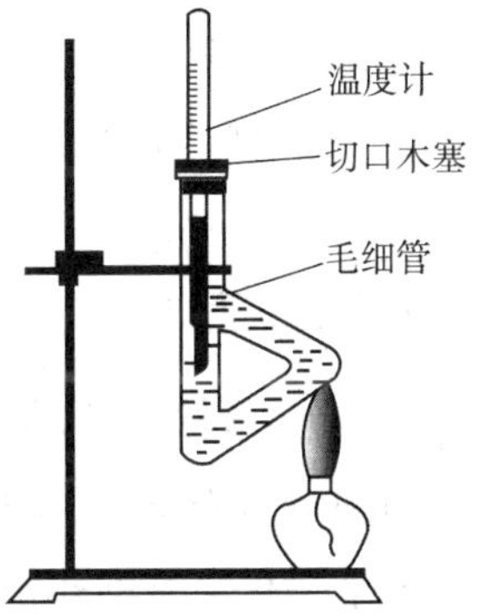

图 2 - 1　b 型管法测定熔点装置

3. 熔点测定 加热传温液，当温度上升至样品规定的熔点低限约低10℃时，将装有供试品的毛细管浸入传温液，贴附在温度计上（可用橡皮圈或毛细管夹等固定），位置须使毛细管的内容物部分在温度计汞球中部；继续加热，调节升温速率为每分钟上升1.0～1.5℃，记录供试品在初熔至终熔时的温度，重复测定3次，取其平均值，即得。

【注意事项】

1. 苯甲酸的熔点范围低限在135℃以下，一般不采用常压恒温干燥法干燥，可在五氧化二磷干燥器中干燥过夜或用其他适宜的干燥方法干燥，如恒温减压干燥。

2. 熔点测定用毛细管应由中性硬质玻璃管制成，长9cm以上，内径0.9～1.1mm，壁厚0.10～0.15mm；当所用温度计浸入传温液在6cm以上时，管长应适当增加，使其露出液面3cm以上。

3. 一般情况下，待测样品熔点在80℃以下者，用水做传温液；熔点在80℃以上者，用硅油或液状石蜡做传温液。

4. 如待测样品熔融同时分解，方法如上述；但调节升温速率使每分钟上升2.5～3.0℃；供试品开始局部液化（或开始产生气泡）时的温度作为初熔温度；供试品固相消失全部液化时的温度作为全熔温度。

5. 熔点不是初熔和全熔温度的平均值，而是它们的范围值。

【思考题】

扫码“练一练”

1. 熔点测定在药品质量检测中有何意义？

2. 一根毛细管中装的样品能否反复用于测定熔点，为什么？

3. 加热过程中为什么要控制升温速度，在加热至接近样品熔点范围低限时又为何要放慢升温速度？

4. 温度计在使用前为什么要进行校正，常采用哪些方法？

任务六 药物的鉴别试验

扫码“学一学”

一、一般鉴别试验

【实训目的】

1. 掌握芳香第一胺、酒石酸盐、硫酸盐、钙盐、钠盐和铁盐的一般鉴别试验的原理、方法和操作技能。

2. 会根据试验内容选择仪器、试药和配制试液。

3. 会根据试验现象做出正确的判断，能够正确地书写试验原始记录及检验报告书。

扫码“看一看”

【实训原理】

（一）芳香第一胺的鉴别

凡具有芳香第一胺的药物均可用重氮化-偶合反应进行鉴别。反应原理为：

具有芳伯氨基的药物，在盐酸介质中与亚硝酸钠作用，生成重氮盐，重氮盐进一步与碱性β-萘酚偶合，生成粉红到猩红色偶氮化合物。

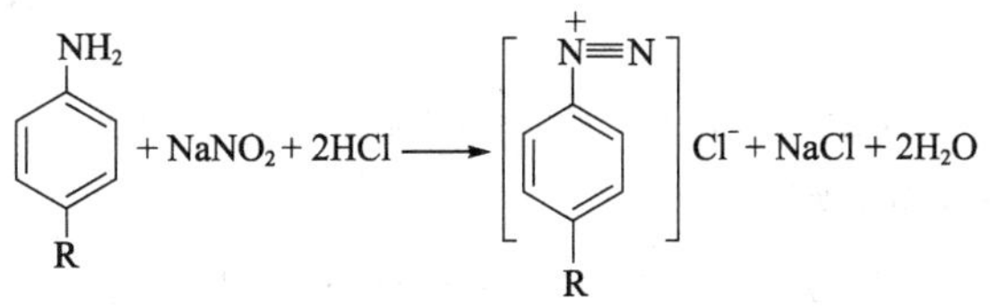

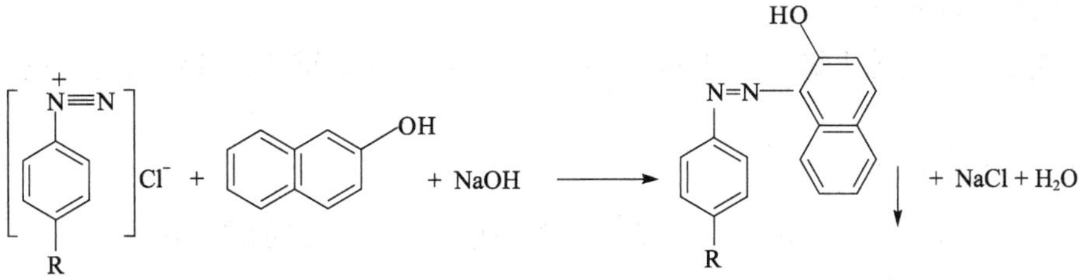

（粉红到猩红色的沉淀）

（二）酒石酸盐的鉴别

1. 银镜反应 酒石酸盐与氨制硝酸银发生氧化还原反应，生成单质银沉淀于试管内壁，形成银镜。

$$H_2C_4H_4O_6+2Ag(NH_3)_2OH\xrightarrow[\text{水浴}]{\Delta}(NH_4)_2C_4H_2O_6+2Ag\downarrow+2H_2O+2NH_3$$

2. 显色反应 酒石酸盐在醋酸酸性条件下，与过氧化氢发生氧化还原反应，在氢氧化钠碱性条件下与硫酸亚铁反应生成紫色的配位化合物。

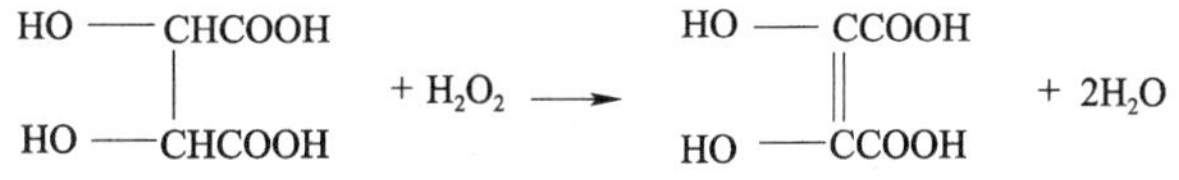

$$2FeSO_4+H_2O_2+6CH_3COOH\longrightarrow 2Fe(CH_3COO)_3+2H_2SO_4+2H_2O$$

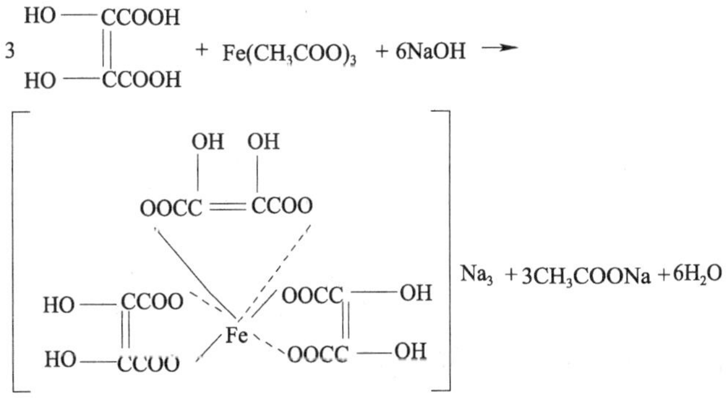

（紫色的配位化合物）

（三）硫酸盐的鉴别

1. 与氯化钡反应

$$SO_4^{2-}+Ba^{2+}\longrightarrow BaSO_4\downarrow\ (白)$$

2. 与醋酸铅反应

$$SO_4^{2-}+Pb^{2+}\longrightarrow PbSO_4\downarrow\ (白)$$

沉淀在醋酸铵溶液或氢氧化钠溶液中溶解：

$$PbSO_4+4AC^-\longrightarrow [Pb(Ac)_4]^{2-}+2SO_4^{2-}$$

$$PbSO_4+4OH^-\longrightarrow PbO_2^{2-}+SO_4^{2-}+2H_2O$$

（四）钙盐的鉴别

1. 焰色反应 钙的火焰光谱以622nm波长的谱线最强，故钙盐的燃烧火焰显砖红色。

2. 与草酸铵反应

$$Ca^{2+} + C_2O_4^{2-} \xrightleftharpoons{pH\approx 4} CaC_2O_4 \downarrow \text{（白）}$$

此沉淀在盐酸中分解而溶解。

$$CaC_2O_4 + 2HCl \longrightarrow H_2C_2O_4 + Ca^{2+} + 2Cl^-$$

（五）钠盐的鉴别

1. 焰色反应 钠的火焰光谱有589.0nm和589.6nm主要谱线，故钠盐的燃烧火焰显鲜黄色。

2. 与焦锑酸钾的反应

$$2Na^+ + K_2H_2Sb_2O_7 \longrightarrow 2K^+ + Na_2H_2Sb_2O_7 \downarrow \text{（白色晶状沉淀）}$$

（六）铁盐的鉴别

1. 亚铁盐的鉴别

（1）与铁氰化钾反应 亚铁盐与铁氰化钾反应生成蓝色滕氏蓝沉淀；分离沉淀，加氢氧化钠试液，即生成棕色氢氧化铁沉淀。

$$3Fe^{2+} + 2[Fe(CN)_6]^{3-} \rightleftharpoons Fe_3[Fe(CN)_6]_2 \downarrow \text{（蓝色滕氏蓝）}$$

$$Fe_3[Fe(CN)_6]_2 + 6NaOH \rightleftharpoons 2Na_3[Fe(CN)_6] + 3Fe(OH)_2 \downarrow$$

$$4Fe(OH)_2 + O_2 + 2H_2O \longrightarrow 4Fe(OH)_3 \downarrow \text{（棕色）}$$

（2）与邻二氮菲反应 亚铁盐与邻二氮菲反应生成红色的配位化合物。

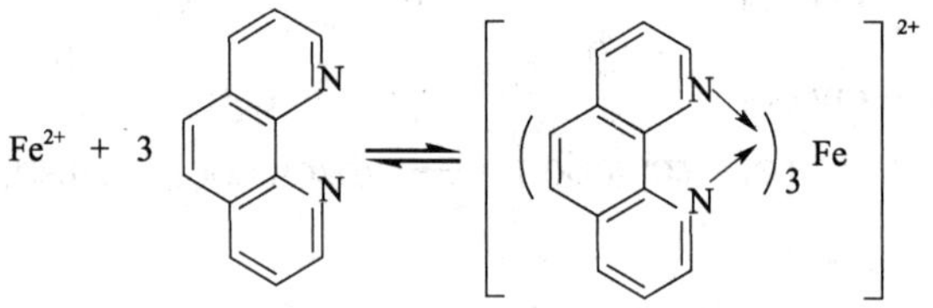

（红色）

2. 铁盐的鉴别

（1）与亚铁氰化钾反应 铁盐与亚铁氰化钾反应生成深蓝色普鲁士蓝沉淀；分离沉淀，加氢氧化钠试液，即生成棕色氢氧化铁沉淀。

$$4Fe^{3+} + 3[Fe(CN)_6]^{4-} \rightleftharpoons Fe_4[Fe(CN)_6]_3 \downarrow \text{（蓝色普鲁士蓝）}$$

$$Fe_4[Fe(CN)_6]_3 + 12NaOH \longrightarrow 3Na_4[Fe(CN)_6] + 4Fe(OH)_3 \downarrow \text{（棕色）}$$

（2）与硫氰酸铵反应 铁盐与硫氰酸铵反应，即生成血红色的配位化合物。

$$Fe^{3+} + nSCN^- \rightleftharpoons [Fe(SCN)_n]^{3-} \text{（血红色）}(n = 1 \sim 6)$$

【实训器材】

1. 仪器及耗材

（1）芳香第一胺的鉴别 电子天平（或药物天平），药匙，试管，试管夹，恒温水浴锅。

（2）酒石酸盐的鉴别 电子天平（或药物天平），试管，试管夹，恒温水浴锅。

（3）硫酸盐的鉴别 电子天平（或药物天平），试管等。

（4）钙盐的鉴别 电子天平（或药物天平），铂丝，酒精灯，试管等。

（5）钠盐的鉴别 电子天平（或药物天平），药匙，铂丝，酒精灯，试管，试管夹，玻璃棒。

（6）铁盐的鉴别　电子天平（或药物天平），试管。

2. 试药及试剂

（1）芳香第一胺的鉴别　结构中具有芳香第一胺的供试品，稀盐酸，0.1mol/L 亚硝酸钠溶液，1mol/L 脲溶液，碱性 β－萘酚试液。

（2）酒石酸盐的鉴别　酒石酸盐供试品，氨制硝酸银试液，醋酸，硫酸亚铁试液，过氧化氢试液，氢氧化钠试液。

（3）硫酸盐的鉴别　硫酸盐供试品，氯化钡试液，盐酸，硝酸，醋酸铅试液，醋酸铵试液，氢氧化钠试液。

（4）钙盐的鉴别　钙盐供试品，盐酸，甲基红指示液，氨试液，草酸铵试液，醋酸，稀盐酸。

（5）钠盐的鉴别　钠盐供试品，15% 碳酸钾溶液，焦锑酸钾试液，盐酸。

（6）铁盐的鉴别　亚铁盐供试品，铁盐供试品，铁氰化钾试液，稀盐酸，氢氧化钠试液，1% 邻二氮菲的乙醇溶液，亚铁氰化钾试液，硫氰酸铵试液。

【实训方法】

（一）芳香第一胺的鉴别

取供试品约 50mg，加稀盐酸 1ml，必要时缓缓煮沸使溶解，加 0.1mol/L 亚硝酸钠溶液数滴，加与 0.1mol/L 亚硝酸钠溶液等体积的 1mol/L 脲溶液，振摇 1 分钟，滴加碱性 β－萘酚试液数滴，视供试品不同，生成由粉红到猩红色沉淀。

（二）酒石酸盐的鉴别

1. 取供试品的中性溶液，置洁净的试管中，加氨制硝酸银试液数滴，置水浴中加热，银即游离并附在试管的内壁成银镜。

2. 取供试品溶液，加醋酸成酸性后，加硫酸亚铁试液 1 滴和过氧化氢试液 1 滴，俟溶液褪色后，用氢氧化钠试液碱化，溶液即显紫色。

（三）硫酸盐的鉴别

1. 取供试品溶液，滴加氯化钡试液，即生成白色沉淀；分离，沉淀在盐酸或硝酸中均不溶解。

2. 取供试品溶液，滴加醋酸铅试液，即生成白色沉淀；分离，沉淀在醋酸铵试液或氢氧化钠试液中溶解。

3. 取供试品溶液，加盐酸，不生成白色沉淀（与硫代硫酸盐区别）。

（四）钙盐的鉴别

1. 取铂丝，用盐酸湿润后，蘸取供试品，在无色火焰中燃烧，火焰即显砖红色。

2. 取供试品溶液（1→20），加甲基红指示液 2 滴，用氨试液中和，再滴加盐酸至恰呈酸性，加草酸铵试液，即生成白色沉淀；分离，沉淀不溶于醋酸，但可溶于稀盐酸。

（五）钠盐的鉴别

1. 取铂丝，用盐酸湿润后，蘸取供试品，在无色火焰中燃烧，火焰即显鲜黄色。

2. 取供试品约 100mg，置 10ml 试管中，加水 2ml 溶解，加 15% 碳酸钾溶液 2ml，加热至沸，应不得有沉淀生成；加焦锑酸钾试液 4ml，加热至沸；置冰水中冷却，必要时，用玻棒摩擦试管内壁，应有致密的沉淀生成。

（六）铁盐的鉴别

1. 亚铁盐

（1）取供试品溶液，滴加铁氰化钾试液，即生成深蓝色沉淀；分离，沉淀在稀盐酸中不溶，但加氢氧化钠试液，即生成棕色沉淀。

（2）取供试品溶液，加1%邻二氮菲的乙醇溶液数滴，即显深红色。

2. 铁盐

（1）取供试品溶液，滴加亚铁氰化钾试液，即生成深蓝色沉淀；分离，沉淀在稀盐酸中不溶，但加氢氧化钠试液，即生成棕色沉淀。

（2）取供试品溶液，滴加硫氰酸铵试液，即显血红色。

【注意事项】

1. 酒石酸盐的显色反应，必须严格控制条件，过氧化氢、硫酸亚铁和氢氧化钠的量不能太多，否则进一步氧化而发生副反应或形成 $Fe(OH)_3$ 沉淀而掩盖了正反应的现象。

2. 钠盐的焰色反应灵敏度很大，0.0001mg的 Na^+ 就会使火焰呈浅黄色，盐酸、蒸馏水及其他试剂中存在的微量 Na^+ 都有反应，因此必须做空白试验，火焰的黄色浓烈，才能确定 Na^+ 的存在。

3. 钠盐与锑酸根离子的反应中，溶液应保持弱碱性。因为在酸性条件下，会产生白色无定形的锑酸沉淀。

4. 铁盐与硫氰酸铵反应，一般应在盐酸溶液中进行；不能用硝酸，因硝酸中可能含有亚硝酸，干扰试验结果。

$$HNO_2 + SCN^- + H^+ \rightleftharpoons \underset{\text{（红色）}}{NO \cdot SCN} + H_2O$$

【思考题】

1. 试述重氮化－偶合反应的应用范围和原理。
2. 钠盐与锑酸根离子的反应中，溶液为什么要保持弱碱性？
3. 铁盐与硫氰酸铵反应一般应在盐酸溶液中进行，为什么不能用硝酸？

二、维生素 B_1 及维生素 B_2 的鉴别

扫码“看一看”

【实训目的】

1. 掌握维生素 B_1 及维生素 B_2 的鉴别原理、方法和操作技能。
2. 会根据试验内容选择仪器、试药和配制试液。
3. 会根据试验现象做出正确的判断，能够正确地书写试验原始记录及检验报告书。

【实训原理】

（一）维生素 B_1 的鉴别

硫色素反应：维生素 B_1 在碱性溶液中，可被铁氰化钾氧化生成硫色素。硫色素溶于正丁醇（或异丁醇）中，显蓝色荧光。

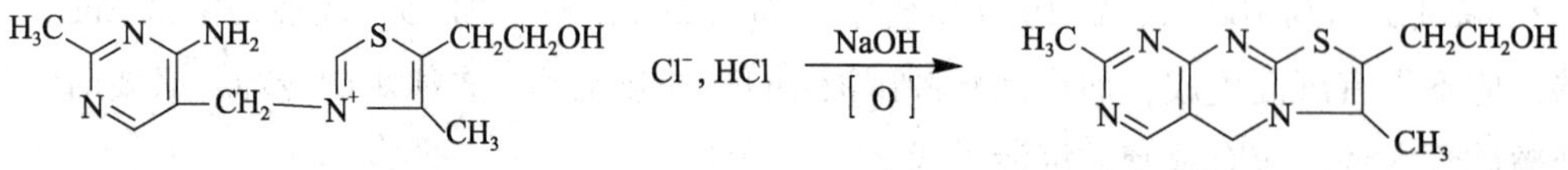

（二）维生素 B_2 的鉴别

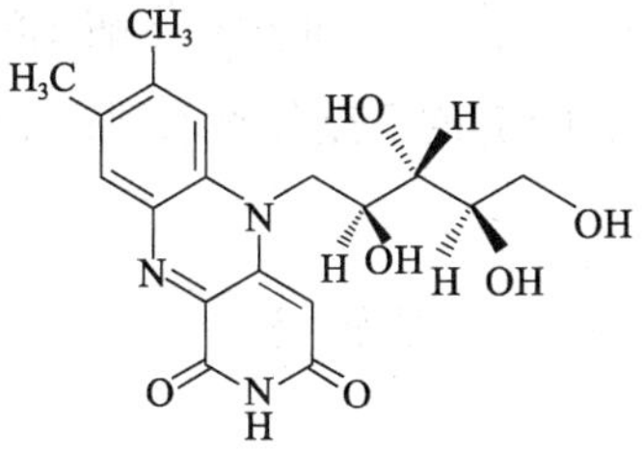

（维生素 B_2 的结构）

1. 荧光鉴别 维生素 B_2 溶液在透射光下显淡黄绿色并有强烈的黄绿色荧光。①在无机酸或无机碱溶液中荧光消失；②加连二亚硫酸钠结晶少许，摇匀后，黄色即消褪，荧光亦消失。

2. 紫外－可见分光光度法鉴别 维生素 B_2 溶液在 267nm、375nm 与 444nm 的波长处有最大吸收。根据最大吸收波长和吸光度比值鉴别。

【实训器材】

1. 仪器及耗材 电子天平（感量 0.1mg），药匙，量筒（10ml、100ml），容量瓶，试管及试管架，干燥箱，水浴锅，红外分光光度计，玛瑙研钵，压片机，石英吸收池，紫外－可见分光光度计。

2. 试药及试剂 正丁醇，氢氧化钠试液，铁氰化钾试液，盐酸，稀硝酸，硝酸银试液，氨试液，连二亚硫酸钠，冰醋酸等。

【实训方法】

（一）维生素 B_1 的鉴别

1. 取本品约 5mg，加氢氧化钠试液 2.5ml 溶解后，加铁氰化钾试液 0.5ml 与正丁醇 5ml，强力振摇 2 分钟，放置使分层，上面的醇层显强烈的蓝色荧光；加酸使成酸性，荧光即消失；再加碱使成碱性，荧光又显出。

2. 取本品适量，加水溶解，水浴蒸干，在 105℃ 干燥 2 小时测定。本品的红外光吸收图谱应与对照的图谱（光谱集 447 图）一致。

3. 本品的水溶液显氯化物鉴别（1）的反应（通则 0301）。即滴加稀硝酸使成酸性后，滴加硝酸银试液，生成白色凝乳状沉淀，分离，沉淀加氨试液即溶解，再加稀硝酸酸化，沉淀复生成。

（二）维生素 B_2 的鉴别

1. 取本品约 1mg，加水 100ml 溶解后，溶液在透射光下显淡黄绿色并有强烈的黄绿色荧光；分成两份：一份中加无机酸或碱溶液，荧光即消失；另一份中加连二亚硫酸钠结晶少许，摇匀后，黄色即消褪，荧光亦消失。

2. 取含量测定项下的溶液（取本品约 15mg，精密称定，置 500ml 量瓶中，加冰醋酸 5ml 与水 200ml，置水浴上加热，并时时振摇使溶解，加水适量稀释，放冷，用水稀释至刻度，摇匀），照紫外－可见分光光度法（通则 0401）测定，在 267nm、375nm 与 444nm 的波长处有最大吸收。375nm 波长处的吸光度与 267nm 波长处的吸光度的比值应为 0.31～0.33；444nm 波长处的吸光度与 267nm 波长处的吸光度的比值应为 0.36～0.39。

3. 本品的红外光吸收图谱应与对照的图谱（光谱集 447 图）一致。

【注意事项】

维生素 B_1 的硫色素鉴别反应中，供试品加氢氧化钠试液溶解，加铁氰化钾试液和正丁醇后，需要强烈振摇 2 分钟使生成的硫色素充分萃取到正丁醇层。

【思考题】

1. 试述维生素 B_1 的硫色素反应的原理和方法。
2. 试述维生素 B_2 的鉴别方法。
3. 紫外 – 可见分光光度法鉴别维生素 B_2 的原理是什么？

扫码“看一看”

三、维生素 C 及其注射液的鉴别

【实训目的】

1. 掌握维生素 C 的鉴别原理、方法和操作技能。
2. 会根据试验内容选择仪器、试药和配制试液。
3. 会根据试验现象做出正确的判断，能够正确地书写试验原始记录及检验报告书。

【实训原理】

1. 化学鉴别法

（1）与硝酸银试液反应　维生素 C 分子中具有烯二醇的结构，有强的还原性，可被硝酸银氧化为去氢维生素 C，同时产生黑色银沉淀。

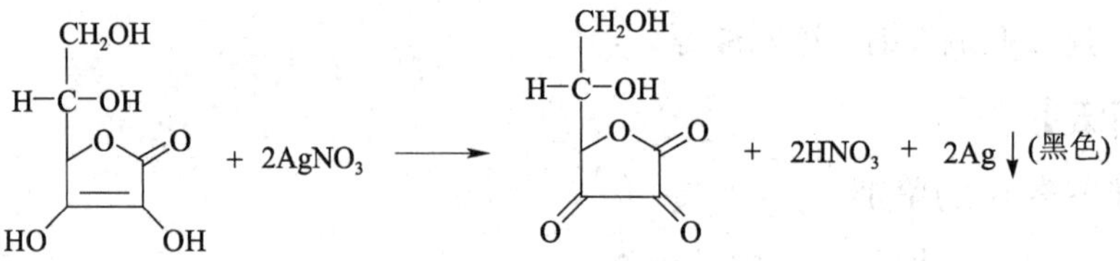

（2）与二氯靛酚钠试液反应　2，6 – 二氯靛酚为氧化性的染料，其氧化型在酸性介质中为玫瑰红色，碱性介质中为蓝色。当 2，6 – 二氯靛酚钠与维生素 C 作用后，被还原成无色的酚亚胺。

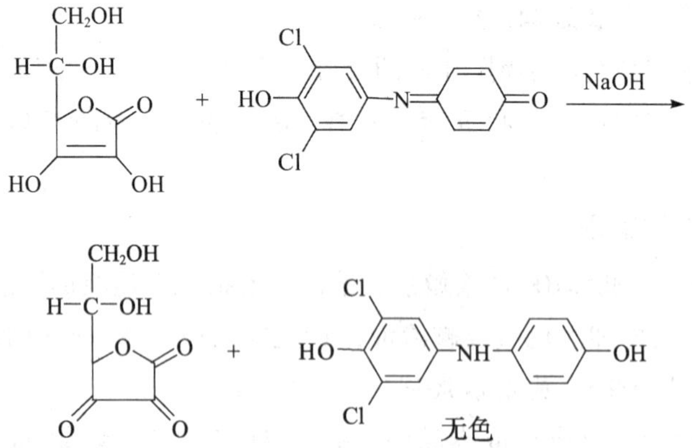

（3）与亚甲蓝乙醇溶液的反应　维生素 C 具有还原性，可还原亚甲蓝，使其褪色。

2. 红外光谱法　分子吸收红外光产生振动转动能级跃迁产生特征红外光吸收图谱，通过与对照的图谱对比一致进行鉴别。

3. 薄层色谱法鉴别　①采用硅胶 GF_{254} 薄层板，在紫外光照射下，薄层背景产生荧光，维生素 C 结构中具有共轭双键可吸收紫外光，使其斑点处紫外光强度减少，荧光板背景的荧光强度减弱，呈现暗色斑点。②在相同的色谱条件下，若供试品溶液所显主斑点的位置和颜色与对照品溶液的主斑点相同，初步判断是同一种药物。

【实训器材】

1. 仪器及耗材　电子天平（或药物天平），药匙，试管及试管架，量筒（10ml），容量瓶（100ml），刻度吸管（10ml），红外分光光度计，紫外光灯（254nm），恒温水浴锅，硅胶 GF_{254} 薄层板，层析缸，平口微量注射器或点样毛细管等。

2. 试药及试剂　维生素 C，维生素 C 注射液，维生素 C 对照品，硝酸银试液，二氯靛酚钠试液，0.1mol/L 盐酸溶液，0.05% 亚甲蓝乙醇溶液，乙酸乙酯 - 乙醇 - 水（5∶4∶1）。

【实训方法】

（一）维生素 C 的鉴别

1. 化学鉴别法　取本品 0.2g，加水 10ml 溶解后，分成两等份，在一份中加硝酸银试液 0.5ml，即生成银的黑色沉淀；在另一份中，加二氯靛酚钠试液 1～2 滴，试液的颜色即消失。

2. 红外光谱法　本品的红外光吸收图谱应与对照的图谱（光谱集 450 图）一致。

（二）维生素 C 注射液的鉴别

1. 化学鉴别法　取本品，用水稀释制成 1ml 中含维生素 C 10mg 的溶液，取 4ml，加 0.1mol/L 的盐酸溶液 4ml，混匀，加 0.05% 亚甲蓝乙醇溶液 4 滴，置 40℃ 水浴中加热，3 分钟内溶液应由深蓝色变为浅蓝色或完全褪色。

2. 薄层色谱鉴别法　取本品，用水稀释制成 1ml 中约含维生素 C 1mg 的溶液，作为供试品溶液；另取维生素 C 对照品，加水溶解并稀释制成 1ml 中约含 1mg 的溶液，作为对照品溶液。照薄层色谱法（通则 0502）试验，吸取上述两种溶液各 2μl，分别点于同一硅胶 GF_{254} 薄层板上，以乙酸乙酯 - 乙醇 - 水（5∶4∶1）为展开剂，展开，晾干，立即（1 小时内）置紫外光灯（254nm）下检视。供试品溶液所显主斑点的位置和颜色应与对照品溶液的主斑点相同。

【注意事项】

薄层色谱法鉴别维生素 C 注射液时，展开完毕，晾干后应立即（1 小时内）置紫外光灯（254nm）下检视，防止维生素 C 中的烯二醇的结构被空气氧化，共轭体系消失，不吸收紫外线，不能使荧光板的荧光猝灭，呈现不出斑点的位置。

【思考题】

1. 维生素 C 与硝酸银试液反应的原理是什么？有什么反应现象？
2. 维生素 C 与二氯靛酚钠试液反应的原理是什么？有什么反应现象？
3. 维生素 C 在紫外光灯（254nm）下为什么会使薄层板的荧光猝灭？

四、硫酸奎宁的鉴别

【实训目的】

1. 掌握硫酸奎宁的鉴别原理、方法和操作技能。
2. 会根据试验内容选择仪器、试药和配制试液。
3. 会根据试验现象做出正确的判断，能够正确地书写试验原始记录及检验报告书。

【实训原理】

1. 硫酸荧光反应 硫酸奎宁加稀硫酸使成酸性，即显蓝色荧光。

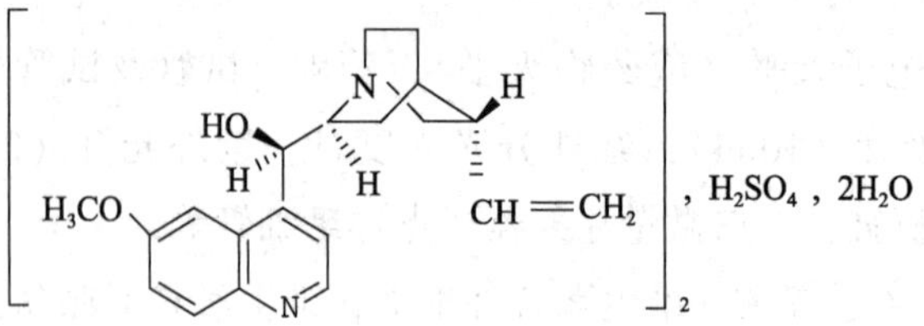

（硫酸奎宁的结构）

2. 绿奎宁反应 奎宁为6－位含氧喹啉衍生物，可以发生绿奎宁反应，反应的机制是6－位含氧喹啉，经氯水（或溴水）氧化氯化，再以氨水处理缩合，生成绿色的二醌基亚胺的铵盐。

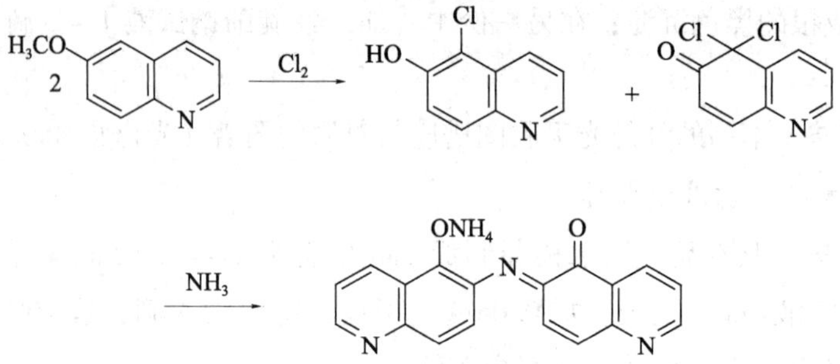

（绿色）

3. 硫酸根的反应 略。

【实训器材】

1. 仪器及耗材 电子天平（感量1mg），药匙，红外分光光度计，量筒（20ml），试管，称量纸等。

2. 试药及试剂 硫酸奎宁，稀硫酸，溴试液，氨试液，盐酸，氯化钡试液。

【实训方法】

1. 取本品约20mg，加水20ml溶解后，分取溶液10ml，加稀硫酸使成酸性，即显蓝色荧光。

2. 取鉴别1项剩余的溶液5ml，加溴试液3滴与氨试液1ml，即显翠绿色。

3. 取鉴别1项剩余的溶液5ml，加盐酸使成酸性后，加氯化钡试液1ml，即发生白色沉淀。

4. 本品的红外光吸收图谱应与对照的图谱（光谱集488图）一致。

【注意事项】

绿奎宁反应中加入微过量的溴水或氯水后，再加过量的氨水。

【思考题】

1. 绿奎宁反应的原理是什么？

2. 绿奎宁反应的现象是什么？

3. 硫酸奎宁加稀硫酸使成酸性后，呈现什么颜色荧光？

五、异烟肼片的鉴别

扫码“看一看”

【实训目的】

1. 掌握异烟肼片的鉴别原理、方法和操作技能。
2. 会根据试验内容选择仪器、试药和配制试液。
3. 会根据试验现象做出正确的判断，能够正确地书写试验原始记录及检验报告书。

【实训原理】

1. 银镜反应 异烟肼分子中的酰肼基具有还原性，可与氨制硝酸银试液反应生成异烟酸和单质银沉淀，肼基则被氧化成氮气。

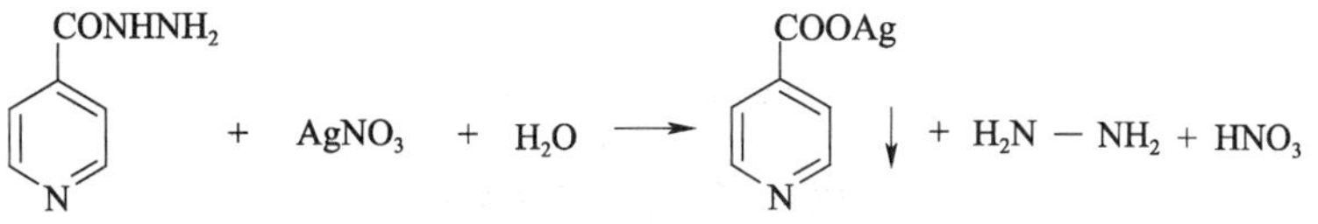

$$H_2N-NH_2 + 4AgNO_3 \longrightarrow 4Ag\downarrow + N_2\uparrow + 4HNO_3$$

2. 高效液相色谱法 供试品溶液主峰的保留时间应与对照品溶液主峰的保留时间一致。

3. 红外光谱法 片剂辅料对红外分光光度法有干扰，用乙醇溶解过滤后蒸干，减压干燥后测红外光谱，以消除辅料的干扰。

【实训器材】

1. 仪器及耗材 电子天平（或药物天平），高效液相色谱仪，红外光谱仪，试管，量筒（10ml），研钵，药匙，水浴锅，减压干燥箱，漏斗及漏斗架，玻棒，滤纸。

2. 试药及试剂 异烟肼片，氨制硝酸银试液，乙醇。

【实训方法】

1. 取本品的细粉适量（约相当于异烟肼 0.1g），加水 10ml，振摇，滤过，取滤液 1ml 加氨制硝酸银试液 1ml，即发生气泡与黑色浑浊，并在试管壁上生成银镜。

2. 照《中国药典》（2015 年版）异烟肼片含量测定项下供试液和对照液的要求配制供试液和对照液，分别注入高效液相色谱仪，记录色谱图，供试品溶液主峰的保留时间应与对照品溶液主峰的保留时间一致。

3. 取本品细粉适量（约相当于异烟肼 50mg），加乙醇 10ml，研磨溶解，滤过，滤液蒸干，残渣经减压干燥，依法测定（通则 0402）。本品的红外光吸收图谱应与对照的图谱（光谱集 166 图）一致。

【注意事项】

1. 异烟肼片粉应尽量研细。
2. 银镜反应的试管及时用稀硝酸浸泡洗净。

【思考题】

1. 异烟肼与氨制硝酸银试液反应的原理是什么？
2. 异烟肼与氨制硝酸银试液反应有什么反应现象？
3. 银镜反应的试管，应该用什么方法清洗？为什么？

六、硝苯地平片的鉴别

【实训目的】

1. 掌握硝苯地平片鉴别的原理、方法和操作技能。
2. 会根据试验内容选择仪器、试药以及配制试液。
3. 会根据试验现象做出正确判断，能够规范书写检验原始记录及检验报告书。

【实训原理】

1. 化学鉴别法 硝苯地平结构中具有二氢吡啶的结构，与碱作用时，二氢吡啶环1，4-位氢均可发生解离，形成p-π共轭而显色。

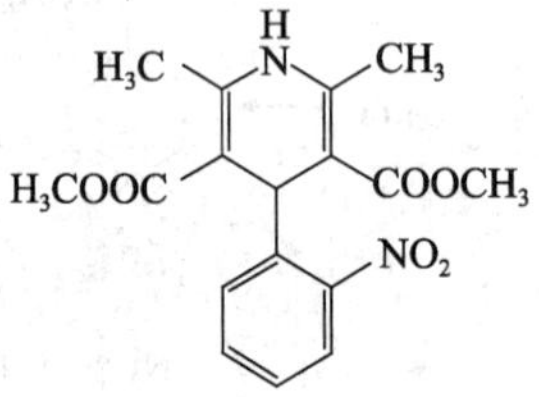

硝苯地平

2. 高效液相色谱法 依据相同的物质在相同的色谱条件下，具有相同的色谱行为（保留时间）进行鉴别。

【实训器材】

1. 仪器及耗材 仪器：研钵，分析天平，药匙，试管，胶头滴管，量筒（10ml），容量瓶（50ml），刻度吸管（5ml），高效液相色谱仪，超声仪等。耗材：称量纸，滤纸等。

2. 试药及试剂 硝苯地平片，硝苯地平对照品，20%氢氧化钠溶液，丙酮，甲醇（色谱纯）等。

【实训方法】

1. 取本品的细粉适量（约相当于硝苯地平50mg），加丙酮3ml，振摇提取，放置后，取上清液，加20%氢氧化钠溶液3~5滴，振摇，溶液显橙红色。
2. 在含量测定项下记录的色谱图中，供试品溶液主峰的保留时间应与对照品溶液主峰的保留时间一致。

【注意事项】

1. 硝苯地平片粉应尽量研细。
2. 胶头滴管加液时，不能伸入试管内，更不能接触试管壁；要垂直、悬空滴入液体。
3. 研钵研磨固体时，只能先压碎再研磨，不能用研杵直接捣碎，否则会损坏研钵、研杵或固体溅出。
4. 《中国药典》（2015年版）要求，高效液相色谱法在避光的条件下操作。硝苯地平极不稳定，遇光分子内部发生歧化反应，生成硝苯吡啶衍生物及亚硝苯吡啶衍生物等杂质，如2，6-二甲基-4-（2-硝基苯基）-3，5-吡啶二甲酸二甲酯（杂质Ⅰ）和2，6-二甲基-4-（2-亚硝基苯基）-3，5-吡啶二甲酸二甲酯（杂质Ⅱ）。

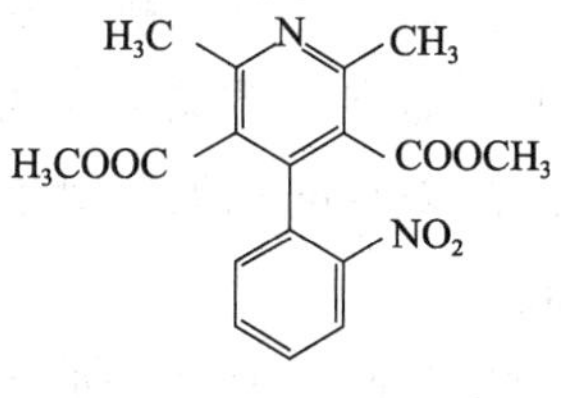

杂质Ⅰ

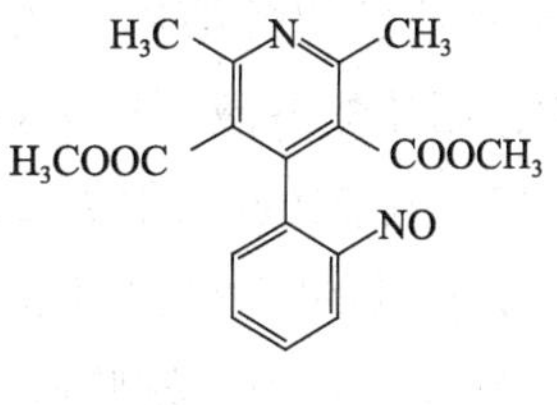

杂质Ⅱ

【思考题】

1. 硝苯地平鉴别的原理是什么？

2. 研钵研磨固体时为什么不能捣碎只能压碎？

3. 硝苯地平片为什么要遮光、密封保存？

七、别嘌醇片的鉴别

【实训目的】

1. 掌握别嘌醇片鉴别的原理、方法和操作技能。

2. 会根据试验内容选择仪器、试药以及配制试液。

3. 会根据试验现象做出正确判断，能够规范书写检验原始记录及检验报告书。

【实训原理】

1. 化学鉴别法 别嘌醇结构中含吡唑并嘧啶结构，与生物碱沉淀剂碘化汞钾反应生成黄色沉淀。

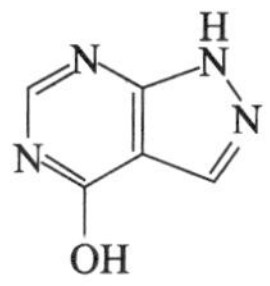

别嘌醇

2. 紫外－可见分光光度法 别嘌醇在250nm的波长处有最大吸收，在231nm的波长处有最小吸收，根据231nm与250nm波长处的吸光度比值鉴别。

3. 红外分光光度法 采用标准图谱对照法，根据供试品的红外吸收光谱与相应的标准红外光谱是否一致，进行鉴别。

【实训器材】

1. 仪器及耗材 仪器：研钵，分析天平，药匙，烧杯，漏斗，玻棒，试管及试管架，量筒（20ml），刻度吸管（5ml），容量瓶（100、500ml），酒精灯，红外分光光度计，紫外－可见分光光度计，干燥箱等。耗材：称量纸，滤纸。

2. 试药及试剂 别嘌醇片，5%及0.2%氢氧化钠溶液，碱性碘化汞钾试液，无水乙醇，无水乙醚，盐酸溶液（9→1000）等。

【实训方法】

1. 取本品的细粉适量（约相当于别嘌醇0.1g），加5%氢氧化钠溶液10ml，搅拌使别嘌醇溶解，滤过，取滤液5ml，加碱性碘化汞钾试液1ml，加热至沸，放置后生成黄色沉淀。

2. 取细粉适量（约相当于别嘌醇0.1g），置100ml量瓶中，加0.2%氢氧化钠溶液

20ml，振摇 15 分钟使别嘌醇溶解，用水稀释至刻度，摇匀，滤过，精密量取续滤液 5ml，置 500ml 量瓶中，用盐酸溶液（9→1000）稀释至刻度，摇匀，照紫外－可见分光光度法（通则 0401）测定，在 250nm 的波长处有最大吸收，在 231nm 的波长处有最小吸收。在 231nm 与 250nm 波长处的吸光度比值应为 0.52～0.60。

3. 取细粉适量（约相当于别嘌醇 50mg），加氢氧化钠试液 10ml，研磨使溶解，滤过，滤液加稀盐酸酸化至析出结晶，滤过，结晶用无水乙醇洗涤后，用无水乙醚洗涤，室温干燥后，105℃干燥 3 小时，依法测定。本品的红外光吸收图谱应与对照的图谱（光谱集 194 图）一致。

【注意事项】

1. 别嘌醇片粉应尽量研细。
2. 过滤时，滤纸紧贴漏斗内壁，滤纸与漏斗内壁之间无气泡；液面略低于漏斗边缘。

【思考题】

1. 别嘌醇鉴别的原理是什么？
2. 别嘌醇为什么能溶于氢氧化钠溶液？
3. 除了碱性碘化汞钾，你还能说出其他的生物碱沉淀剂吗？

扫码“练一练”

扫码“学一学”

任务七　药物的杂质检查

一、葡萄糖的一般杂质检查

【实训目的】

1. 掌握目视比色法和比浊法进行杂质检查的操作方法和杂质的限量计算方法。
2. 会根据药品的性质和生产工艺分析其应该检查的一般杂质种类。
3. 会数据处理和结果判断，能够规范书写检验原始记录及检验报告书。

【实训原理】

1. 氯化物检查　药物中存在的氯化物在硝酸酸性条件下能与硝酸银作用，生成白色的氯化银微粒而显白色浑浊，通过与一定量的标准氯化钠溶液和硝酸银在相同条件下生成的氯化银比较浑浊度，可判断药物中氯化物是否超过限量。

$$Cl^- + Ag^+ \longrightarrow AgCl\downarrow$$

2. 硫酸盐检查　药物中存在的微量硫酸盐在酸性条件下能与氯化钡作用，生成白色的硫酸钡微粒而显白色浑浊，通过与一定量的标准硫酸钾溶液和氯化钡在相同条件下生成的硫酸钡比较浑浊度，可判断药物中硫酸盐是否超过限量。

$$SO_4^{2-} + Ba^{2+} \longrightarrow BaSO_4\downarrow$$

3. 亚硫酸盐与可溶性淀粉检查　利用碘与亚硫酸盐及可溶性淀粉反应灵敏度进行检查。亚硫酸盐可与碘试液反应使碘试液黄色消失；碘试液遇可溶性淀粉显蓝色。

4. 干燥失重检查　干燥失重是指药物在规定的条件下，经干燥至恒重后所减失的重量，通常以干燥失重百分率表示。干燥失重检查法主要控制药物中水分和易挥发性物质的总量。《中国药典》（2015 年版）中干燥失重测定法分为常压恒温干燥法、减压干燥法和干燥剂干燥法，葡萄糖中干燥失重测定采用常压恒温干燥法。

$$干燥失重\% = \frac{供试品取样量 - 供试品恒重时重量}{供试品取样量} \times 100\%$$

5. 炽灼残渣检查 有机药物经炭化或无机药物加热分解后，加硫酸湿润，先低温除去硫酸蒸气，再高温（700～800℃）炽灼，使完全灰化，残留的非挥发性无机杂质（金属氧化物或无机盐类）形成的硫酸盐，称为炽灼残渣。

$$炽灼残渣\% = \frac{炽灼至恒重后残渣重量}{供试品取样量} \times 100\%$$

6. 蛋白质检查 此为灵敏度法。磺基水杨酸能使蛋白质溶液发生沉淀。

7. 铁盐检查 三价铁盐在盐酸酸性条件下与硫氰酸铵反应生成红色可溶性硫氰酸铁配位离子，再与一定量标准铁溶液用同法处理后进行比色。

$$Fe^{3+} + 6SCN^- \xrightleftharpoons{H^+} [Fe(SCN)_6]^{3-}$$

8. 重金属检查 药典收载的重金属检查方法有三种，《中国药典》（2015 年版）中规定葡萄糖中重金属检查采用第一法，即硫代乙酰胺法。硫代乙酰胺在酸性（pH3.5 的醋酸盐缓冲液）条件下水解产生硫化氢，与药物中的微量重金属离子（以 Pb^{2+} 为代表）反应生成黄色至棕黑色的均匀硫化物混悬液。与一定量的标准铅溶液在相同条件下处理后进行比色。

$$CH_3CSNH_2 + H_2O \xrightarrow{pH3.5} CH_3CONH_2 + H_2S$$

$$H_2S + Pb^{2+} \xrightarrow{pH3.5} PbS \downarrow + 2H^+$$

9. 砷盐检查 《中国药典》（2015 年版）中规定葡萄糖中的砷盐检查采用古蔡氏法。金属锌与盐酸作用产生新生态的氢，与药物中微量砷盐反应生成具有挥发性的砷化氢，遇溴化汞试纸产生黄色至棕色的砷斑，与一定量标准砷溶液在相同条件下产生的砷斑进行比较。

$$As^{3+} + 3Zn + 3H^+ \longrightarrow 3Zn^{2+} + AsH_3 \uparrow$$

$$AsO_3^{3-} + 3Zn + 9H^+ \longrightarrow 3Zn^{2+} + 3H_2O + AsH_3 \uparrow$$

砷化氢与溴化汞试纸作用：

$$AsH_3 + 3HgBr_2 \longrightarrow 3HBr + As(HgBr)_3 \text{（黄色）}$$

$$2As(HgBr)_3 + AsH_3 \longrightarrow 3AsH(HgBr)_2 \text{（棕色）}$$

$$As(HgBr)_3 + AsH_3 \longrightarrow 3HBr + As_2Hg_3 \text{（黑色）}$$

【实训器材】

1. 仪器及耗材 仪器：电子天平，电热恒温干燥箱，干燥器（配硅胶干燥剂），古蔡氏法检砷装置（一套），马弗炉，量筒（10ml、50ml），纳氏比色管（25ml、50ml），刻度吸管（10ml），扁形称量瓶，瓷坩埚，水浴锅，小烧杯（50ml），漏斗，玻璃棒。耗材：称量纸，滤纸，棉手套等。

2. 试药及试剂 葡萄糖原料药（或用葡萄糖粉剂代替），纯化水，稀硝酸，标准氯化钠溶液，硝酸银试液，稀盐酸，标准硫酸钾溶液，25% 氯化钡溶液，碘试液，磺基水杨酸溶液（1→5），过硫酸铵，30% 硫氰酸铵溶液，标准铁溶液，标准铅溶液，醋酸盐缓冲液（pH3.5），硫代乙酰胺试液，标准砷溶液，酸性氯化亚锡试液，盐酸，碘化钾，溴试液，溴化汞试纸，醋酸铅棉花，锌粒。

【实训方法】

1. 氯化物检查 取本品0.60g，加水溶解使成25ml（溶液如显碱性，可滴加硝酸使成中性），再加稀硝酸10ml；溶液如不澄清，应滤过；置50ml纳氏比色管中，加水使成约40ml，摇匀，即得供试品溶液。另取标准氯化钠溶液6.0ml，置50ml纳氏比色管中，加稀硝酸10ml，加水使成约40ml，摇匀，即得对照溶液。于供试品溶液与对照溶液中，分别加入硝酸银试液1.0ml，用水稀释使成50ml，摇匀，在暗处放置5分钟，同置黑色背景上，从比色管上方向下观察、比较，供试管不得比对照管更浓（0.01%）。

2. 硫酸盐检查 取本品2.0g，加水溶解使成约40ml（溶液如显碱性，可滴加盐酸使成中性）；溶液如不澄清，应滤过；置50ml纳氏比色管中，加稀盐酸2ml，摇匀，即得供试品溶液。另取标准硫酸钾溶液2.0ml，置50ml纳氏比色管中，加水使成约40ml，加稀盐酸2ml，摇匀，即得对照溶液。于供试品溶液与对照溶液中，分别加入25%氯化钡溶液5ml，用水稀释至50ml，充分摇匀，放置10分钟，同置黑色背景上，从比色管上方向下观察、比较，供试管不得比对照管更浓（0.01%）。

3. 亚硫酸盐与可溶性淀粉检查 取本品1.0g，加水10ml溶解，加碘试液1滴，应即显黄色。

4. 干燥失重检查 取本品1~2g，置105℃干燥至恒重的扁形称量瓶中，精密称定。将供试品均匀铺于瓶底，打开瓶盖，105℃干燥2小时。盖好瓶盖后取出，迅速置干燥器中放冷至室温，精密称重。再于105℃干燥1小时，直至恒重，减失重量为7.5%~9.5%。

5. 炽灼残渣检查 取本品2.0g，置已炽灼至恒重的坩埚中，精密称定，缓缓炽灼至完全炭化，放冷；加硫酸0.5~1ml使湿润，低温加热至硫酸蒸气除尽后，在700~800℃炽灼使完全灰化，移置干燥器内，放冷，精密称定后，再在700~800℃炽灼至恒重，炽灼残渣不得过0.1%。

6. 蛋白质检查 取本品1.0g，加水10ml溶解后，加磺基水杨酸溶液（1→5）3ml，不得发生沉淀。

7. 铁盐检查 取本品2.0g，置50ml小烧杯中，加水20ml溶解后，加硝酸3滴，缓慢煮沸5分钟，放冷，移入50ml纳氏比色管中，用水洗涤烧杯，洗液并入纳氏比色管中，加水稀释使成45ml，加硫氰酸铵溶液（30→100）3.0ml，摇匀，如显色，与标准铁溶液2.0ml用同一方法制成的对照液比较，不得更深（0.001%）。

8. 重金属检查 取25ml纳氏比色管三支，甲管中加2.0ml标准铅溶液与醋酸盐缓冲液（pH3.5）2ml后，加水使成25ml作为对照液；乙管中加入本品4.0g，加水23ml溶解后，加醋酸盐缓冲液（pH3.5）2ml，摇匀，作为供试液；丙管中加入与乙管相同重量的供试品，加水适量使溶解，再加与甲管相同量的标准铅溶液与醋酸盐缓冲液（pH 3.5）2ml后，用水稀释成25 ml；若供试品溶液带颜色，可在甲管中滴加少量的稀焦糖溶液或其他无干扰的有色溶液，使之与乙管、丙管一致；再在甲、乙、丙三管中分别加硫代乙酰胺试液各2ml，摇匀，放置2分钟，同置白纸上，自上向下透视，当丙管中显出的颜色不浅于甲管时，乙管中显示的颜色与甲管比较，不得更深（含重金属不得过百万分之五）。如丙管中显出的颜色浅于甲管，应取样按第二法重新检查。

9. 砷盐检查

（1）标准砷斑的制备 精密量取标准砷溶液2ml，置检砷瓶中，加盐酸5ml与水21ml，再加碘化钾试液5ml与酸性氯化亚锡试液5滴，在室温放置10分钟后，加锌粒2g，立即将装妥的导气管密塞于检砷瓶上，并将检砷瓶置25～40℃水浴中，反应45分钟，取出溴化汞试纸，即得。

（2）供试品砷斑制备及对照检查　取本品2.0g，置检砷瓶中，加水5ml溶解后，加稀硫酸5ml与溴化钾溴试液0.5ml，置水浴上加热约20分钟，使保持稍过量的溴存在，必要时，再补加溴化钾溴试液适量，并随时补充蒸散的水分，放冷，加盐酸5ml与水适量使成28ml，重复标准砷斑的制备（自再加碘化钾试液5ml与酸性氯化亚锡试液5滴起，至反应45分钟），取出溴化汞试纸，将生成的砷斑与标准砷斑比较，不得更深（0.0001%）。

【注意事项】

1. 平行操作原则：采用对照法检查药物中的杂质时，操作过程必须注意遵循平行的原则，包括试验器皿的选择、试剂与试液的用量及加入顺序、反应时间等。

2. 比色操作是将样品管和对照管同置于白色背景上，自上而下或从侧面观察。

3. 实验过程中应准确选用量具，杂质检查中允许的误差是±10%，刻度吸管的绝对误差是±0.01ml，在实验过程中，应根据所要称取或量取的量准确选用量具。

4. 一般情况下，只需测试一份样品，如检验结果不符合规定或在非常接近限度时，应取供试品和对照品各两份复检后，方可判定结果。

5. 砷盐检查

（1）检砷装置应不漏气，必要时可在各接头处涂少量熔化的石蜡；导气管应保持干燥。

（2）制备溴化汞试纸时不能使用定性滤纸，否则制备的砷斑可能色暗且梯度不明显。

（3）锌粒不能过大，一般以能通过1号筛为宜。

（4）砷斑不稳定，制备后应立即观察比较。

6. 干燥失重检查

（1）供试品应颗粒均匀，不可结块。

（2）供试品加热后应在干燥器中充分冷却再进行称量，并尽量缩短称量时间，以防止供试品吸水。

（3）供试品应平铺于扁形称量瓶中，一般厚度不应超过5mm，如为疏松物质，厚度应不超过10mm。

【思考题】

1. 为什么对照法在操作过程中要遵循平行操作原则？

2. 在进行比色法或比浊法检查时，纳氏比色管应该如何选择？

3. 本品进行铁盐检查时，为什么加硝酸后要煮沸5分钟，如不进行该操作，会对实验结果产生什么影响？

4.《中国药典》（2015年版）中葡萄糖检查项目包括氯化物、硫酸盐、钙盐、钡盐、酸度、溶液的澄清度与颜色等十几项，为什么葡萄糖粉剂除制剂学检查外，只需要检查酸度、溶液的颜色和干燥失重三项？

二、贝诺酯中对氨基酚和游离水杨酸的检查

【实训目的】

1. 掌握贝诺酯中对氨基酚和游离水杨酸的检查方法、原理及计算方法。

2. 会准确进行比色法操作。

3. 会根据平行操作的原则设计对照法检查药品中杂质的步骤。

扫码“看一看”

【实训原理】

贝诺酯是乙酰水杨酸（阿司匹林）与对乙酰氨基酚（扑热息痛）通过拼合原理以酯键结合而成的亲脂性化合物，分子结构中存在两个酯键和一个酰胺键，可能由生产过程或贮存不当发生水解引入对氨基酚和游离水杨酸。

1. 对氨基酚检查原理 在一定条件下能与亚硝基铁氰化钠反应生成蓝绿色配位化合物，而贝诺酯无此反应，以此来检查杂质对氨基酚。

$$Na_2[Fe(CN)_5(NO)] + H_2O \longrightarrow Na_2[Fe(CN)_5H_2O] + NO$$

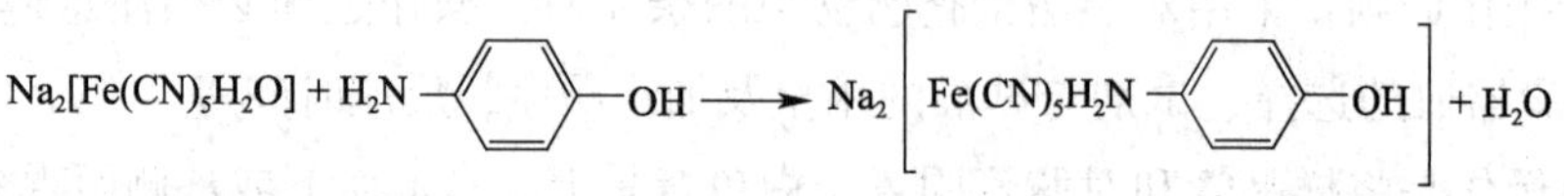

2. 游离水杨酸检查原理 利用水杨酸在一定条件下与铁盐反应生成有色配位化合物，而贝诺酯分子中因无游离酚羟基不能发生此反应，采用对照法对游离水杨酸进行限量检查。

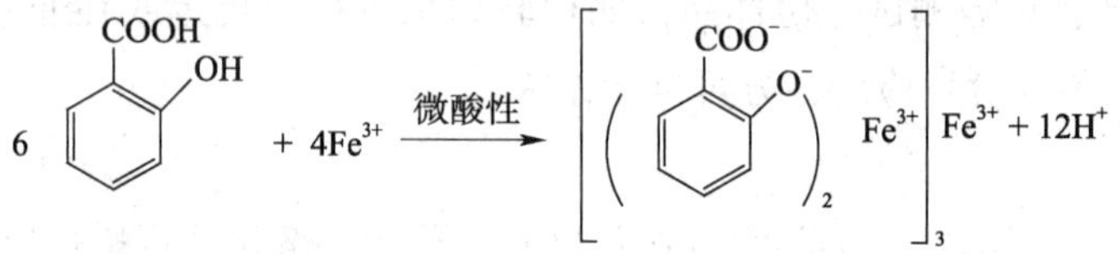

【实训器材】

1. 仪器及耗材 仪器：电子天平，水浴锅，纳氏比色管（50ml），试管，量瓶（1000ml），吸量管（1ml），量筒（50ml），漏斗，烧杯（10ml、100ml），洗耳球，药匙。耗材：称量纸，滤纸。

2. 试药及试剂 贝诺酯，纯化水，甲醇溶液（1→2），乙醇，浓盐酸，碱性亚硝基铁氰化钠试液，稀硫酸铁铵溶液，水杨酸对照品，冰醋酸。

【实训方法】

1. 对氨基酚的检查 取本品1.0g，加甲醇溶液（1→2）20ml，振摇使溶解，加碱性亚硝基铁氰化钠试液1ml，摇匀，放置30分钟，不得显蓝绿色。

2. 游离水杨酸的检查 取本品0.10g，加乙醇5ml，加热溶解后，加水适量，摇匀，滤入50ml比色管中，加水使成50ml，立即加新制的稀硫酸铁铵溶液（取1mol/L盐酸溶液1ml，加硫酸铁铵指示液2ml，再加水适量使成100ml）1ml，摇匀，30秒钟内如显色，与对照液（精密称取水杨酸0.1g，置1000ml量瓶中，加水溶解后，加冰醋酸1ml，摇匀，再加水稀释至刻度，摇匀，精密量取1ml，加乙醇5ml与水44ml，再加上述新制的稀硫酸铁铵溶液1ml，摇匀）比较，不得更深（0.1%）。

【注意事项】

1. 对照法检查药物中杂质限量时，需严格依照平行操作的原则，包括纳氏比色管的配对、试剂的使用等。

2. 本实训中称取水杨酸对照品时，根据《中国药典》凡例的规定，应该使用至少可精确到万分之一的天平。

【思考题】

1. 在检查贝诺酯中杂质对氨基酚时，采用的是哪一种杂质检查方法，为什么？

2. 对氨基酚检查时，加入亚硝基铁氰化钠试液后为什么要放置30分钟？

3. 贝诺酯中游离水杨酸检查时，为什么用稀硫酸铁铵而不以三氯化铁或其他常用铁盐作为反应溶液？

4. 游离水杨酸检查时，根据平行操作的原则，请详细设计操作步骤？

三、肾上腺素中酮体的检查

扫码“看一看”

【实训目的】

1. 掌握特殊杂质的检查方法和限量计算。

2. 会选择合适的方法检查药物中的特殊杂质。

3. 能熟练使用紫外–可见分光光度计。

【实训原理】

肾上腺素在生产过程中由其酮体氢化还原制得，因氢化可能不完全，易引入酮体杂质，所以《中国药典》规定检查酮体。检查原理是利用肾上腺素本身和酮体在特定溶剂中吸光性的差异，即用盐酸溶液（9→2000）溶解后，酮体在310nm波长处有最大吸收，而肾上腺素在此波长处几乎无吸收，通过限制一定浓度的供试品溶液在310nm波长处的吸光度值来控制酮体的限量。

【实训器材】

1. 仪器及耗材 仪器：紫外–可见分光光度计，石英吸收池，电子天平（感量0.1mg），容量瓶（100ml），滴管等。耗材：擦镜纸，称量纸等。

2. 试药及试剂 肾上腺素，盐酸溶液（9→2000），纯化水等。

【实训方法】

取本品，加盐酸溶液（9→2000）制成每1ml中含2.0mg的溶液，照紫外–可见分光光度法（通则0401），在310nm的波长处测定，吸光度不得过0.05。已知酮体在该波长处的吸收系数（$E_{1cm}^{1\%}$）为453。

$$酮体的限量\% = \frac{A \times 10^3}{E_{1cm}^{1\%} \cdot 100 \cdot C} \times 100\%$$

式中，A为吸光度规定值，此处为0.05；$E_{1cm}^{1\%}$为310nm波长处酮体的吸收系数，此处为453；C为供试品溶液的浓度，mg/ml。

【注意事项】

1. 溶液吸收光的能力与溶剂的种类有关，因此在利用紫外–可见分光光度法进行杂质限量检查时，必须严格按照标准规定选择溶剂。

2. 本操作测定波长在紫外光波长范围内，因此必须选用石英吸收池。吸收池应配套使用，操作过程中应避免各组之间相互混淆。

【思考题】

1. 吸收池在使用前后应如何清洗？在使用过程中用擦镜纸擦拭时，为什么要单向擦拭？

2. 测定样品溶液的吸光度之前是否需要调零，应如何操作？

3. 如何配制 2.0mg/ml 的肾上腺素溶液？

四、磺胺甲噁唑中有关物质的检查

【实训目的】

1. 掌握供试品溶液自身稀释对照法在药物中有关物质检查时的操作方法。
2. 会进行薄层色谱法操作。
3. 会根据实验现象优化薄层色谱法操作过程及条件。

【实训原理】

化学药物中常采用供试品溶液自身稀释对照法检查有关物质，是因为有些杂质无法得到对照品或有些杂质成分是未知的，故无法采用杂质对照法。但因杂质与主成分结构和性质不同，色谱行为也不完全相同，所以供试品溶液自身稀释对照法与杂质对照法相比，误差相对比较大。

《中国药典》（2015 年版）四部通则 0502 中规定，薄层色谱法在采用供试品溶液自身稀释对照法时，供试品溶液除主斑点外的其他斑点与供试品溶液自身稀释对照溶液或系列浓度自身稀释对照溶液的主斑点比较，不得更深。通常规定杂质的斑点个数和单一杂质量，当采用系列自身稀释对照溶液时，也可规定估计的杂质总量。

【实训器材】

1. 仪器及耗材 仪器：电子天平，量瓶（10ml），吸量管（1ml），量筒（50ml），双槽层析缸，吹风机，显色用喷雾器，玻璃棒等。耗材：硅胶 H CMC－Na 薄层板，10μl 点样毛细管，称量纸等。

2. 试药及试剂 磺胺甲噁唑，无水乙醇、氨水、三氯甲烷、甲醇、*N*，*N*－二甲基甲酰胺均为分析纯，乙醇制对二甲氨基苯甲醛试液。

【实训方法】

取本品，加乙醇－浓氨溶液（9:1）制成每 1ml 中约含 10mg 的溶液，作为供试品溶液；精密量取适量，用乙醇－浓氨溶液（9:1）稀释制成每 1ml 中约含 50μg 的溶液，作为对照溶液。照薄层色谱法（通则 0502）试验，吸取上述两种溶液各 10μl，分别点于同一以 0.1% 羧甲基纤维素钠为黏合剂的硅胶 H 薄层板上，以三氯甲烷－甲醇－*N*，*N*－二甲基甲酰胺（20:2:1）为展开剂，展开，晾干，喷以乙醇制对二甲氨基苯甲醛试液使显色。供试品溶液如显杂质斑点，与对照溶液的主斑点比较，不得更深。

【注意事项】

1. 为使展开后斑点较为集中，点样直径不可过大，一般应为 2～4mm。因此，毛细管中的溶液不可一次性点在薄层板上，而应分几次点样，每次点过后都应自然晾干或低温吹干。

2. 供试品溶液和对照溶液应点在同一水平位置上，距底边 2.0cm 左右，距侧边 1.5cm 左右，两斑点间距约 1.5cm。

3. 展开剂用量不可过多，应在点样原点以下。

4. 展开过程中层析缸必须密封。为使展开后斑点效果更好，薄层板可在展开前预先用展开剂进行饱和。

5. 实验中使用的显色用喷雾器喷出的雾滴应该均匀、成雾状，不可呈液滴状喷出，否则会冲散样品斑点，无法观察到准确结果。

【思考题】

1. 薄层色谱法检查药物中杂质时可以有哪些应用方法？

2. 薄层板如需预先用展开剂进行饱和，应如何操作？

3. 如实验室没有实验所需要的薄层板，应如何进行制板，请简要说明操作步骤及要点。

4. 在薄层色谱实验中，展开后常常会出现拖尾现象，请分析导致拖尾产生的主要原因，并提出解决这一问题的方法。

5. 供试品溶液自身稀释对照法也可以在高效液相色谱法中使用，其能否用于定量，结果是否准确？

扫码“练一练”

扫码“学一学”

任务八　药物中水分的测定

一、胶囊中水分的测定（费休法）

【实训目的】

1. 掌握费休法的原理和步骤。

2. 会用费休法测定胶囊中的水分。

3. 会数据处理和结果判断，能够规范书写检验原始记录及检验报告书。

【实训原理】

本法是根据碘和二氧化硫在吡啶和甲醇溶液中与水起定量反应的原理来测定水分。所用仪器应干燥，并能避免空气中水分的侵入，测定应在干燥处进行。反应方程式为：

$$I_2 + SO_2 + H_2O \longrightarrow 2HI + SO_3$$

【实训器材】

1. 仪器及耗材　仪器：永停滴定仪，电子天平（感量0.1mg），药匙，研钵，量筒（100ml），烧杯（100ml），玻棒，移液管（50ml），棕色酸式（或两用）滴定管（25ml），具塞锥形瓶（250ml），胶头滴管，洗瓶等。耗材：称量纸，滤纸。

2. 试药及试剂　市售或自制胶囊，费休液，无水甲醇，纯化水。

【实训方法】

（一）费休试液的制备与标定

1. 制备　称取碘（置硫酸干燥器内48小时以上）110g，置干燥的具塞锥形瓶（或烧瓶）中，加无水吡啶160ml，注意冷却，振摇至碘全部溶解，加无水甲醇300ml，称定重量，将锥形瓶（或烧瓶）置冰浴中冷却，在避免空气中水分进入的条件下，通入干燥的二氧化硫至重量增加72g，再加无水甲醇使成1000ml，密塞，摇匀，在暗处放置24小时。

也可以使用稳定的市售费休试液。市售的费休试液可以是不含吡啶的其他碱化试剂，或不含甲醇的其他伯醇类等制成；也可以是单一的溶液或由两种溶液临用前混合而成。

2. 标定　精密称取纯化水10～30mg，置干燥的具塞锥形瓶中，除另有规定外，加无水甲醇适量，在避免空气中水分进入的条件下，用费休试液滴定至溶液由浅黄色变为红棕色，或用电化学方法［如永停滴定法（《中国药典》通则0701）等］指示终点；另作空白试验，按下式计算：

$$F = \frac{W}{A - B}$$

式中，F 为每 1ml 费休试液相当于水的重量，mg；W 为称取纯化水的重量，mg；A 为滴定所消耗费休试液的容积，ml；B 为空白所消耗费休试液的容积，ml。

（二）测定法

精密称取供试品适量，置干燥的具塞锥形瓶中，加溶剂适量，在不断振摇（或搅拌）下用费休试液滴定至溶液由浅黄色变为红棕色，或用永停滴定法（通则 0701）指示终点；另作空白试验，按下式计算：

$$供试品中水分含量\% = \frac{(A - B)F}{W} \times 100\%$$

式中，A 为供试品所消耗费休试液的容积，ml；B 为空白所消耗费休试液的容积，ml；F 为每 1ml 费休试液相当于水的重量，mg；W 为供试品的重量，mg。

如供试品吸湿性较强，可称取供试品适量置干燥的容器中，密封（可在干燥的隔离箱中操作），精密称定，用干燥的注射器注入适量无水甲醇或其他适宜溶剂，精密称定总重量，振摇使供试品溶解，测定该溶液水分。洗净并烘干容器，精密称定其重量。同时测定溶剂的水分。按下式计算：

$$供试品中水分含量\% = \frac{(W_1 - W_3)c_1 - (W_1 - W_2)c_2}{W_2 - W_3} \times 100\%$$

式中，W_1为供试品、溶剂和容器的重量，g；W_2为供试品、容器的重量，g；W_3为容器的重量，g；c_1为供试品溶液的水分含量，g/g；c_2为溶剂的水分含量，g/g。

【注意事项】

1. 费休试液应遮光，密封，置阴凉干燥处保存。临用前应标定滴定度。

2. 对热稳定的供试品，可将水分测定仪和市售卡氏干燥炉联用测定水分，即将一定量的供试品在干燥炉或样品瓶中加热，并用干燥气体将蒸发出的水分导入水分测定仪中测定。

【思考题】

1. 《中国药典》（2015 年版）水分测定法有哪几种？

2. 《中国药典》（2015 年版）水分测定法分别适合于什么药物？

3. 请查阅资料，本次测定的胶囊还能使用其他的方法测定水分吗？为什么？

二、蜜丸中水分的测定

【实训目的】

1. 掌握烘干法的原理和步骤。

2. 会用 DHS 水分测定仪测定蜜丸中的水分。

3. 会数据处理和结果判断，能够规范书写检验原始记录及检验报告书。

【实训原理】

本法是根据烘干法的原理来测定水分。所用仪器应干燥，并能避免空气中水分的侵入，测定应在干燥处进行。

【实训器材】

1. 仪器及耗材 DHS 水分测定仪，药匙，烧杯，拖把，抹布等。

2. 试药及试剂 市售或自制浓缩蜜丸。

【实训方法】

1. 准备工作

（1）DHS 水分测定仪水平检查与调整 观察设备水平泡是否在中心位置，如果不在中心位调节水平。

（2）接通电源，预热至少 30 分钟。

（3）称重校正操作 先按 Tare 去皮键去皮，再按（C/∧）键，出现相应显示后松手；再用镊子拿标准砝码校准。

2. 操作过程

（1）开启水分测定仪的封盖，将一个空样品盘平放在样品盘支架上，再将样品盘支架放置在称量室内，保证样品盘支架的把舌严密卡入风罩单元槽口内。

（2）按 Tare 去皮键，将水分仪置零，一个附带介绍的新显示将出现。

（3）装入药品：取供试品 2～5g，平铺于仪器样品盘中，厚度不超过 5mm，疏松供试品不超过 10mm，关闭封盖，屏幕随即显示样品初始重量。

（4）按 Start/Stop（开始/停止键），水分测定仪开始干燥与测量过程，记录数据并计算。

3. 结束后处理 打开封盖，小心从加热室中取出样品盘支架，移出样品。按 ON/OFF 键，关闭仪器，使仪器处于待用状态。清洗样品盘，晾干，待用。

【注意事项】

1. 放样品前应清洁样品盘，且无论何时均应使用样品盘支架，以防热样品盘灼伤。
2. 环境湿度对水分测定的影响非常大，尽量避免将仪器放于通风、腐蚀、振动、过冷或过热、过湿的环境中。

【思考题】

1. 烘干法测定水分有何优缺点？
2. 蜜丸水分测定结果判断的标准是什么？
3. 请查阅资料，本次测定的蜜丸还能使用其他的方法测定水分吗？为什么？

扫码“练一练”

扫码“学一学”

任务九 重量（装量）差异和崩解时限检查

一、复方碳酸氢钠胶囊装量差异和崩解时限检查

【实训目的】

1. 掌握胶囊剂的常规检查操作方法。
2. 会重量（装量）差异和崩解时限检查的操作技能。
3. 会数据处理和结果判断，能够规范书写检验原始记录及检验报告书。

【实训原理】

1. 装量差异检查 胶囊剂的装量差异指按规定称量方法测定每粒胶囊的内容物的装量与平均装量之间的差异程度。《中国药典》（2015 年版）规定胶囊剂装量差异不得超过

扫码“看一看”

表 2－5 限度的规定。

表 2－5　胶囊剂的装量差异限度要求

平均装量或标示装量	装量差异限度
0.30g 以下	±10%
0.30g 及 0.30g 以上	±7.5%（中药 ±10%）

2. 崩解时限检查　崩解指口服固体制剂在检查时限内全部崩解溶散或成碎粒，除不溶性包衣材料或破碎的囊壳外，应全部通过筛网。

测定时使固体制剂在液体介质中，随着崩解仪吊篮的上下移动，发生崩解成碎粒、溶化或软化的现象，以供试品通过筛网或软化的时间来控制。

【实训器材】

1. 仪器及耗材　烧杯（1000ml），电子天平（感量 1mg），升降式崩解仪，温度计，扁形称量瓶，培养皿，小毛刷，弯头或平头手术镊，干燥器。

2. 试药及试剂　复方碳酸氢钠胶囊（规格 0.6g）。

【实训方法】

1. 装量差异检查　取复方碳酸氢钠胶囊 20 粒，分别精密称定重量后，取出囊帽，倾出内容物（不得损失囊壳），用小毛刷将囊壳内外拭净，再依次分别精密称定每一囊壳重量，求得每粒内容物的装量和平均装量。每粒的装量与平均装量相比较，按表 2－5 中的规定，超出装量差异限度的胶囊不得多于 2 粒，并不得有 1 粒超出限度 1 倍。

2. 崩解时限检查　将吊篮通过上端的不锈钢轴悬挂于金属支架上，浸入 1000ml 烧杯中，烧杯内盛有温度为（37±1）℃的水，调节吊篮位置使其下降至低点时筛网距烧杯底部 25mm，调节水位高度使吊篮上升至高点时筛网在水面下 15mm 处，并使升降的金属支架上下移动距离为 55mm±2mm，往返频率为每分钟 30～32 次。吊篮顶部不可浸没于溶液中。

取复方碳酸氢钠胶囊 6 粒，分别置上述吊篮的玻璃管中，启动崩解仪进行检查（如胶囊漂浮于液面，可加档板）。硬胶囊应在 30 分钟内全部崩解。如有 1 粒不能完全崩解，应另取 6 粒复试，均应符合规定。

【注意事项】

1. 胶囊剂装量差异限度的判断，首先应确定胶囊剂平均装量是 0.30g 以上还是以下，再根据要求计算出装量的允许上限和下限，把精密称定的 20 粒的重量与这个上、下限比较，作出判断。

2. 崩解时限检查每测试 1 次后，应清洗吊篮的玻璃内壁及筛网、挡板等，并更换水或者规定的介质。

【思考题】

1. 平均装量在 0.30g 以上和 0.30g 以下的胶囊剂，装量差异限度分别为多少？
2. 简述崩解时限结果判定原则。
3. 简述胶囊剂的常规检查项目。

二、异烟肼片重量差异检查

【实训目的】

1. 掌握片剂的常规检查操作方法。
2. 会重量差异的操作技能。
3. 会数据处理和结果判断，能够规范书写检验原始记录及检验报告书。

【实训原理】

片剂的重量差异指按规定称量方法测定每片的重量与平均片重之间的差异程度。《中国药典》（2015 年版）规定片剂重量差异不得超过表 2-6 限度的规定。

表 2-6 片剂的重量差异限度要求

平均片重或标示片重	重量差异限度
0.30g 以下	±7.5%
0.30g 及 0.30g 以上	±5%

【实训器材】

1. 仪器及耗材 电子天平（感量 0.1mg），药匙，称量纸，烧杯，抹布，刷子。

2. 试药及试剂 异烟肼片（规格：50mg）。

【实训方法】

取异烟肼片 20 片，精密称定总重量，求得平均片重后，再分别精密称定每片的重量，每片重量与平均片重相比较，按表 2-6 中的规定，超出重量差异限度的不得多于 2 片，并不得有 1 片超出限度 1 倍。

【注意事项】

求出平均片重，保留三位有效数字。修约至二位有效数字，选择重量差异限度。确定片剂的平均片重是 0.30g 以上还是以下，再根据要求计算出片重的允许上限和下限，把精密称定的 20 片的重量与这个上、下限比较，做出判断。

【思考题】

1. 平均片重在 0.30g 以上和 0.30g 以下的片剂，重量差异限度分别为多少？
2. 《中国药典》（2015 年版）规定，凡检查含量均匀度的制剂，不再作哪一项检查？凡规定检查溶出度、释放度或融变时限的制剂，不再作哪一项检查？
3. 简述片剂的常规检查项目。

扫码“练一练”

扫码“学一学”

任务十 溶出度检查

一、碳酸锂片溶出度检查

【实训目的】

1. 掌握片剂溶出度的检查方法及百分溶出量的计算。

2. 会规范使用溶出度测定仪。

3. 会根据测定和计算结果判断样品的溶出度是否符合规定。

扫码“看一看”

【实训原理】

溶出度系指活性药物从片剂、胶囊剂或颗粒剂等普通制剂在规定条件下溶出的速率和程度，常用百分率表示。它是评价药物口服固体制剂质量的一个指标，是一种模拟口服固体制剂在胃肠道中崩解和溶出的体外简易试验方法。《中国药典》（2015 年版）中收载有篮法、桨法、小杯法、桨碟法和转筒法等五种方法，本实验采用第一法 篮法。

【实训器材】

1. 仪器及耗材 溶出度测定仪，溶出杯（1000ml），温度计（分度值 0.1℃），转篮，刻度吸管（20ml），量筒（1000ml、50ml），注射器及取样针，微孔滤膜（不大于 0.8μm）及滤器，酸式滴定管，锥形瓶，烧杯等。

2. 试药及试剂 碳酸锂片（规格：0.1g 或 0.25g），纯化水，盐酸滴定液（0.01mol/L），甲基红－溴甲酚绿指示液等。

扫码“看一看”

【实训方法】

（一）仪器调试与条件设定

1. 使用前检查仪器各部件是否完整。目前实验室常用的智能溶出度测定仪主要由手动式反转机头、转杆、自闭式快速接嘴、温度传感器、控制系统及配件组成。

2. 检查转篮旋转时与溶出杯的垂直轴在任一点的偏离均不得大于 2mm，检查转篮旋转时摆动幅度不得偏离轴心的 ±1.0mm。

3. 篮轴运转时整套装置应保持平稳，均不能产生明显的晃动或震动（包括仪器装置所放置的环境）。

4. 检测仪器的实际转速与其显示的数据是否一致，转速误差不得超过 ±4%。

5. 调整转篮使转篮底部距溶出杯的内底部 25mm ±2mm。

6. 在水槽中加水至箱体红线标记处。

7. 分别量取 900ml 经脱气处理的溶出介质，置各溶出杯内。

8. 通过控制面板设定转速为 100 转/分钟。

9. 加热溶出介质至温度恒定在 37℃ ±0.5℃。

（二）溶出度检查

1. 样品溶出度检查 取本品，照溶出度与释放度测定法（通则 0931 第一法），以水 900ml 为溶出介质，转速为每分钟 100 转，依法操作，经 30 分钟时，取溶液 25ml，滤过，精密量取续滤液 20ml，加甲基红－溴甲酚绿指示剂 5 滴，用盐酸滴定液（0.01mol/L）滴定至溶液呈暗紫色。每 1ml 盐酸滴定液（0.01mol/L）相当于 0.3695mg 的 Li_2CO_3，计算每片的溶出量。限度为标示量的 65%，应符合规定。

2. 测定法 分别量取溶出介质置各溶出杯内，实际量取的体积与规定体积的偏差应在 ±1% 范围之内，待溶出介质温度恒定在 37℃ ±0.5℃后，取供试品 6 片，分别投入 6 个干燥的转篮内，将转篮降入溶出杯中，如胶囊剂浮于液面，可用一小段耐腐蚀的细金属丝轻绕于胶囊外壳。注意避免供试品表面产生气泡，立即按各品种项下规定的转速启动仪器，计时；至规定的取样时间（实际取样时间与规定时间的差异不得过 ±2%），吸取溶出液适量（取样位置应在转篮的顶端至液面的中点，距溶出杯内壁不少于10mm处），立即用适当的微孔滤膜滤过，自取样至滤过应在30秒内完成。取澄清滤液，照该品种项下规定的方法测定，计算每片的溶出量。

（三）数据记录与计算

1. 数据记录 溶出介质及加入量、转速、温度、取样时间、消耗滴定液体积等。

2. 计算公式

$$溶出量\% = \frac{T \times V \times F \times 10^{-3} \times 900}{20 \times 标示量} \times 100\%$$

式中，T为滴定度，此处为0.3695mg/ml；V为消耗滴定液的体积，ml；F为滴定液浓度校正因数。

（四）结果判断

见“任务二 西咪替丁胶囊溶出度检查”。

【注意事项】

1. 溶出介质必须经过脱气处理，气体的存在可产生干扰，尤其是对第一法（篮法）的测定结果。尚应注意测定时如转篮放置不当，也会产生气体附在转篮的下面，形成气泡致使片剂浮在上面，使溶出度大幅度下降。可采用的脱气方法：取溶出介质，在缓慢搅拌下加热至约41℃，并在真空条件下不断搅拌5分钟以上；或采用煮沸、超声、抽滤等其他有效的除气方法。如果溶出介质为缓冲液，当需要调节pH时，一般调节pH至规定pH的±0.05之内。

2. 对滤过的要求：自取样至滤过应在30秒内完成，滤液应澄清。在达到该品种规定的溶出时间内，应在仪器开动的情况下取样。自6个杯中完成取样，时间一般在1分钟之内。

3. 取样位置：第一法（篮法）应在转篮的顶端至液面的中点，并距溶出杯内壁不小于10mm处。

4. 测定时，除另有规定外，每个溶出杯只允许投入供试品1片，不得多投，并应注意投入杯底中心位置。

5. 在多次取样时，所量取的溶出介质体积之和应在溶出介质的1%之内，如超过总体积的1%，应及时补充相同体积相同温度的溶出介质，或在计算时加以校正。

【思考题】

1. 哪些药物制剂需要测定溶出度，为什么？

2. 溶液滤过时，使用的滤膜或滤器应该满足什么条件？

3. 影响片剂溶出度的因素有哪些？

二、西咪替丁胶囊溶出度检查

【实训目的】

1. 掌握篮法测定胶囊剂溶出度的操作和数据处理方法。

2. 会调试溶出度测定仪。

3. 会处理实验数据，能够规范书写原始检验记录和检验报告书。

【实训原理】

本实训采用《中国药典》（2015年版）通则0931第一法 篮法。

【实训器材】

1. 仪器及耗材　仪器：溶出度测定仪，转篮，紫外-可见分光光度计，量筒（100ml、1000ml），刻度吸管（5ml），容量瓶（100ml），烧杯，取样器，微孔滤器，玻璃棒等。耗材：滤纸，擦镜纸，滤膜。

2. 试药及试剂　西咪替丁胶囊（规格：0.2g），盐酸溶液（0.9→1000），纯化水等。

【实训方法】

（一）溶出仪的调试

见“任务一 碳酸锂片溶出度检查”。

（二）供试品溶出度测定

1. 测定法　取本品，照溶出度与释放度测定法（通则0931第一法），以盐酸溶液（0.9→1000）900ml为溶出介质，转速为每分钟100转，依法操作，经20分钟时，取溶液10ml，滤过；精密量取续滤液适量，用上述溶出介质稀释制成每1ml约含6μg的溶液。照紫外-可见分光光度法（通则0401），在218nm的波长处测定吸光度，按$C_{10}H_{16}N_6S$的吸收系数（$E_{1cm}^{1\%}$）为774计算每粒的溶出量。同时取空胶囊壳作空白校正，限度为标示量的75%，应符合规定。

2. 空胶囊的干扰试验　进行胶囊剂溶出度检查时，应取6粒胶囊，尽可能完全地除尽内容物（最好使用未使用过的同批号的胶囊壳），置同一容器中，用900ml盐酸溶液（0.9→1000）溶解空胶囊壳，按照与供试品相同的方法测定，做必要的校正，如果校正值不大于标示量的2%，可忽略不计；如校正值低于标示量的25%，可进行校正，如校正值大于标示量的25%，试验无效。

（三）结果计算

$$溶出量\% = \frac{A \cdot V \cdot D}{E_{1cm}^{1\%} \cdot 100 \cdot 标示量} \times 100\%$$

式中，A为吸光度；V为溶液的体积，此处为900ml；D为稀释倍数。

（四）结果判断

符合下列情形之一者，判为符合规定。

1. 6片（粒、袋）中，每片（粒、袋）的溶出量按标示量计算，均不低于规定限度（Q）。

2. 6片（粒、袋）中，如有1~2片（粒、袋）低于Q，但不低于$Q-10\%$，且其平均溶出量不低于Q。

3. 6片（粒、袋）中，如有1~2片（粒、袋）低于Q，其中仅有1片（粒、袋）低于$Q-10\%$，但不低于$Q-20\%$，且其平均溶出量不低于Q时，应另取6片（粒、袋）复试；初、复试的12片（粒、袋）中有1~3片（粒、袋）低于Q，其中仅有1片（粒、袋）低于$Q-10\%$，但不低于$Q-20\%$，且其平均溶出量不低于Q。

以上所示的10%、20%是指相对于标示量的百分率（%）。

【注意事项】

1. 沉降篮的使用　加沉降篮的目的是为了防止供试品上浮或贴壁，致使溶出液的浓度不均匀，或因贴壁致使部分样品的活性成分难以溶出，但是只有在各品种项下规定要求使用沉降篮时，方可使用。

2. 其他 见“任务一 碳酸锂片溶出度检查”。

【思考题】

1. 使用吸收系数法测定时，应如何选择测定波长？
2. 溶出度测定时需要控制哪些实验条件？
3. 药品的溶出度测定和其在体内的溶出结果是否完全相同，体内溶出还会受哪些因素的影响？

扫码“练一练”

任务十一　药品生物检定技术

扫码“学一学”

一、注射剂的无菌检查

【实训目的】

1. 掌握薄膜过滤法与直接接种法进行注射剂无菌检查的操作。
2. 会配制无菌检查用培养基。
3. 会无菌检查结果判断，能够规范书写检验原始记录及检验报告书。

【实训原理】

无菌检查是利用无菌操作的方法，将被检查的药品分别加入适合需氧菌、厌氧菌和真菌生长的液体培养基中，置于适宜温度下培养一定时间后，观察有无微生物生长，以判断药品是否合格。无菌制剂（包括注射剂）都应按《中国药典》规定经过严格的无菌检验，证明均无菌生长才算合格。

无菌检查操作过程包括培养基的制备、培养基的适用性检查（无菌检查和灵敏度检查）、稀释液和冲洗液的制备、方法适用性试验、取样、供试品无菌检查。无菌检查的方法有薄膜过滤法和直接接种法两种。只要供试品性状允许，应采用薄膜过滤法，供试品无菌检查采用的检验方法和检验条件应与验证的方法相同。本试验采用薄膜过滤法和直接接种法两种方法分别进行无菌检查。

【实训器材】

1. 仪器及耗材 超净工作台，恒温培养箱，高压蒸汽灭菌锅，冰箱，薄膜过滤器，无菌衣，帽，口罩，乳胶手套，酒精灯，无菌吸管，滴管，注射器，针头，75%乙醇，酒精棉球，打火机，记号笔，小砂轮等。

2. 试药及试剂 5%葡萄糖注射液，维生素C注射液，硫乙醇酸盐流体培养基，胰酪大豆胨液体培养基，pH7.0无菌氯化钠－蛋白胨缓冲液，金黄色葡萄球菌（*Staphylococcus aureus*）〔CMCC（B）26 003〕，铜绿假单胞菌（*Pseudomonas aeruginosa*）〔CMCC（B）10 104〕，枯草芽孢杆菌（*Bacillus subtilis*）〔CMCC（B）63 501〕，生孢梭菌（*Clostridium sporogenes*）〔CMCC（B）64 941〕，白色念珠菌（*Candida albicans*）〔CMCC（F）98 001〕，黑曲霉（*Aspergillus niger*）〔CMCC（F）98 003〕。

【实训方法】

（一）5%葡萄糖注射液的无菌检查（薄膜过滤法）

1. 培养基的配制与灭菌 取成品培养基按标签所示方法配制，按规定方法灭菌，备用。

2. 稀释液的配制与灭菌 取磷酸二氢钾3.56g，无水磷酸氢二钠5.77g，氯化钠4.30g，蛋白胨1.00g，加水1000ml，微温使溶解，配成pH7.0无菌氯化钠-蛋白胨缓冲液，过滤，分装，灭菌。

3. 培养基的适用性检查

（1）培养基无菌检查 取硫乙醇酸盐流体培养基和胰酪大豆胨液体培养基各5支（瓶），分别置于30～35℃、20～25℃培养14天，应无菌生长。

（2）培养基灵敏度检查 取每管装量为12ml的硫乙醇酸盐流体培养基7支，分别接种小于100cfu的金黄色葡萄球菌、铜绿假单胞菌、生孢梭菌各2支，另1支不接种作为空白对照，培养3天；取每管装量为9ml的胰酪大豆胨液体培养基7支，分别接种小于100cfu的枯草芽孢杆菌、白色念珠菌、黑曲霉各2支，另1支不接种作为空白对照，培养5天。逐日观察结果。

空白对照管应无菌生长，若加菌的培养基管均生长良好，判该培养基的灵敏度检查符合规定。

4. 薄膜过滤法方法适用性试验 将规定量的供试品按薄膜过滤法过滤，冲洗，在最后一次冲洗液中加入少于100cfu的试验菌，过滤，加硫乙醇酸盐流体培养基或胰酪大豆胨液体培养基至滤筒内；另取装有同体积培养基的容器加入等量的试验菌，作为阳性对照。将含硫乙醇酸盐流体培养基和胰酪大豆胨液体培养基分别置于30～35℃、20～25℃培养3～5天。

与阳性对照比较，如含供试品各容器中的试验菌均生长良好，并且与阳性对照容器内的培养结果相似，则供试品的该检验量在该检验条件下无抑菌作用或抑菌作用消除，供试品可按该法进行无菌检查法检查。如含供试品的任一容器中的试验菌生长微弱、缓慢或不生长，则说明供试品的该检验量在该检验条件下有抑菌作用，应采用增加冲洗量、增加培养基的用量、使用中和剂或灭活剂、更换滤膜品种等方法，消除供试品的抑菌作用，并重新进行方法适用性试验。

5. 供试品的无菌检查

（1）检验数量 检验数量是指一次试验所用供试品最小包装容器的数量。除另有规定外，出厂产品按表2-7规定执行。

表2-7 批出厂产品最少检验数量

供试品	批产量 N（个）	接种每种培养基的最少检验数量
注射剂	≤ 100	10%或4个（取较多者）
	$100 < N \leq 500$	10个
	>500	2%或20个（取较少者）
		20个（生物制品）
大体积注射剂（>100ml）		2%或10个（取较少者）
		20个（生物制品）

注：若供试品每个容器内的装量不够接种两种培养基，则表中的最少检验数量应增加相应倍数。

（2）检验量　检验量是指供试品每个最小包装接种至每份培养基的最小量（g 或 ml）。采用薄膜过滤法时，只要供试品特性允许，应将所有容器内的全部内容物过滤。

（3）供试品的无菌检查　选取孔径不大于 0.45μm，直径约为 50mm 的滤膜，在过滤前应检查其完整性。取少量的 pH7.0 无菌氯化钠 - 蛋白胨缓冲液过滤，以润湿滤膜。

将待检样品经薄膜过滤器过滤，然后加入 pH7.0 无菌氯化钠 - 蛋白胨缓冲液 100ml 冲洗滤膜，冲洗次数至少 3 次，每次冲洗量为 100ml；待检样品冲洗后，1 份滤器中加入 100ml 硫乙醇酸盐流体培养基，1 份滤器中加入 100ml 胰酪大豆胨液体培养基。

（4）阳性对照　以金黄色葡萄球菌为对照菌，取金黄色葡萄球菌的营养琼脂斜面培养物少许，接种于胰酪大豆胨液体培养基中或在胰酪大豆胨琼脂培养基上，30 ~ 35℃ 培养 18 ~ 24 小时；上述培养物用 pH7.0 无菌氯化钠 - 蛋白胨缓冲液制成每 1ml 含菌数小于 100cfu（菌落形成单位）的阳性对照菌悬液，备用。

阳性对照同供试品的无菌检查，只是在最后一次冲洗液中加入 1ml 小于 100cfu 的阳性对照菌悬液，过滤后，加入 100ml 硫乙醇酸盐流体培养基。阳性对照在 30 ~ 35℃ 培养 72 小时内应生长良好。

（5）阴性对照　与供试品完全相同的操作，不加供试品，仅用 pH7.0 无菌氯化钠 - 蛋白胨缓冲液冲洗滤膜，待冲洗后，1 份滤器中加入 100ml 硫乙醇酸盐流体培养基，1 份滤器中加入 100ml 胰酪大豆胨液体培养基。阴性对照不得有菌生长。

（6）培养及观察　将上述接种培养基容器分别按硫乙醇酸盐流体培养基 30 ~ 35℃，胰酪大豆胨液体培养基 20 ~ 25℃ 各培养 14 天，培养期间应逐日观察并记录是否有菌生长。如在加入供试品后或在培养过程中，培养基出现浑浊，培养 14 天后，不能从外观上判断有无微生物生长，可取该培养液适量转种至同种新鲜培养基中，培养 3 天，观察接种的同种新鲜培养基是否再出现浑浊；或取培养液涂片，染色，镜检，判断是否有菌。

（7）结果判断　阳性对照管应生长良好，阴性对照管不得有菌生长。否则，试验无效。

若供试品管均澄清，或虽显浑浊但经确证无菌生长，判供试品符合规定；若供试品管中任何一管显浑浊并确证有菌生长，判供试品不符合规定，除非能充分证明试验结果无效，即生长的微生物非供试品所含。当符合下列至少一个条件时方可判试验结果无效：

1）无菌检查试验所用的设备及环境的微生物监控结果不符合无菌检查法的要求。

2）回顾无菌试验过程，发现有可能引起微生物污染的因素。

3）供试品管中生长的微生物经鉴定后，确证是因无菌试验中所使用的物品和（或）无菌操作技术不当引起的。

试验若经确认无效，应重试。重试时，重新取同量供试品，依法检查，若无菌生长，判供试品符合规定；若有菌生长，判供试品不符合规定。

扫码“看一看”

（二）维生素 C 注射液的无菌检查（直接接种法）

1. 培养基的配制与灭菌　同薄膜过滤法。

2. 稀释液的配制与灭菌　同薄膜过滤法。

3. 培养基的适用性检查　同薄膜过滤法。

4. 直接接种法方法适用性试验　取符合直接接种法培养基用量要求的硫乙醇酸盐流体培养基 6 管，分别接入小于 100cfu 的金黄色葡萄球菌、大肠埃希菌、生孢梭菌各 2 管，取符合直接接种法培养基用量要求的胰酪大豆胨液体培养基 6 管，分别接入小于 100cfu 的枯草芽孢杆菌、白色念珠菌、黑曲霉各 2 管。其中 1 管接入每支培养基规定的供试品接种量，另 1 管作为对照，置规定的温度培养，培养时间不得超过 5 天。

与阳性对照比较，如含供试品各容器中的试验菌均生长良好，并且与阳性对照容器内的培养结果相似，则供试品的该检验量在该检验条件下无抑菌作用或抑菌作用消除，供试品可按该法进行无菌检查法检查。如含供试品的任一容器中的试验菌生长微弱、缓慢或不生长，则说明供试品的该检验量在该检验条件下有抑菌作用，应采用增加冲洗量、增加培养基的用量、使用中和剂或灭活剂等方法，消除供试品的抑菌作用，并重新进行方法适用性试验。

5. 供试品的无菌检查

（1）检验数量　参考薄膜过滤法中表 2－7。

（2）检验量　除另有规定外，每份培养基接种供试品的最少检验量按表 2－8 规定执行。

表 2－8　供试品的最少检验量

供试品	供试品装量	每支供试品接入每种培养基的最少量
液体制剂	≤1ml	全量
	1ml＜V≤40ml	半量，但不得少于 1ml
	40ml＜V≤100ml	20ml
	V＞100ml	10%但不少于 20ml
固体制剂	M＜50mg	全量
	50mg≤M＜300mg	半量
	300mg≤M＜5g	150mg
	M≥5g	500mg
生物制品的原液及半成品		半量（生物制品）
		半量

（3）供试品的无菌检查　用注射器吸取规定量供试品分别等量接种至硫乙醇酸盐流体培养基和胰酪大豆胨液体培养基中，一般样品无菌检查时两种培养基接种的瓶或支数相等，除另有规定外，每个容器中培养基的用量应符合接种的供试品体积不得大于培养基体积的 10%，同时硫乙醇酸盐流体培养基每管装量不少于 15ml，胰酪大豆胨液体培养基每管装量不少于 10ml。

（4）阳性对照　取 1 管硫乙醇酸盐流体培养基，向其中加入规定量的供试品和 1ml 小于 100cfu 的金黄色葡萄球菌菌悬液，阳性对照管在 30～35℃培养 72 小时内应生长良好。

（5）阴性对照　各取 1 管硫乙醇酸盐流体培养基和 1 管胰酪大豆胨液体培养基，分别向其中加入和供试品接种体积相等的 pH7.0 无菌氯化钠－蛋白胨缓冲液稀释液分别在 30～35℃和 20～25℃培养 14 天，逐日观察有无浑浊。

（6）培养　同薄膜过滤法。

（7）结果判断　同薄膜过滤法。

【实训报告】

药品无菌检查结果记录于表 2－9 中。

表 2－9　药品无菌检查结果记录

检品名称		生产厂家	
检品规格		生产批号	
检品数量		检验日期	
检测环境温度		相对湿度（%）	
检验项目			
检验依据			

培养基制备及培养条件

硫乙醇酸盐流体培养基（批号：　　　　　配制日期：　　　　　）
培养箱型号：　　　　　培养温度：　　　℃
胰酪大豆胨液体培养基（批号：　　　　　配制日期：　　　　　）
培养箱型号：　　　　　培养温度：　　　℃

样品处理															
培养天数		1	2	3	4	5	6	7	8	9	10	11	12	13	14
硫乙醇酸盐流体培养基（30～35℃）	供试品														
	阴性对照														
	阳性对照														
胰酪大豆胨液体培养基（20～25℃）	供试品														
	阴性对照														
	阳性对照														

结论：□符合规定　　　□不符合规定
检验人：　　　　　　　　　　　　复核人：
年　月　日　　　　　　　　　　　年　月　日

【注意事项】

1. 所有阳性菌的操作均不得在无菌区域进行，以防止交叉污染。

2. 无菌检查用培养基应每批进行灵敏度检查，合格后方可使用。

3. 无菌检查所用的菌株应符合相关规定，并应采用适宜的菌种保存技术进行保存，以保证试验菌株的生物学特性。

4. 当建立药品的无菌检查法时，应进行方法学的验证，以证明所采用的方法适合于该药品的无菌检查。若药品的组分或原检验条件发生改变时，检查方法应重新验证。

5. 供试品的抽验数量和接种量应符合规定（表 2－7、表 2－8）。

6. 应正确判断检查结果（符合规定、不符合规定或无效需重试）。

【思考题】

1. 举例说明哪些药品需要做无菌检查？

2. 薄膜过滤法和直接接种法分别适用于哪些药品？

3. 无菌检查中，为何要设阳性和阴性对照？

二、药品的微生物总数检查

【实训目的】

1. 掌握药品中需氧菌总数、霉菌与酵母菌总数的检查方法。
2. 会平皿法与薄膜过滤法进行微生物总数检查的操作。
3. 会根据菌落报告规则报告菌数，能够规范书写检验原始记录及检验报告书。

【实训原理】

需氧菌、霉菌及酵母菌计数检查也称染菌量检查，属于微生物的定量检查，目的是检查这几类微生物对药品的污染程度，是检测药品质量的重要指标之一。

非无菌制剂不可能绝对无菌，因此，《中国药典》规定允许一定数量的微生物存在，但不能检出控制菌。染菌量计数检查就是检查各类非规定灭菌制剂的微生物污染是否符合《中国药典》的规定。《中国药典》(2015 年版) 规定需氧菌、霉菌及酵母菌的计数方法包括平皿法、薄膜过滤法和最可能数法（MPN 法)。本实验主要涉及平皿法和薄膜过滤法，以口服片剂和口服液为材料进行训练。

【实训器材】

1. 仪器及耗材 恒温培养箱（30～35℃），生化培养箱（23～28℃），微波炉，恒温水浴（45℃ ±1℃），电热干燥箱（100～300℃），电冰箱，高压蒸汽灭菌锅，天平（感量 0.1g），超净工作台，锥形瓶，培养皿（9cm），量筒，试管及塞子，吸管（1ml 分度 0.01，10ml 分度 0.1），无菌衣，帽，口罩，乳胶手套，酒精灯，酒精棉球，灭菌称量纸，不锈钢药匙，研钵，试管架，打火机，记号笔，玻璃或搪瓷消毒缸（带盖）等。

2. 试药及试剂 完好包装的维生素 C 片 2 瓶，双黄连口服液（规格 10ml/支)，胰酪大豆胨琼脂培养基，沙氏葡萄糖琼脂培养基，pH7.0 无菌氯化钠－蛋白胨缓冲液。

【实训方法】

扫码“看一看”

（一）平皿法检查维生素 C 片的微生物总数

1. 供试液制备 称取维生素 C 片 10g（至少开启 2 瓶)，置于 100ml pH7.0 无菌氯化钠－蛋白胨缓冲液中，溶解，混匀，制成 1 : 10 的供试液。再用 1ml 灭菌刻度吸管吸取 1:10 的供试液 1ml，加入已装有 9ml 灭菌稀释剂的试管中，混匀即成 1:100 的供试液。如有需要按此法 10 倍递增稀释成1:1000的稀释液。

2. 倾注平皿 取 1ml 灭菌吸管吸取 1:10 供试液 1ml 置无菌平皿中（一般左手执平皿，将盖半开，右手执吸管)，每个稀释级每种培养基至少制备 2 个平皿。更换刻度吸管，取 1:100 供试液依法操作，一般取适宜的连续 2 个稀释级的供试液进行微生物计数测定。

3. 阴性对照试验 用另 1 支 1ml 刻度吸管吸取稀释剂 1ml，分别注入 4 个平皿中，其中 2 个作需氧菌阴性对照，另 2 个作霉菌和酵母菌阴性对照。

4. 倾注培养基 取事先融化并冷却至约 45℃的需氧菌计数用的胰酪大豆胨琼脂培养基、霉菌和酵母菌计数用的沙氏葡萄糖琼脂培养基，上述各个平皿倾注约 15～20ml，以顺时针或逆时针方向快速旋转平皿，使供试液或稀释液与培养基混匀，置操作台上待冷凝。注意：在旋转平皿时切勿将培养基溅到皿边及皿盖上。

5. 培养和计数 将已凝固好的平板倒置，胰酪大豆胨琼脂培养基平板于30～35℃培养箱中培养3～5天。沙氏葡萄糖琼脂培养基平板于20～25℃培养箱中培养5～7天，观察菌落生长情况，点计平板上生长的所有菌落数并报告。菌落蔓延生长成片的平板不宜计数。点计菌落数后计算各稀释级供试液的平均菌落数，按菌数报告规则报告菌数。若同稀释级两个平板的菌落数平均值不小于15，则两个平板的菌落数不能相差1倍或以上。

6. 菌数报告规则 需氧菌总数测定宜选取平均菌落数小于300cfu的稀释级，霉菌和酵母菌总数测定宜选取平均菌落数小于100cfu的稀释级，作为菌数报告的依据。取最高平均菌落数，计算1g、1ml或10cm^2供试品中所含微生物数，取两位有效数字报告。

如各稀释级的平板均无菌落生长，或仅最低稀释级的平板有菌落生长，但平均菌落数小于1时，以小于1乘以最低稀释倍数的值报告菌数。

7. 结果判断 需氧菌总数是指胰酪大豆胨琼脂培养基上生长的总菌落数（包括真菌菌落数）；霉菌和酵母菌总数是指沙氏葡萄糖琼脂培养基上生长的总菌落数（包括细菌菌落数）。

若因沙氏葡萄糖琼脂培养基上生长的细菌使霉菌和酵母菌的计数结果不符合微生物限度要求，可使用含抗生素（如氯霉素、庆大霉素）的沙氏葡萄糖琼脂培养基或其他选择性培养基（如玫瑰红钠琼脂培养基）进行霉菌和酵母菌总数测定。

若供试品的需氧菌总数、霉菌和酵母菌总数的检查结果均符合该品种项下的规定，判供试品符合规定；若其中任何一项不符合该品种项下的规定，判供试品不符合规定。

（二）薄膜过滤法测定双黄连口服液的微生物总数

1. 供试液制备 取双黄连口服液10ml，置于90ml pH7.0无菌氯化钠－蛋白胨缓冲液中，混匀，制成1∶10的供试液。

2. 过滤与冲洗 检查滤膜是否完整，安装好过滤器，用少量pH7.0无菌氯化钠－蛋白胨缓冲液润洗滤膜（仅限于滤膜为水溶性的）。取1∶10的供试液10ml（若供试品所含的菌数较多时，可进一步稀释）至过滤器中，立即过滤。然后用pH7.0无菌氯化钠－蛋白胨缓冲溶液冲洗滤膜3～5次，每次冲洗量为100ml。

3. 培养和计数 冲洗后取出滤膜，菌面朝上贴于胰酪大豆胨琼脂培养基或沙氏葡萄糖琼脂培养基上培养。培养条件和计数方法同平皿法，每张滤膜上的菌落数应不超过100cfu（否则，进一步稀释重新操作）。

4. 阴性对照试验 与供试品完全相同的操作，仅不加供试品，制备2张滤膜，一张用于需氧菌总数检查阴性对照，另一张用于霉菌和酵母菌总数检查阴性对照。

5. 菌数报告规则 以相当于1ml供试品的菌落数报告菌数；若滤膜上无菌落生长，以<1报告菌数（每张滤膜过滤1g、1ml或10cm^2供试品），或<1乘以最低稀释倍数的值报告菌数。

【实训报告】

微生物总数检查结果记录于表2－10。

表 2-10 微生物总数检查结果记录

检品名称				生产厂家				
检品规格				生产批号				
检验数量				检验日期				
检测环境温度				相对湿度（%）				
检验项目								
检验依据								
检验方法								
供试品处理方法								
检验结果	需氧菌总数（胰酪大豆胨琼脂培养基，30～35℃培养3～5天）				霉菌和酵母菌总数（沙氏葡萄糖琼脂培养基，20～25℃培养5～7天）			
	1:10	1:100	1:1000	阴性对照	1:10	1:100	1:1000	阴性对照
平皿号 1								
平皿号 2								
平均值								
结果	______（限度标准：______）				______（限度标准：______）			
检验结论								

检验人：　　　　　　　　　　　　　　复核人：

年　月　日　　　　　　　　　　　　　　年　月　日

【注意事项】

1. 操作过程中要严格无菌操作。

2. 倾注和摇动平皿时应尽量平稳，勿使培养基外溢，确保细菌分散均匀。

3. 供试品溶液稀释注入培养皿中时应摇匀再取，供试品溶液从制备至加入培养基不得超过1小时。

4. 倾注时培养基的温度不得超过45℃，以防损伤细菌或真菌。

5. 每吸取1个稀释度样液，必须更换1支吸管或吸头。

6. 平皿要倒置培养，掌握培养温度与培养时间。

7. 计数菌落可用放大镜检查，以防漏数。若菌落蔓延成片、花斑状菌落或蔓延生长成片，该平板无效。

8. 供试液经薄膜过滤后，若需要用冲洗液冲洗滤膜，每张滤膜每次冲洗量一般为100ml。总冲洗量不得超过1000ml，以避免滤膜上的微生物受损伤。

【思考题】

1. 在含药物稀释液的培养皿中加入培养基时，培养基的温度为何要控制在45℃左右？

2. 微生物总数测定时，为何要设阴性对照？

3. 如何保证微生物总数测定结果的准确性？

三、药品控制菌（大肠埃希菌）的检查

【实训目的】

1. 掌握大肠埃希菌检查的意义和检查方法。

2. 会大肠埃希菌检查操作技能。

3. 能够规范书写检验原始记录及检验报告书。

【实训原理】

大肠埃希菌一般不致病，是人和温血动物肠道内栖居菌，在肠道中可合成维生素 B 和维生素 K。但有些菌株可感染人和动物，引起腹泻、化脓或败血症。大肠埃希菌随粪便排出体外，可直接或间接污染药物及药品生产的各个环节。因此，大肠埃希菌被列为粪便污染指示菌，是非规定灭菌口服药品的常规必检项目。眼部给药制剂、鼻及呼吸道给药的制剂也不得检出大肠埃希菌。

药品中大肠埃希菌的检查主要通过增菌培养、选择和分离培养来鉴别，若麦康凯琼脂平板上检出可疑菌落再进行分离、纯化及适宜的鉴定试验。

本实训以口服片剂或胶囊等为材料进行大肠埃希菌检查。

【实训器材】

1. 仪器及耗材 无菌室，365nm 紫外灯，培养箱，微波炉，恒温水浴，电热干燥箱（100～300℃），电冰箱，高压蒸汽灭菌锅，天平（感量 0.1g），显微镜（×1500），超净工作台，锥形瓶，培养皿（9cm），量筒，试管及塞，吸管（1ml、10ml），载玻片，无菌衣、裤，帽，口罩，乳胶手套，酒精灯，酒精棉球，灭菌称量纸，不锈钢药匙，研钵，试管架，打火机，记号笔，玻璃或搪瓷消毒缸（带盖）等。

玻璃器皿均于 160℃ 干热灭菌 2 小时或高压蒸汽灭菌 121℃30 分钟，烘干备用。

2. 试药及试剂 胰酪大豆胨液体培养基，麦康凯液体培养基，麦康凯琼脂培养基，pH7.0 无菌氯化钠－蛋白胨缓冲液，大肠埃希菌〔CMCC（B）44 102〕，0.2% 苯扎溴铵溶液（消毒用）。

【实训方法】

1. 供试液制备 用托盘天平称取 10g 待检药品，置 100ml pH7.0 无菌氯化钠－蛋白胨缓冲液中，溶解，混匀，制成 1∶10 供试液。

2. 增菌培养 取 1∶10 的供试液 10ml，接种至适宜体积（经方法适用性试验确定，一般为 90ml）的胰酪大豆胨液体培养基中，混匀，30～35℃ 培养 18～24 小时。

3. 阴性对照试验 取 10ml pH7.0 无菌氯化钠－蛋白胨缓冲液，接种至适宜体积（经方法适用性试验确定，一般为 90ml）的胰酪大豆胨液体培养基中，混匀，30～35℃ 培养 18～24 小时。阴性对照试验应无菌生长。如果阴性对照有菌生长，应进行偏差调查。

4. 阳性对照试验 取大肠埃希菌的营养琼脂斜面培养物少许，接种于胰酪大豆胨液体培养基或胰酪大豆胨琼脂培养基上，30～35℃ 培养 18～24 小时；上述培养物用 pH7.0 无菌氯化钠－蛋白胨缓冲液制成适宜浓度的菌悬液。

取 1∶10 的供试液 10ml，接种至适宜体积（经方法适用性试验确定，一般为 90ml）的胰酪大豆胨液体培养基中，混匀，移入阳性接种间，加入不大于 100cfu 的阳性对照菌，30～35℃ 培养 18～24 小时。阳性对照试验应呈阳性。

5. 选择和分离培养 取上述增菌培养物 1ml 接种至 100ml 麦康凯液体培养基中，42～44℃培养 24～48 小时。取麦康凯液体培养物划线接种于麦康凯琼脂培养基平板上，30～35℃培养 18～72 小时。

6. 结果判断 若麦康凯琼脂培养基平板上有菌落生长，应进行分离、纯化及适宜的鉴定试验，确证是否为大肠埃希菌；若麦康凯琼脂培养基平板上没有菌落生长，或虽有菌落生长但鉴定结果为阴性，判供试品未检出大肠埃希菌。

【实训报告】

药品控制菌（大肠埃及菌）的检查结果记录于表 2－11 中。

表 2－11 药品控制菌（大肠埃希菌）的检查结果记录

检品名称		生产厂家	
检品规格		生产批号	
检验数量		检验日期	
检测环境温度		相对湿度（%）	
检验项目			
检验依据			
检查结果			
大肠埃希菌检查			
	1	2	3
检查方式	增菌培养	选择培养	分离培养
培养基	胰酪大豆胨液体培养基	麦康凯液体培养基	麦康凯琼脂培养基
培养温度和时间	30～35℃，18～24 小时	42～44℃，24～48 小时	30～35℃，18～72 小时
阴性对照： 阳性对照： 供 试 品： 注：若麦康凯琼脂培养基平板上有菌落生长，应进行分离、纯化及适宜的鉴定试验，确证是否为大肠埃希菌。			
检验结论：　□检出　□未检出			
检验人： 年　月　日		复核人： 年　月　日	

【注意事项】

1. 菌液制备后若在室温下放置，应在 2 小时内使用；若保存在 2～8℃，可在 24 小时内使用。

2. 供试品检出大肠埃希菌或其他致病菌时，按一次检出结果为准，不再复试。

3. 供试液制备及实验环境要求严格按无菌操作。

4. 如果供试品具有抗菌活性，应尽可能去除或中和。供试品检查时，若使用了中和剂或灭活剂，应确认有效性及对微生物无毒性。

5. 供试液制备时如果使用了表面活性剂，应确认其对微生物无毒性以及与所使用中和剂或灭活剂的相容性。

【思考题】

1. 哪些药品需要进行大肠埃希菌检查?

2. 简述大肠埃希菌检查的流程。

3. 控制菌检查中为何要设置阳性对照试验和阴性对照试验?

四、谷氨酸的热原检查

【实训目的】

1. 掌握热原检查的原理和家兔升温法检查热原的操作技术。

2. 会热原检查结果判断。

3. 会规范书写检验原始记录及检验报告书。

【实训原理】

热原对不同动物的致热作用不同，由于家兔对热原的敏感性接近于人，且升温规律与人相似，目前家兔法仍为各国药典规定的热原检查的法定方法。该法是将一定剂量的供试品静脉注入家兔体内，在规定时间内，观察家兔体温升高的情况，以判定供试品中所含热原的限度是否符合规定。

【实训器材】

1. 仪器及耗材 电热干燥箱（250℃以上，受热均匀），恒温水浴箱，家兔固定盒（盒两侧有通气孔），天平（感量 0.1mg、1mg、0.1g），热原测温仪或肛门体温计（精度 ± 0.1℃），烧杯，吸管，量筒，金属制密封器，广口试剂瓶，注射器，针头，棉球，直镊及时钟等。

2. 试药及试剂 75% 乙醇，原料药谷氨酸，氯化钠注射液。

3. 试验动物 家兔（要求健康无伤，体重 1.7kg 以上，雌兔应无孕）。

【实训方法】

（一）供试家兔的筛选

1. 新兔的预选

（1）新兔经同一饲料饲养 7 日后，进行预测体温，测温的条件与热原检查要求相同。

（2）测量体温时，测温探头或肛温计插入肛门的深度和时间各兔应相同，深度一般约 6cm，时间不得少于 1.5 分钟，每隔 30 分钟测量体温 1 次，共测 8 次，8 次体温均在 38.0 ~ 39.6℃的范围内，且最高与最低体温相差不超过 0.4℃。

2. 家兔的重复使用

（1）供试品判为符合规定的家兔，至少休息 48 小时，其中升温达 0.6℃的家兔应休息 2 周以上方可再供热原检查用。

（2）对用于血液制品、抗毒素和其他同一抗原性供试品检测的家兔可在 5 天内重复使用 1 次。

（3）如供试品判定为不符合规定，则组内全部家兔不再使用。

（二）实训前的准备

1. 用具的除热原 将清洗干净与供试品接触的玻璃器皿、注射器、针头、直镊等放入金属制容器内，密闭，置电热干燥箱中经250℃ 30分钟或200℃ 1小时或180℃ 2小时以上加热除热原。

2. 实验室温度控制 室温在17～25℃范围内，实验室与饲养室的温度相差不得大于3℃；在试验全部过程中，实验室温度变化不得大于3℃。

（三）检查过程

1. 测量家兔正常体温

（1）选符合规定的家兔，停止给饲料，称重后置于家兔固定盒内至少1小时，头部固定应宽松适宜，以适用于体重不同的动物。

（2）每隔30分钟测量体温1次，一般测量2次，两次体温之差不得超过0.2°C，以此两次体温的平均值作为该兔的正常体温。

（3）当日使用的家兔，正常体温应在38.0～39.6℃范围内，且同组各兔间相差不得超过1.0℃。

2. 注射供试品

（1）实训用家兔数量 每个供试品用家兔3只，在测定正常体温后15分钟内自耳静脉缓缓注入规定剂量并温热至约38℃的供试品溶液。

（2）注射剂量 称取谷氨酸，加氯化钠注射液制成每1ml中含20mg的溶液，加热使溶解，放冷至37℃，剂量按家兔体重每1kg注射10ml。

3. 测量给药后家兔体温 给药后每隔30分钟测量体温1次，共6次。

4. 计算温差 以6次测得的体温中最高的一次减去正常体温，为该家兔体温的升高度数。当家兔升温为负值时，均以0℃计。

（四）结果判断

1. 下列情况判为复试

（1）初试3只家兔中仅有1只体温升高0.6℃或高于0.6℃，应另取5只家兔复试。

（2）3只家兔升温均低于0.6℃但升温的总和达1.3℃或高于1.3℃，应另取5只家兔复试。

2. 下列情况判为符合规定

（1）在初试的3只家兔中，体温升高均低于0.6℃，且3只家兔体温升高总和低于1.3℃，可判为符合规定。

（2）在复试的5只家兔中，体温升高0.6℃或高于0.6℃的家兔总数不超过1只，并且初试复试合并，8只家兔的体温升高总和为3.5℃或低于3.5℃，判为符合规定。

3. 下列情况判为不符合规定

（1）在初试的3只家兔中，体温升高0.6℃或高于0.6℃的家兔超过1只，可判为不符合规定。

（2）在复试的5只家兔中，体温升高0.6℃或高于0.6℃的家兔超过1只，可判为不符合规定。

（3）初复试合并8只家兔的体温升高总和超过3.5℃，可判为不符合规定。

【实训报告】

热原检查结果记录于表2－12中。

表 2－12　热原检查结果记录

检品名称		生产厂家	
检品规格		生产批号	
检验数量		检验日期	
检测环境温度		相对湿度（%）	
检验项目			
检验依据			

实验前室温		实验中室温 1.0 小时		实验中室温 2.0 小时		实验中室温 3.0 小时	
供试品溶液配制方法							

探头号	兔号	体重（kg）	注射前体温（℃）			注射剂量（ml）	注射后体温（℃）（小时）						温差（℃）	
			1	2	平均		0.5	1.0	1.5	2.0	2.5	3.0	各兔	总和
结果	☐符合规定　☐不符合规定　☐复试													

检验人：　　　　　　　　　　复核人：

年　月　日　　　　　　　　　年　月　日

【注意事项】

1. 测温探头或肛门体温计每 3～6 个月校正一次，不符合要求者，不得使用。
2. 每只家兔注射前、后应使用同一支测温探头。
3. 用具上的热原一定要彻底去除，否则会影响结果。
4. 供试品溶液配制完毕后，应在 30 分钟内注射于家兔体内。
5. 供试品注射前宜温热至约 38℃。需缓慢注射药液，注射时间一般每兔不超过 5 分钟。

【思考题】

1. 一般哪些制剂要做热原检查？
2. 热原检查时如何正确选用家兔？
3. 哪些因素会影响热原检查结果的准确性？

五、5% 葡萄糖注射液的细菌内毒素检查

【实训目的】

1. 掌握用凝胶限量法进行细菌内毒素检查的原理及操作技术。
2. 会计算供试品的最大有效稀释倍数。
3. 会结果判断，能够规范书写检验原始记录及检验报告书。

【实训原理】

扫码“看一看”

细菌内毒素检查法系利用鲎试剂来检测或量化由革兰阴性菌产生的细菌内毒素，以判

断供试品中细菌内毒素的限量是否符合规定的一种方法。内毒素检查包括两种方法，即凝胶法和光度测定法，供试品检测时，可使用其中任何一种方法进行试验。当测定结果有争议时，除另有规定外，以凝胶限度试验结果为准。本试验采用凝胶法进行细菌内毒素检查。

鲎血液中的变形细胞中含有两种物质即凝固酶原和凝固蛋白原。在适宜条件下，细菌内毒素能激活鲎试剂中的凝固酶原成为具有活性的凝固酶，通过凝固酶的酶解作用将凝固蛋白原转变为凝固蛋白，凝固蛋白又通过交联酶作用互相聚合而形成牢固的凝胶。

【实训器材】

1. 仪器及耗材 电热干燥箱（温度应能达到250℃），恒温器（37℃ ±1℃），旋涡混合器，温度计（精度在1℃以下），微量加样器及无热原吸头，无热原玻璃试管（10mm × 75mm），试管架，酒精灯，75%乙醇棉，封口膜，剪刀，砂轮，时钟等。所用玻璃器皿须经250℃干烤30分钟以上，所用塑料器械应无内毒素并且对试验无干扰。

2. 试药及试剂 5%葡萄糖注射液，细菌内毒素工作标准品（规格10EU/支），细菌内毒素检查用水（BET水，<0.015EU/ml），鲎试剂（规格0.1ml/支、标示灵敏度 λ 为0.25EU/ml）。

【实训方法】

在细菌内毒素检查中，每批供试品做2支供试品管、2支供试品阳性对照、2支阳性对照和2支阴性对照。

1. 供试品溶液的制备 5%葡萄糖注射液细菌内毒素限值 $L=0.50$EU/ml（当 L 以EU/ml表示时，供试品溶液浓度 C 等于1.0ml/ml），所用鲎试剂灵敏度 $\lambda=0.25$EU/ml，根据最大有效稀释倍数 $MVD=CL/\lambda=1.0\times0.50/0.25=2$ 倍，即供试品用细菌内毒素检查用水最大稀释2倍。取供试品0.50ml加入BET水0.50ml，混匀，得供试品溶液。

2. 阳性对照溶液的制备 取细菌内毒素工作标准品（10EU/支）1支，轻弹瓶壁，使粉末落入瓶底，然后用砂轮在瓶颈部轻轻划痕，75%乙醇棉球擦拭后启开，准确加入BET水1ml复溶，用封口膜将瓶口封严，置旋涡混合器上混合15分钟，得10EU/ml的内毒素阳性对照溶液。

准确取10EU/ml的内毒素阳性对照溶液0.2ml加入BET水1.8ml复溶，用封口膜将瓶口封严，置旋涡混合器上混合30秒，得1EU/ml的内毒素阳性对照溶液。

准确取1EU/ml的内毒素阳性对照溶液1.0ml加入BET水1.0ml复溶，用封口膜将瓶口封严，置旋涡混合器上混合30秒，得稀释至鲎试剂标示灵敏度2倍即0.50EU/ml的内毒素阳性对照溶液。

3. 供试品阳性对照溶液的制备 分别取供试品原液0.50ml和1.0EU/ml的内毒素阳性对照溶液0.50ml，混合均匀供检查用即可。

4. 鲎试剂的准备 取规格为0.1ml/支的鲎试剂8支，轻弹瓶壁，使粉末落入瓶底，然后用砂轮在瓶颈部轻轻划痕，75%乙醇棉球擦拭后启开，启开过程中应防止玻璃屑落入瓶内。每支加入0.1ml检查用水溶解，轻轻转动瓶壁，使内容物充分溶解，避免产生气泡。

5. 加样 取8支（管）溶解好的鲎试剂，其中2支加入0.1ml供试品溶液作为供试品管（A），2支加入0.1ml供试品阳性对照溶液作为供试品阳性对照管（B），2支加入0.1ml阳性对照溶液作为阳性对照管（C），2支加入0.1ml细菌内毒素检查用水作为阴性对照管（D）。

6. 保温 将试管中溶液轻轻混匀后，用封口膜封闭管口，垂直放入37℃ ±1℃水浴或适宜恒温器中，保温60分钟±2分钟后观察结果。将试管从恒温器中轻轻取出，缓缓倒转180°时，管内凝胶不变形，不从管壁滑脱者为阳性，记录为（+）；凝胶不能保持完整并从管壁滑脱者为阴性，记录为（-）。

7. 结果判断 若阴性对照溶液D的平行管均为阴性，供试品阳性对照溶液B的平行管均为阳性，阳性对照溶液C的平行管均为阳性，试验有效。

（1）若供试品溶液A的两个平行管均为阴性，判定供试品符合规定。

（2）若供试品溶液A的两个平行管均为阳性，判定供试品不符合规定。

（3）若供试品溶液A的两个平行管中一管为阳性，另一管为阴性，需进行复试。复试时供试品溶液A需做4支平行管，若所有平行管均为阴性，判定供试品符合规定，否则判定供试品不符合规定。

【实训报告】

药品细菌内毒素检查结果记录于表2-13中。

表2-13 药品细菌内毒素检查结果记录

<table>
<tr><td>检品名称</td><td colspan="2"></td><td colspan="2">生产厂家</td><td colspan="2"></td></tr>
<tr><td>检品规格</td><td colspan="2"></td><td colspan="2">生产批号</td><td colspan="2"></td></tr>
<tr><td>检验数量</td><td colspan="2"></td><td colspan="2">检验日期</td><td colspan="2"></td></tr>
<tr><td>检测环境温度</td><td colspan="2"></td><td colspan="2">相对湿度（%）</td><td colspan="2"></td></tr>
<tr><td>检验项目</td><td colspan="6"></td></tr>
<tr><td>检验依据</td><td colspan="6"></td></tr>
<tr><td>供试品溶液配制</td><td colspan="6"></td></tr>
<tr><td>细菌内毒素工作
标准品稀释</td><td colspan="6"></td></tr>
<tr><td>鲎试剂复溶</td><td colspan="6"></td></tr>
<tr><td>保温时间</td><td colspan="2"></td><td colspan="2">保温温度</td><td colspan="2"></td></tr>
<tr><td>编号</td><td>供试品管A</td><td colspan="2">供试品阳性对照管B</td><td colspan="2">阳性对照管C</td><td>阴性对照管D</td></tr>
<tr><td>1</td><td></td><td colspan="2"></td><td colspan="2"></td><td></td></tr>
<tr><td>2</td><td></td><td colspan="2"></td><td colspan="2"></td><td></td></tr>
<tr><td>是否有效</td><td colspan="6"></td></tr>
<tr><td>结论</td><td colspan="6">□符合规定　　□不符合规定　　□复试</td></tr>
</table>

检验人：　　　　　　　　　　　　复核人：

年　月　日　　　　　　　　　　　年　月　日

【注意事项】

1. 标准品断开安瓿瓶颈时不得有碎片掉入。

2. 细菌内毒素工作标准品溶解后一定要在旋涡混合器上混合 15 分钟，以后每稀释一步均在旋涡混合器上混合 30 秒。

3. 由于凝集反应是不可逆的，所以在保温和取放试管时应注意不要使试管受到振动，以免凝胶破碎产生假阴性结果。

4. 稀释过程中每一步骤所使用的移液器具不能交叉使用。

【思考题】

1. 哪些药品需要做细菌内毒素检查？

2. 细菌内毒素工作标准品溶解以及每一步稀释都要旋涡，其作用是什么？

3. 设置供试品阳性对照、阳性对照、阴性对照的目的是什么？

4. 为什么加样后的鲎试剂保温的温度要控制在 37℃ ±1℃，保温时间为（60 ±2）分钟？如果保温的温度高于或低于 37℃ ±1℃ 或保温的时间比 60 分钟 ±2 分钟长或短会出现什么结果？

六、庆大霉素注射液的效价测定

【实训目的】

1. 掌握管碟法的基本原理和方法。

2. 会二剂量法测定庆大霉素效价的操作。

3. 会数据处理和结果判断，能够规范书写检验原始记录及检验报告书。

【实训原理】

抗生素效价的微生物检定法有稀释法、浊度法、管碟法等三种。目前各国药典常采用后两种方法。管碟法是利用抗生素在琼脂培养基内的扩散渗透作用，将已知浓度的标准品溶液与未知浓度的样品溶液在含有敏感试验菌的琼脂表面进行扩散渗透，形成含一定浓度的抗生素球形区，从而抑制试验菌的繁殖，呈现出透明的抑菌圈。根据抗生素在一定浓度范围内的对数剂量与抑菌圈的直径（或面积）呈线性关系，通过比较标准品溶液与样品溶液产生抑菌圈的大小，进而计算出样品的效价。

由于本法是利用抗生素抑制敏感细菌的特点，所以符合临床使用的实际情况，而且灵敏度也很高，不需特殊设备，故一般实验室及生产上多采用此法。但此法也有缺点，即操作步骤多、手续繁杂，培养时间长、得出结果慢。尽管如此，由于它有上述的独特优点而被世界各国所公认，成为国际通用的方法被列入各国药典法规的范围内。

【实训器材】

1. 仪器及耗材 恒温培养箱，干燥箱，电子天平（感量 0.1mg），抑菌圈面积（直径）测量仪，培养皿（直径约为 90mm，高 16 ~ 17mm 的平底双碟），小钢管（内径 6.0mm ±0.1mm，外径为 7.8mm ±0.1mm 的，高为 10.0mm ±0.1mm，重量相等的牛津杯），小钢管放置器，镊子，容量瓶，刻度吸管，移液管，陶瓦盖，游标卡尺，超净工作台。

2. 试药及试剂 庆大霉素标准品、庆大霉素注射液、pH7.8 灭菌磷酸盐缓冲液、营养琼脂培养基（普通培养基）、效价测定用培养基（培养基Ⅰ）、短小芽孢杆菌［CMCC（B）

63 202］。

【实训方法】

1. 菌悬液的制备 取短小芽孢杆菌的营养琼脂斜面培养物，接种于盛有营养琼脂培养基的培养瓶中，在35～37℃培养7天，用革兰染色法涂片镜检，应有芽孢85%以上。用灭菌水5ml将芽孢洗下，在65℃加热30分钟杀死菌体，备用。

2. 磷酸盐缓冲液、标准品溶液、供试品溶液的配制

（1）pH7.8灭菌磷酸盐缓冲液 用于标准品的稀释。取磷酸氢二钾5.59g与磷酸二氢钾0.41g，加水使成1000ml，滤过，115℃灭菌30分钟即得。

（2）标准品溶液 准确称取庆大霉素标准品约30mg，溶解在一定量的灭菌蒸馏水中，然后用pH7.8磷酸盐缓冲液分2～3步稀释，最终使成S_2（高剂量）为10U/ml、S_1（低剂量）为2.5U/ml的两种滴碟用庆大霉素标准品溶液（高、低浓度的剂距为2∶1或4∶1）。

（3）供试品溶液 按庆大霉素注射液的标示效价，量取一定体积的待测药品，先用灭菌蒸馏水稀释，再用pH7.8磷酸盐缓冲液分2～3步稀释，最终使之成为T_2（高剂量）10U/ml、T_1（低剂量）2.5U/ml的两种滴碟用供试品溶液。

3. 效价测定用培养基

（1）营养琼脂培养基（普通培养基）。

（2）效价测定用培养基（培养基Ⅰ）。

4. 双碟的制备

（1）倒底层培养基 取直径约为90mm规格的平底双碟，用灭菌大口吸管（20ml）吸取预先在100℃水浴中加热融化的测定用培养基20ml，注入培养皿，使其在碟底内均匀摊布，待凝固后更换干燥的陶瓦盖，放置在35～37℃培养箱中保温。

（2）倒含菌层 另取测定用培养基适量（100ml）加热融化后，放冷至55～60℃；再用灭菌吸管吸取短小芽孢杆菌菌悬液适量（能得到清晰的抑菌圈为度，二剂量法标准品溶液高浓度所致的抑菌圈直径在18～22mm，三剂量法标准品溶液中心浓度所致的抑菌圈直径在15～18mm），加入上述放冷后的测定用培养基内，摇匀。用灭菌大口10ml吸管（或小量筒）吸取菌层培养基5ml，迅速均匀摊布在底层培养基上，置于水平台上，盖上陶瓦盖，放置20～30分钟，备用。

二剂量法双碟的个数不得少于4个，三剂量法双碟的个数不得少于6个。

5. 放置小钢管（牛津杯） 菌层凝固后，用灭菌镊子或钢管放置器在每一双碟中以等距离均匀安置4个（二剂量法，如果是三剂量法则为6个）牛津杯，注意使牛津杯平稳落在培养基上，各个牛津杯下落的高度应一致。盖上陶瓦盖，双碟静置5～10分钟，使牛津杯在琼脂内稍下沉稳定后，再开始滴加抗生素溶液。

6. 滴碟、培养 取上述标准品两种溶液和供试品两种溶液，用毛细滴管滴加到牛津杯内。滴加完毕，盖上陶瓦盖，水平移入培养箱中，于35～37℃培养14～16小时。

注意：滴加庆大霉素溶液的毛细滴管在滴加前必须用滴加液润洗2～3次，滴加溶液至牛津杯口平满，滴加溶液间隔不可过长。按S_2（SH）、T_2（TH）、S_1（SL）、T_1（TL）顺序滴加。每种溶液必须各用1支毛细滴管。

7. 测量抑菌圈及记录 培养14～16小时后，取出双碟，打开陶瓦盖，取出牛津杯，放入消毒液中，换玻璃盖。检查抑菌圈是否圆整，若抑菌圈破圈或不圆整，则应弃之不用。

用游标卡尺测量出每一个抑菌圈的直径。测量时，眼睛视线应与读数刻度垂直，用游标卡尺的尖端与抑菌圈直径的切点呈垂直，然后测量并读数，数值保留至小数点后2位。也可采用抑菌圈面积测量仪进行测量。

【实训报告】

庆大霉素注射液的效价测定记录于表2－14。

表2－14　庆大霉素注射液的效价测定记录

品名：庆大霉素注射液　　批　号：＿＿＿＿

规格：＿＿＿＿　　测定日期：＿＿＿＿

培养基批号：＿＿＿＿　培养温度：＿＿＿＿　培养时间：＿＿＿＿

试验菌：

测定依据：《中国药典》(2015年版)

测定环境：温度：＿＿＿＿　湿度：＿＿＿＿

标准溶液的配制：

供试品溶液的配制：

抑菌圈直径测量结果：

双碟号	抑菌圈直径（mm）				
	d_{S_2}	d_{S_1}	d_{T_2}	d_{T_1}	
1					
2					
3					
4					
5					
6					

计算：

结论：

检验人：＿＿＿＿　　复核人：＿＿＿＿

年　月　日　　年　月　日

【注意事项】

1. 双碟的制备需要注意以下事项：①玻璃双碟一定要干燥，不能有水。②刻度吸管要用砂轮将尖嘴割掉一点，变成大口后用，否则易发生堵塞。③冬季室温较低，倒好底层的双碟，待凝固后，可先放入37℃恒温箱内保温，目的是使底层培养基干燥，倒菌层时易于摊布水平。④摇匀菌层培养基时，轻轻旋摇，不能产生气泡。⑤无论是倒底层还是倒菌层动作都要尽量快，尤其是倒菌层时要更快。

2. 抑菌圈的质量对测定影响很大，应保证抑菌圈形状为圆形，无破圈或圈不完整等现象。

扫码“练一练”

【思考题】

1. 试分析双碟中出现破圈或抑菌圈不完整现象产生的原因。

2. 滴加抗生素溶液为何要按S_2、T_2、S_1、T_1的顺序？可否将所有双碟的S_2滴加好以后，

再滴加 T_2 等其他溶液？为什么？

3. 抗生素效价测定中，为什么常用管碟法测定？

扫码“学一学”

任务十二　滴定分析法测定药物含量

一、直接中和法测定苯甲酸的含量

【实训目的】

1. 掌握直接中和法测定苯甲酸含量的原理。
2. 会使用分析天平和碱式滴定管的操作。
3. 会数据处理和结果判断，能够规范书写检验原始记录及检验报告书。

【实训原理】

苯甲酸含有羧基显酸性，因此可用氢氧化钠滴定液直接测定苯甲酸含量。反应式如下：

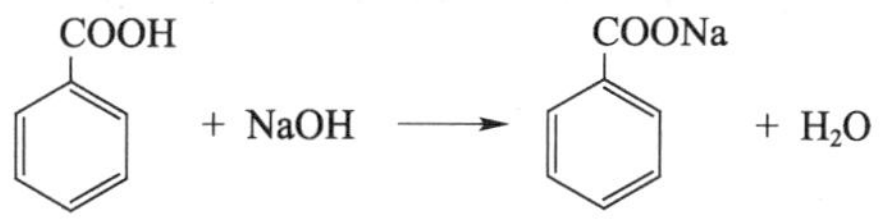

由于苯甲酸在水中溶解度较小，常采用中性稀乙醇做溶剂，滴定至化学计量点时生成苯甲酸钠使溶液呈碱性，可根据指示剂变色范围选用酚酞指示剂指示滴定终点。

【实训器材】

1. 仪器及耗材　分析天平（感量 0.1mg），台秤，称量瓶，碱式（或两用）滴定管（50ml），锥形瓶（250ml），量筒（25ml）。

2. 试药及试剂　NaOH（0.1mol/L），苯甲酸，中性稀乙醇，酚酞指示剂。

【实训方法】

取本品约 0.25g，精密称定，加中性稀乙醇（对酚酞指示液显中性）25ml 溶解后，加酚酞指示液 3 滴，用氢氧化钠滴定液（0.1mol/L）滴定。每 1ml 氢氧化钠滴定液（0.1mol/L）相当于 12.21mg 的 $C_7H_6O_2$（分子量为 122.12）。

$$含量\% = \frac{TVF \times 10^{-3}}{m_s} \times 100\%$$

式中，V 为供试品消耗滴定液的体积，ml；T 为滴定度，此处为 12.21mg/ml；F 为滴定液浓度校正因数；m_s 为供试品称样量，g。

《中国药典》（2015 年版）规定，本品含苯甲酸（$C_7H_6O_2$）不得少于 99.0%。

【注意事项】

1. 溶解苯甲酸时，一定要等苯甲酸颗粒完全溶解后才能开始滴定。
2. 配制中性稀乙醇用的纯化水应预先煮沸以除去二氧化碳。

【思考题】

1. 溶解苯甲酸的溶剂为什么要使用中性稀乙醇？

2. 本实训为何滴定至酚酞显粉红色，持续30秒不褪色为止？

3. 可否使用其他溶剂代替中性稀乙醇，指示剂是否可以更换？

二、非水碱量法测定马来酸氯苯那敏的含量

【实训目的】

1. 掌握马来酸氯苯那敏的含量测定方法及计算。
2. 熟悉非水碱量法测定马来酸氯苯那敏的原理。
3. 会数据处理和结果判断，能够规范书写检验原始记录及检验报告书。

【实训原理】

马来酸氯苯那敏为有机碱的有机酸盐，在水溶液中的碱性很弱，不能直接在水溶液中进行酸碱滴定，由于冰醋酸的酸性比水的酸性强，因此将马来酸氯苯那敏溶于冰醋酸中，可增强其碱性，以结晶紫为指示剂，用高氯酸滴定液测定其含量。

【实训器材】

1. 仪器及耗材 仪器：酸式（或两用）滴定管（10ml），量筒（10ml），锥形瓶（100ml），电子天平（感量0.1mg），药匙等。耗材：称量纸等。

2. 试药及试剂 马来酸氯苯那敏，高氯酸滴定液（0.1mol/L），冰醋酸，结晶紫指示剂。

【实训方法】

取本品约0.15g，精密称定，加冰醋酸10ml溶解后，加结晶紫指示液1滴，用高氯酸滴定液（0.1mol/L）滴定至溶液显蓝绿色，并将滴定的结果用空白试验校正。每1ml高氯酸滴定液（0.1mol/L）相当于19.54mg的 $C_{16}H_{19}ClN_2 \cdot C_4H_4O_4$（分子量为390.87）。

$$含量\% = \frac{T(V - V_0)F \times 10^{-3}}{m_s(1 - 干燥失重)} \times 100\%$$

式中，V 为供试品消耗滴定液的体积，ml；V_0 为空白试验消耗滴定液的体积，ml；T 为滴定度，此处为19.54mg/ml；F 为滴定液浓度校正因数；m_s 为供试品取样量，g。

《中国药典》（2015年版）规定，本品按干燥品计算，含 $C_{16}H_{19}ClN_2 \cdot C_4H_4O_4$ 不得少于98.5%。

【注意事项】

1. 马来酸氯苯那敏为有机碱的有机酸盐，需使用冰醋酸为溶剂进行溶解。
2. 冰醋酸、高氯酸腐蚀性强，刺激黏膜，应注意保护。
3. 试验结束后应回收溶剂。

【思考题】

1. 如果锥形瓶中有少量水会带来什么影响，为什么？
2. 为什么非水碱量法一般用于原料药的含量测定，而少用于制剂分析？
3. 滴定分析中做空白试验的目的是什么？

三、亚硝酸钠法测定磺胺嘧啶钠注射液的含量

【实训目的】

1. 掌握亚硝酸钠法测定磺胺嘧啶钠注射液含量的方法和计算。
2. 会永停滴定法操作和刻度吸管取样方法。
3. 会数据处理和结果判断，能够规范书写检验原始记录及检验报告书。

【实训原理】

磺胺嘧啶钠分子结构中含有芳香第一胺，在酸性条件下可以和亚硝酸钠进行定量的重

氮化反应，因此可以采用永停滴定法进行含量测定。

扫码“看一看”

【实训器材】

1. 仪器及耗材　药物天平，量筒（50ml），烧杯（150ml），永停滴定仪（酸式滴定管25ml）。

2. 试药及试剂　磺胺嘧啶钠注射液，亚硝酸钠滴定液（0.1mol/L），盐酸溶液（1→2），溴化钾。

【实训方法】

精密量取本品适量（约相当于磺胺嘧啶钠0.6g），照永停滴定法（通则0701），加水40ml，盐酸溶液（1→2）15ml，加溴化钾2g，加转子，连接永停滴定仪并设定参数，启动搅拌器搅拌使溶解，插入铂－铂电极，将滴定管的尖端插入液面下约2/3处，用亚硝酸钠滴定液（0.1mol/L）迅速滴定，随滴随搅拌，至近终点时，将滴定管的尖端提出液面，用少量水淋洗滴定管尖端，洗液并入溶液中，继续缓缓滴定，至电流计指针突然偏转不再回复，即为滴定终点。每1ml亚硝酸钠滴定液（0.1mol/L）相当于27.23mg的$C_{10}H_9N_4NaO_2S$（相对分子量为272.26）。

$$\text{标示量}\% = \frac{VFT}{V_s \times \text{标示量}} \times 100\%$$

式中，V为供试品消耗滴定液的体积，ml；T为滴定度，此处为27.23 mg/ml；F为滴定液浓度校正因数，V_s为供试品取样量，ml。

《中国药典》（2015年版）收载磺胺嘧啶钠注射液规格有：①2ml∶0.4g，②5ml∶1g，均要求本品含磺胺嘧啶钠（$C_{10}H_9N_4NaO_2S$）应为标示量的95.0%～105.0%。

【注意事项】

1. 磺胺嘧啶钠滴定前需加入盐酸溶液（1→2），使溶液呈酸性。

2. 永停滴定法滴定方式：直接将滴定管尖端和电极插入液面下，在磁力搅拌器搅拌下可由仪器自动滴定。

3. 终点的指示方法：仪器指示灯亮，并发出蜂鸣声。如果无永停滴定仪，也可采用外指示剂法，用含锌碘化钾－淀粉指示液或试纸。

【思考题】

1. 影响重氮化反应速度的因素有哪些？在本法中如何掌握滴定条件？

2. 比较永停滴定法和电位滴定法的异同。

3. 试验中为什么要加入溴化钾？

四、配位滴定法测定枸橼酸铋钾的含量

扫码“看一看”

【实训目的】

1. 掌握枸橼酸铋钾的含量测定方法及计算。

2. 熟悉配位滴定法测定枸橼酸铋钾的原理。

3. 会数据处理和结果判断，能够规范书写检验原始记录及检验报告书。

【实训原理】

枸橼酸铋钾中含有铋元素，可通过配位滴定法测定铋元素含量来测定枸橼酸铋钾的含量。主要反应式如下：

滴定前 $Bi^{2+} + H_2In^- \rightleftharpoons BiIn^- + 2H^+$

滴定反应 $Bi^{2+} + H_2Y^{2-} \rightleftharpoons BiY^{2-} + 2H^+$

终点时 $BiIn^- + H_2Y^{2-} \rightleftharpoons BiY^{2-} + H_2In^-$

【实训器材】

1. 仪器及耗材 电子天平（感量0.1mg），称量瓶，烧杯，酸式滴定管（50ml），量筒（50ml、10ml），锥形瓶（250ml）。

2. 试药及试剂 枸橼酸铋钾，乙二胺四醋酸二钠滴定液（0.05mol/L），稀硝酸（1→3），二甲酚橙指示液。

【实训方法】

取本品约0.5g，精密称定，加水50ml溶解后，再加硝酸溶液（1→3）3ml与二甲酚橙指示液2滴，用乙二胺四醋酸二钠滴定液（0.05mol/L）滴定至溶液显黄色。每1ml乙二胺四醋酸二钠滴定液（0.05mol/L）相当于10.45mg的铋（Bi原子量为208.98）。平行测定2次。

$$含量\% = \frac{TVF}{m_s \times (1 - 干燥失重) \times 1000} \times 100\%$$

式中，T为滴定度，此处为10.45mg/ml；F为浓度校正因数；V是消耗滴定液的体积，ml；m_s是供试品的取样量，g。

《中国药典》（2015年版）规定，本品按干燥品计算，含铋（Bi）应为35.0%～38.5%。

【注意事项】

1. 二甲酚橙是红棕色结晶性粉末，易溶于水。它在pH<6.3时呈黄色，pH>6.3时呈红色，pH=6.3时呈中间颜色。而二甲酚橙与金属离子的配合物则是紫红色的，故它只能在pH<6.3的酸性溶液中使用。

2. EDTA是一种氨羧配位剂，全称是乙二胺四乙酸，因水中溶解度很低，通常实验室用乙二胺四醋酸二钠盐。该试剂和多种金属离子定量配位反应，生成稳定的配合物。

【思考题】

1. 配位滴定中使用二甲酚橙指示剂为什么加入稀硝酸？
2. 通常使用乙二胺四醋酸二钠盐配制EDTA标准溶液，为什么不用乙二胺四乙酸？
3. 配位滴定法与酸碱滴定法相比，有哪些不同点？操作中应注意哪些问题？

五、直接碘量法测定维生素C注射液的含量

【实训目的】

1. 掌握维生素C注射液含量测定的原理、方法和操作。
2. 了解注射液含量测定时排除附加剂（稳定剂）干扰的常用方法和操作技能。
3. 会处理数据和结果判断，能够规范书写检验原始记录及检验报告书。

【实训原理】

维生素C具有烯二醇基，具有强还原性，直接碘量法根据碘滴定液的氧化性可与维生素C进行定量的氧化还原反应，指示剂选择淀粉，终点显蓝色。

【实训器材】

1. 仪器及耗材 棕色酸式（或两用）滴定管（25ml），量筒（10、20ml），刻度吸管，

洗耳球，碘量瓶（250ml）等。

2. 试药及试剂 维生素 C 注射液，碘滴定液（0.05mol/L），丙酮，稀醋酸，淀粉指示液。

【实训方法】

精密量取本品适量（约相当于维生素 C 0.2g），加水 15ml 与丙酮 2ml，摇匀，放置 5 分钟，加稀醋酸 4ml 与淀粉指示液 1ml，用碘滴定液（0.05mol/L）滴定，至溶液显蓝色并持续 30 秒不褪。每 1ml 碘滴定液（0.05mol/L）相当于 8.806mg 的 $C_6H_8O_6$（相对分子量为 176.13）。

$$\text{标示量}\% = \frac{VFT}{V_s \times \text{标示量}} \times 100\%$$

式中，V 为供试品消耗滴定液的体积，ml；T 为滴定度，此处为 8.806mg/ml；F 为滴定液浓度校正因数，V_s为供试品取样量，ml。

《中国药典》（2015 年版）收载的维生素注射液规格有：①1ml∶0.25g；②2ml∶0.1g；③2ml∶0.25g；④2ml∶0.5g；⑤2ml∶1g；⑥2.5ml∶1g；⑦5ml∶0.5g；⑧5ml∶1g；⑨10ml∶1g；⑩10ml∶2g；⑪20ml∶2g；⑫20ml∶2.5g。均规定：本品含维生素 C（$C_6H_8O_6$）应为标示量的 93.0% ~107.0%。

【注意事项】

1. 维生素 C 分子结构中烯二醇基具有较强的还原性，在酸性溶液中可被碘定量氧化，因此可用直接碘量法测定含量。

2. 维生素 C 注射液中可能存在焦亚硫酸钠、亚硫酸氢钠或亚硫酸钠等抗氧剂，可加丙酮或甲醛发生加成反应，排除抗氧剂对测定的干扰。

3. 用碘量瓶进行滴定操作，放置 5 分钟时应将碘量瓶瓶塞盖住，以避免空气中的氧氧化维生素 C。

【思考题】

1. 为什么使用碘量瓶进行滴定操作？
2. 含量测定中加入丙酮的作用是什么？
3. 如果维生素 C 注射液规格为 1ml∶0.25g，含量测定时应量取的体积是多少？

扫码“练一练”

任务十三 紫外 - 可见分光光度法测定药物含量

扫码“学一学”

一、紫外 - 可见分光光度法测定维生素 B_1 注射液的含量

【实训目的】

1. 掌握维生素 B_1 注射液含量测定的内容、原理及操作步骤。
2. 会用紫外 - 可见分光光度计测定药物的含量。
3. 会数据处理和结果判断，能够规范书写检验原始记录及检验报告书。

【实训原理】

维生素 B_1 注射液的主要成分为维生素 B_1，结构如下。

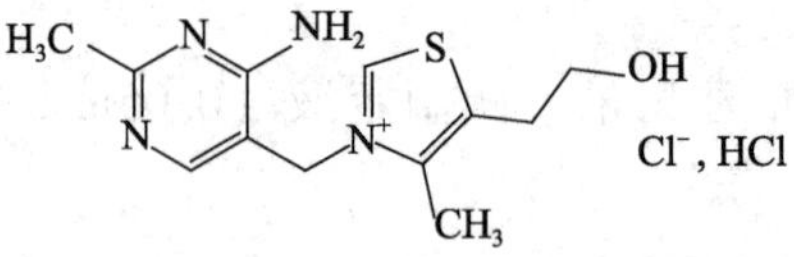

扫码“看一看”

结构中的嘧啶环为一芳香杂环，具有紫外特征吸收。因此可在其最大吸收波长处测定吸光度，进行含量测定。

【实训器材】

1. 仪器及耗材 仪器：紫外-可见分光光度计，容量瓶（100ml、200ml），刻度吸管（5ml），洗耳球，烧杯，玻璃棒，洗瓶，胶头滴管，石英吸收池等。耗材：滤纸等。

2. 试药及试剂 维生素 B_1 注射液，盐酸溶液（9→1000），纯化水等。

【实训方法】

精密量取维生素 B_1 注射液适量（约相当于维生素 B_1 50mg），置 200ml 量瓶中，用水稀释至刻度，摇匀，精密量取 5ml，置 100ml 量瓶中，用盐酸溶液（9→1000）稀释至刻度，摇匀。照紫外-可见分光光度法（通则 0401），在 246nm 的波长处测定吸光度，按 $C_{12}H_{17}ClN_4OS \cdot HCl$ 的吸收系数（$E_{1cm}^{1\%}$）为 421 计算。《中国药典》规定本品含维生素 B_1（$C_{12}H_{17}ClN_4OS \cdot HCl$）应为标示量的 93.0% ~107.0%。

【注意事项】

1. 本实验用吸光系数法测定含量，其优点是操作简便、快捷，不必用对照品。但该法受仪器精度、操作及环境因素等影响较大，因此测定前必须对紫外-可见分光光度计进行校正与检定，波长、吸光度的准确度、杂散光均应符合要求，才能保证结果的准确。

2. 吸光系数法通常都是在最大吸收波长处测定吸光度，因为在此波长处测定灵敏度高，且波长稍有偏差对吸光度影响不大。

3. 石英吸收池的透光面应保持光洁，拿取吸收池时，只能拿毛玻璃面，切不可拿透光面，使用及放置过程中应防止透光面与硬物接触，以免磨损。洗涤时，切不可用毛刷擦洗，一般以水冲洗，内壁沾污时，也可用绸布醮酒精液轻轻擦洗，必要时，可用重铬酸钾洗液浸泡，再用水洗净。吸收池外表，只能用擦镜纸或白绸布擦。实验结束后，吸收池应用水冲洗干净、晾干。

【思考题】

1. 采用紫外-可见分光光度法测定维生素 B_1 注射液含量的结构依据是什么？

2. 维生素 B_1 还可采用哪些方法测定含量？结构依据是什么？

3. 请说明维生素 B_1 注射液和原料药测定方法不同的原因。

二、紫外-可见分光光度法测定盐酸二氧丙嗪片的含量

【实训目的】

1. 掌握盐酸二氧丙嗪片的含量测定方法和步骤。

2. 会熟练使用紫外-可见分光光度计。

3. 会数据处理和结果判断，能够规范书写检验原始记录及检验报告书。

【实训原理】

盐酸二氧丙嗪片的主要成分为盐酸二氧丙嗪，结构如下。

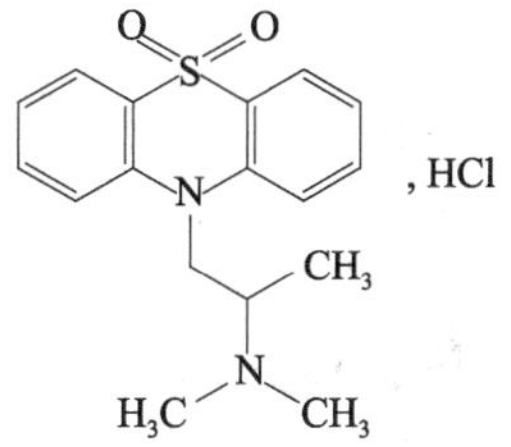

结构中的吩噻嗪环为芳香杂环，具有紫外特征吸收。因此可在其最大吸收波长处测定吸光度，进行含量测定。

【实训器材】

1. 仪器及耗材 仪器：紫外－可见分光光度计，电子天平（感量0.1mg），容量瓶（100ml、200ml），量筒（200ml），刻度吸管（5ml），洗耳球，漏斗，烧杯，研钵，玻璃棒，药匙，洗瓶，胶头滴管，石英吸收池等。耗材：滤纸，称量纸。

2. 试药及试剂 盐酸二氧丙嗪片（规格：5mg），0.1mol/L盐酸溶液等。

【实训方法】

取本品12片，置200ml量瓶中，加0.1mol/L盐酸溶液约150ml，振摇使盐酸二氧丙嗪溶解，用0.1mol/L盐酸溶液稀释至刻度，摇匀，滤过，精密量取续滤液5ml，置100ml量瓶中，用0.1mol/L盐酸溶液稀释至刻度，摇匀，照紫外－可见分光光度法（通则0401），在264nm的波长处测定吸光度，按 $C_{17}H_{20}N_2O_2S \cdot HCl$ 的吸收系数（$E_{1cm}^{1\%}$）为362计算，即得。《中国药典》（2015年版）规定：本品含盐酸二氧丙嗪（$C_{17}H_{20}N_2O_2S \cdot HCl$）应为标示量的90.0%～110.0%。

【注意事项】

1. 紫外－可见分光光度法测定时，除另有规定外，应以配制供试品溶液的同批溶剂为空白对照，采用1cm的石英吸收池，在规定的吸收峰波长±2nm以内测试几个点的吸光度，或由仪器在规定波长附近自动扫描测定，以核对供试品的吸收峰波长位置是否正确。除另有规定外，吸收波长应在该品种项下规定的波长±2nm以内，并以吸光度最大的波长作为测定波长。

2. 盐酸二氧丙嗪片中含有辅料，因此紫外分析前应进行过滤操作。本实验先定容，后过滤，过滤时，所用仪器均需干燥。弃去初滤液，量取续滤液进行分析，以保持浓度的一致，从而保证结果的准确。

【思考题】

1. 采用紫外－可见分光光度法测定盐酸二氧丙嗪片含量的结构依据是什么？
2. 用紫外－可见分光光度法定量时，有哪几种常用方法？本实验中采用哪种方法？
3. 本实验中，测定吸光度时可选用哪种材质的吸收池？

三、紫外－可见分光光度法测定吡哌酸片的含量

【实训目的】

1. 掌握紫外－可见分光光度法测定的原理与方法。
2. 会片剂含量测定的操作和计算。
3. 会数据处理和结果判断，能够规范书写检验原始记录及检验报告书。

【实训原理】

吡哌酸片的主要成分为吡哌酸，结构如下。

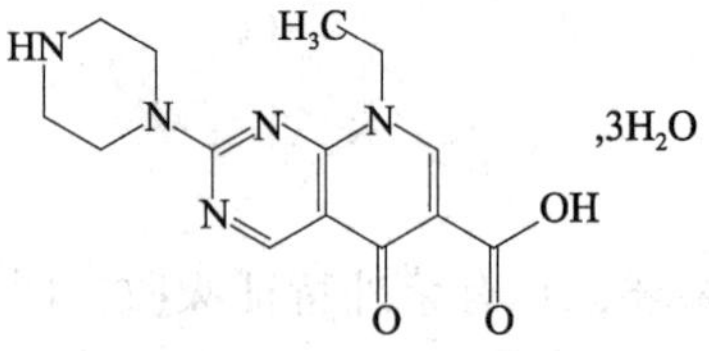

结构中的吡啶并嘧啶环为芳香杂环，具有紫外吸收。因此可在其最大吸收波长处测定吸光度，进行含量测定。

（一）比耳－朗伯（Beer－Lambert）定律

紫外－可见分光光度法（UV－Vis）是根据物质分子对波长为200～760nm范围的电磁波的吸收特性建立起来的光谱分析法。其定量依据是朗伯－比耳定律：

$$A = -\lg T = ECL$$

式中，A为吸光度；T为透光率；C为溶液浓度；L为液层厚度，即吸收池内径（通常为1cm），$E_{1cm}^{1\%}$为百分吸收系数，该定律说明了物质的吸光度与其浓度和液层厚度的关系。吸光度具有加和性，即含多种组分的混合物的总吸光度为各个组分吸光度的总和。

（二）含量测定方法

药典常用的UV－Vis含量测定方法有对照品比较法和吸收系数法。

1. 对照品比较法 分别配制供试品溶液和对照品溶液，对照品溶液中所含被测组分的量应为供试品溶液中被测组分标示量的100%±10%，所用溶剂也应完全一致，在规定的波长下测定供试品溶液和对照品溶液的吸光度后，按下式计算供试品溶液中待测物的浓度：

$$C_X = \frac{A_X}{A_R} \times C_R$$

式中，C_X为供试品溶液的浓度；A_X为供试品溶液的吸光度；A_R为对照品溶液的吸光度；C_R为对照品溶液的浓度。该法的优点是可以消除不同仪器、不同操作人员、不同操作时间和不同实验室之间的测定误差，但要求有对照品，USP全部采用此法定量。

2. 吸收系数法 按各品种项下的方法配制供试品溶液，在规定的波长处测定其吸光度，再以该品种在规定条件下的吸收系数计算含量。用本法测定时，$E_{1cm}^{1\%}$值通常应大于100。被测溶液的百分浓度C（g/100ml）按下式计算：

$$C(\%) = \frac{A}{E_{1cm}^{1\%} \times L}$$

这是中国药典采用的主要定量方法，其优点是简便，无需对照品，但不能消除不同仪器、不同操作人员、不同操作时间和不同实验室之间的测定误差，仪器的精度对测定结果有较大影响。因此不主张用该法测定化学原料药的含量。《中国药典》采用对照品比较法测定吡哌酸片含量。

【实训器材】

1. 仪器及耗材 仪器：电子天平（感量0.1mg），紫外－可见分光光度计，石英吸收池，容量瓶（250ml、500ml），刻度吸管（2ml），洗耳球，烧杯，研钵，漏斗，玻璃棒，药匙，洗瓶，胶头滴管，超声仪等。耗材：滤纸，称量纸。

2. 试药及试剂 吡哌酸片，吡哌酸对照品，0.01mol/L 盐酸溶液等。

【实训方法】

取本品 10 片，精密称定，研细，精密称取适量（约相当于 $C_{14}H_{17}N_5O_3 \cdot 3H_2O$ 0.2g），置 500ml 量瓶中，加 0.01mol/L 盐酸溶液适量，超声使吡哌酸溶解并稀释至刻度，摇匀，滤过，精密量取续滤液 2ml，置 250ml 量瓶中，用 0.01mol/L 盐酸溶液稀释至刻度，摇匀，照紫外 - 可见分光光度法（《中国药典》通则 0401），在 275nm 的波长处测定吸光度；另精密称取吡哌酸对照品适量，加 0.01mol/L 盐酸溶液溶解并定量稀释制成每 1ml 中约含 $C_{14}H_{17}N_5O_3 \cdot 3H_2O$ 3μg 的溶液，同法测定。计算出供试品中 $C_{14}H_{17}N_5O_3 \cdot 3H_2O$ 的含量。《中国药典》（2015 年版）收载吡哌酸片的规格有：①0.25g，②0.5g。均规定本品含吡哌酸（$C_{14}H_{17}N_5O_3 \cdot 3H_2O$）应为标示量的 95.0% ~105.0%。

【注意事项】

1. 掌握片剂的取样方法，并正确计算取样量范围。
2. 样品转移要完全，玻棒上黏附的样品要全部冲洗到容量瓶中，否则测定结果偏低。
3. 吡哌酸溶解速度较慢，可以超声加速溶解；如果室温过低，可以水浴微热。

【思考题】

1. 采用紫外 - 可见分光光度法测定吡哌酸片含量的结构依据是什么？
2. 具有哪种结构的药物可用紫外分光光度法测定？
3. 本实验中，测定吸光度时可选用哪种材质的吸收池？

四、紫外 - 可见分光光度法测定唾液中对乙酰氨基酚浓度

【实训目的】

1. 掌握分光光度计的构造和使用方法。
2. 学会标准曲线法测定药物含量的原理，分光光度法测定唾液中对乙酰氨基酚浓度的基本操作。
3. 了解唾液中对乙酰氨基酚浓度测定的原理。

【实训原理】

利用对乙酰氨基酚水解后，生成的对氨基酚与邻甲酚反应显色。在波长 615nm 处，有较强的吸收，在一定浓度范围内，吸光度（A）与唾液中的对乙酰氨基酚的含量呈线性关系。

标准曲线法：将已知量的标准物质配制成一系列不同浓度的标准溶液，测定这些溶液的吸光度，以吸光度（$A_{标}$）为纵坐标，标准溶液浓度为横坐标，绘制标准曲线。并同时测定出供试品溶液的吸光度（$A_{供}$），通过标准曲线求出供试品的浓度（$C_{供}$）。

【实训器材】

1. 仪器及耗材 仪器：分光光度计，吸收池，分析天平，移液管（或移液枪），刻度吸管（1ml、50ml），胶头滴管，容量瓶（50ml、100ml），烧杯，量筒（20ml），具塞离心管，离心机，水浴锅。耗材：擦镜纸等。

2. 试药及试剂 对乙酰氨基酚片，对乙酰氨基酚对照品，乙醇，三氯醋酸，邻甲酚，氨水。

【实训方法】

（一）标准曲线制备

精密称取对乙酰氨基酚对照品 100mg，置 100ml 量瓶中，加乙醇 20ml 溶解，加水稀释

至刻度，摇匀。分别精密量取1.00ml、2.00ml、3.00ml、4.00ml、5.00ml置100ml的量瓶中，加水稀释至刻度，摇匀，即得对乙酰氨基酚标准溶液，浓度分别为10μg/ml、20μg/ml、30μg/ml、40μg/ml、50μg/ml。

精密量取上述稀释后的标准液各1.00ml，分别置10ml的具塞试管中，加20%三氯醋酸1.0ml，摇匀，置水浴上加热20分钟，冷至室温，加1%邻甲酚1.00ml摇匀，再加4mol/L氨试液2.0ml，混匀，置水浴上加热2分钟，冷至室温，校正仪器，在615nm处测定吸光度。

用水代替标准液，同法操作得空白溶液（水2.00ml，置10ml的具塞试管中，加20%三氯醋酸2.0 ml，摇匀，置水浴上加热20分钟，冷至室温，加1%邻甲酚2.00ml摇匀，再加4mol/L氨试液4.0ml，混匀，置水浴上加热2分钟，冷至室温，备用）。

（二）供试液的制备

隔夜、禁食7小时，口服2片对乙酰氨基酚，以150ml水送服。分别于0分钟、15分钟、30分钟、45分钟、60分钟、90分钟、120分钟、150分钟、180分钟、240分钟收集唾液2.5ml，分别置离心管中，离心（3000转/分）5分钟，各取上清液1.0ml备用。

（三）唾液中药物浓度的测定

精密量取上述制备好的供试液的上清液1.00ml，置刻度离心试管中，加20%三氯醋酸1.0ml，摇匀，置水浴上加热20分钟，冷至室温，加1%邻甲酚1.00ml摇匀，再加4mol/L氨试液2.0ml，混匀，置水浴上加热2分钟，冷至室温，离心，取上清液测定吸光度，根据标准曲线与供试液的吸光度，求出供试品的浓度，作出唾液中对乙酰氨基酚的药-时曲线。

【注意事项】

1. 为保证测定的准确性，受试者应肝肾功能正常，且一周内不服用其他药物。
2. 在水浴加热时注意塞紧盖子，每次加热完毕注意混匀试样。
3. 吸取上清液时勿触碰沉淀在离心管下面的蛋白，若不小心取到或溶液变浑浊需重新离心后取样。
4. 样品量少，故在进行分光光度法测定润洗时注意少量多次的原则。

【思考题】

1. 体内药物分析样品的种类有哪些？
2. 蛋白沉淀的方法有哪些？
3. 体内药物分析的特点有哪些？

扫码“练一练”

任务十四　色谱法测定药物含量

扫码“学一学”

一、HPLC法测定氢化可的松含量

【实训目的】

1. 掌握外标法测定氢化可的松含量的操作和计算方法。
2. 会使用高效液相色谱仪。
3. 会数据处理和结果判断，能够规范书写检验原始记录及检验报告书。

扫码“看一看”

【实训原理】

高效液相色谱法系采用高压输液泵将规定的流动相泵入装有填充剂的色谱柱，对供试品进行分离分析的色谱方法。供试品由流动相带入色谱柱，各组分在色谱柱内被分离后，进入检测器检测，由积分仪或数据处理系统记录和处理色谱信号。高效液相色谱法所用仪器为高效液相色谱仪，由高压输液泵、进样器、色谱柱、检测器、积分仪或数据处理系统等组成。

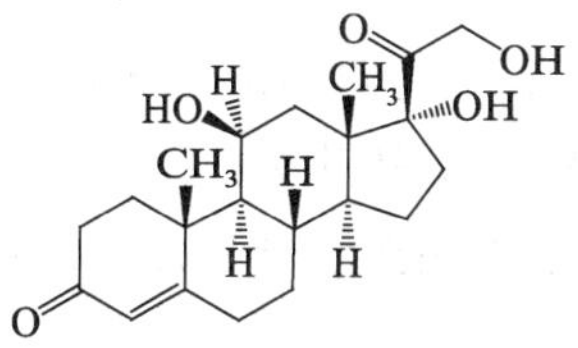

氢化可的松

氢化可的松 A 环具有 Δ^4 –3 – 酮基，为共轭体系，具有特征紫外吸收。利用高效液相色谱法进行氢化可的松含量测定，在波长 245nm 处进行检测。氢化可的松中主要特殊杂质为泼尼松龙，故在系统适用性试验中要考察二者的分离度。在药物分析中，为了减小实验条件波动对分析结果的影响，采用随行外标一点法定量，即每次测定都同时进对照品与供试品溶液。

【实训器材】

1. 仪器及耗材 仪器：高效液相色谱仪，ODS 柱（4.6mm×150mm，5μm），超声波提取器，电子天平（感量 0.01mg），平头微量进样器（20μl），容量瓶（50ml），胶头滴管，洗瓶等。耗材：称量纸，滤纸，滤膜（0.45μm），一次性注射器，一次性针式微膜过滤器。

2. 试药及试剂 氢化可的松，氢化可的松对照品，乙腈（色谱纯），甲醇，双蒸水等。

【实训方法】

1. 仪器操作

（1）依次打开稳压电源、计算机电源、液相色谱仪主机、数据连接器，打开在线工作站，设置色谱条件（柱温、流速和检测波长）。

（2）打开排气阀旋钮，设置在线排气，一般设置参数为 5ml/min 流速，排气 5 分钟。排气结束后关闭排气阀。检查参数设置是否正确，用流动相平衡色谱柱约 30 分钟且基线平稳后方可进样。

（3）用微量注射器吸取试样溶液，润洗 3 次，再吸取试样溶液量要稍多于需要量。如内有气泡则将针头朝上，使气泡上升排出，再将过量的试样溶液排出，用滤纸擦净针头外部。进样时取下进样保护针，确保进样阀在 LOAD 状态，将微量进样器放在与进样阀同一高度，水平插入，直至针头无暴露在外部分为准。将样品液平稳推入进样阀，迅速扳下进样阀至 INJECT 状态。

（4）实验完毕后，依次关闭色谱工作站、数据连接器、液相色谱仪主机、计算机电源和稳压电源，盖上保护盖。然后将使用过的微量进样器用色谱甲醇清洗干净待下次实验使用，做好仪器使用登记。

2. 色谱条件与系统适用性试验 用十八烷基硅烷键合硅胶为填充剂；以乙腈 – 水（28∶72）为流动相；检测波长为 245nm。取氢化可的松与泼尼松龙，加甲醇溶解并稀释制成每1ml中约含5μg的溶液，取20μl注入液相色谱仪，记录色谱图，出峰顺序依次为泼尼松龙与氢化可的松，泼尼松龙峰与氢化可的松峰的分离度应符合要求。

3. 测定方法　取本品适量，精密称定，加甲醇溶解并定量稀释制成每1ml中约含0.1mg的溶液，作为供试品溶液，精密量取20μl注入液相色谱仪，记录色谱图；另取氢化可的松对照品，同法测定。按外标法以峰面积计算，即得。含量计算公式如下：

$$含量\% = \frac{A_X \cdot C_R \cdot V}{A_R \cdot m_s(1 - 干燥失重) \times 1000} \times 100\%$$

式中，A_X为供试品的色谱峰面积；A_R为对照品的色谱峰面积；C_R为对照品的浓度，mg/ml；m_s为供试品取样量，g；V为供试品溶液配制体积，ml。

《中国药典》（2015年版）规定本品按干燥品计算，含$C_{21}H_{30}O_5$应为97.0%～103.0%。

【注意事项】

1. 由于微量进样器不易精确控制进样量，当采用外标法测定时，以手动进样器定量环或自动进样器进样为宜。

2. 使用高效液相色谱仪前，应旋开排气阀（逆时针打开）排气泡。排气时流动相设置流速5ml/min，柱压应保持在10bar以内，一般排气时间为3～5分钟（以实际情况为准）。若此时显示压力>10bar，则应更换排气阀内过滤白头。进样前，色谱柱必须用流动相充分冲洗，使基线平衡。

3. 氘灯是易耗品，应最后打开，不分析样品时应关闭氘灯。

4. 配制好的流动相使用前必须进行脱气处理，可用超声波振荡10～15分钟。

【思考题】

1. 测定结束后应如何设置色谱柱清洗程序？

2. 高效液相色谱仪在使用过程中应注意些什么？

3. 高效液相色谱仪有哪些常用检测器？

二、GC法测定冰片的含量

【实训目的】

1. 掌握气相色谱法测定冰片中龙脑含量的原理与方法。

2. 会使用气相色谱仪。

3. 会数据处理和结果判断，能够规范书写检验原始记录及检验报告书。

【实训原理】

气相色谱法系采用气体为流动相（载气）流经装有填充剂的色谱柱进行分离测定的色谱方法。物质或其衍生物汽化后，被载气带入色谱柱进行分离，各组分先后进入检测器，用数据处理系统记录色谱信号。气相色谱法所用仪器为气相色谱仪，由气路系统、进样系统、色谱柱、柱温箱、检测器和数据处理系统等组成。

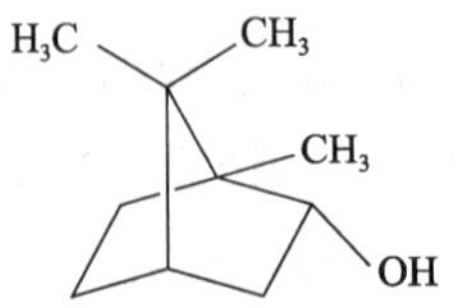

冰片（合成龙脑）

冰片为龙脑和异龙脑的混合物，具有挥发性。因此本实验采用气相色谱法，对冰片中的龙脑含量进行测定，并用外标法计算含量。

【实训器材】

1. 仪器及耗材 仪器：气相色谱仪，聚乙二醇20000（PEG－20M）色谱柱，超声波提取器，电子天平（感量0.01mg），气相微量进样器，容量瓶（10ml），胶头滴管，洗瓶等。耗材：滤纸，0.45μm滤膜（水系、有机系），一次性注射器，一次性针式微膜过滤器。

2. 试药及试剂 龙脑对照品，冰片，乙酸乙酯，双蒸水。

【实训方法】

1. 色谱条件与系统适用性试验 以聚乙二醇20000（PEG－20M）为固定相，涂布浓度为10%；柱温为140℃。理论板数按龙脑峰计算应不低于2000。

2. 测定方法 取龙脑对照品适量，精密称定，加乙酸乙酯制成每1ml含5mg的溶液，即得对照品溶液。取本品细粉约50mg，精密称定，置10ml量瓶中，加乙酸乙酯溶解并稀释至刻度，摇匀，即得供试品溶液。分别精密吸取对照品溶液与供试品溶液各1μl，注入气相色谱仪，测定，即得。含量计算公式如下：

$$含量\% = \frac{A_X \cdot C_R \cdot V}{A_R \times m_s \times 1000} \times 100\%$$

式中，A_X为供试品的色谱峰面积；A_R为对照品的色谱峰面积；C_R为对照品的浓度，mg/ml；m_s为样品药粉称取重量，g；V为供试品溶液配制体积，此处为10ml。

《中国药典》（2015年版）规定本品含龙脑（$C_{10}H_{18}O$）不得少于55.0%。

【注意事项】

1. 本品具有挥发性，应密封置凉处保存。
2. 严格按照标准操作规程（SOP）正确使用气相色谱仪。
3. 氢气钢瓶附近杜绝火源。

【思考题】

1. 气相色谱手动微量进样器和液相色谱手动微量进样器有什么区别？
2. 气相色谱仪在使用过程中应注意些什么？
3. 气相色谱仪有哪些常用检测器？

扫码“练一练”

扫码“学一学”

任务十五 药物稳定性考察

一、原料药稳定性考察

【实训目的】

1. 掌握原料药稳定性考察的原理、方法和操作技能。
2. 会根据检验内容选择仪器、试药及配制溶液。
3. 会数据处理和结果判断，能够规范书写检验原始记录及检验报告书。

【实训原理】

本实训是根据《中国药典》（2015年版）四部通则9001“原料药物与制剂稳定性试验

指导原则”和有关文献制定的。稳定性试验的目的是考察原料药物在温度、湿度、光线的影响下随时间变化的规律，为原料药物的生产、包装 、贮存、运输条件提供科学依据，同时通过试验建立药品的有效期。

【实训器材】

1. 仪器及耗材 电子天平，培养皿，电热鼓风干燥箱，恒湿密闭容器，药品稳定性试验箱，可调光照箱。

2. 试药及试剂 原料药 3 批。

【实训方法】

（一）影响因素试验

影响因素试验是在比加速试验更激烈的条件下进行。供试品用 1 批原料药物进行，将供试品置适宜的开口容器中（如称量瓶或培养皿），摊成≤5mm 厚的薄层，疏松原料药物摊成≤10mm 厚的薄层进行以下试验。

1. 高温试验 供试品开口置适宜的洁净容器中，60℃温度下放置 10 天，于第 5 天和第 10 天取样，按稳定性重点考察项目进行检测。若供试品含量低于规定限度则在 40℃条件下同法进行试验。若 60℃无明显变化，不再进行 40℃试验。

2. 高湿试验 供试品开口置恒湿密闭容器中，在 25℃分别于相对湿度 90% ±5% 条件下放置 10 天，于第 5 天和第 10 天取样，按稳定性重点考察项目要求检测，同时准确称量试验前后供试品的重量，以考察供试品的吸湿潮解性能。若吸湿增重 5% 以上，则在相对湿度 75% ±5% 条件下，同法进行试验；若吸湿增重 5% 以下，其他考察项目符合要求，则不再进行此项试验。恒湿条件可在密闭容器如干燥器下部放置饱和盐溶液，根据相对湿度的要求不同，可以选择 NaCl 饱和溶液（相对湿度 75% ±1%，15.5 ~ 60℃），KNO_3饱和溶液（相对湿度 92.5%，25℃）。

3. 强光照射试验 供试品开口放在装有日光灯的光照箱或其他适宜的光照装置内，于照度为 4500lx ±500lx 的条件下放置 10 天，于第 5 天和第 10 天取样，按稳定性重点考察项目进行检测，特别要注意供试品的外观变化。

关于光照装置，建议采用定型设备“可调光照箱”，也可用光橱，在箱中安装日光灯数支使达到规定照度。箱中供试品台高度可以调节，箱上方安装抽风机以排除可能产生的热量，箱上配有照度计，可随时监测箱内照度，光照箱应不受自然光的干扰，并保持照度恒定，同时防止尘埃进入光照箱内。

此外，根据药物的性质必要时可设计试验，探讨 pH、氧及其他条件对药物稳定性的影响，并研究分解产物的分析方法。创新药物应对分解产物的性质进行必要的分析。

（二）加速试验

加速试验是在加速条件下进行。目的是通过加速药物的化学或物理变化，探讨药物的稳定性，为制剂设计、包装、运输、贮存提供必要的资料。供试品要求 3 批，按市售包装，在温度 40℃ ±2℃、相对湿度 75% ±5% 的条件下放置 6 个月。所用设备应能控制温度 ±2℃、相对湿度 ±5%，并能对真实温度与湿度进行监测。在试验期间第 1 个月、2 个月、3 个月、6 个月末分别取样一次，按稳定性重点考察项目检测。在上述条件下，如 6 个月内供试品经检测不符合制订的质量标准，则应在中间条件下，即在温度 30℃ ±2℃、相对湿度 65% ±5% 的情况下（可用 Na_2CrO_4饱和溶液，30℃，相对湿度 64.8%）进行加速试验，时间仍为6个月。

对温度特别敏感的药物，预计只能在冰箱中（4～8℃）保存，此种药物的加速试验，可在温度25℃±2℃、相对湿度60%±10%的条件下进行，时间为6个月。

（三）长期试验

长期试验是在接近药物的实际贮存条件下进行，其目的是为制定药物的有效期提供依据。供试品3批，市售包装，在温度25℃±2℃，相对湿度60% ±10%（或温度30℃±2℃，相对湿度65%±5%）的条件下放置12个月。每3个月取样一次，分别于0个月、3个月、6个月、9个月、12个月取样按稳定性重点考察项目进行检测。12个月以后，仍需继续考察，分别于18个月、24个月、36个月，取样进行检测。将结果与0个月比较，以确定药物的有效期。由于实验数据的分散性，一般应按95%可信限进行统计分析，得出合理的有效期。如3批统计分析结果差别较小，则取其平均值为有效期，若差别较大则取其最短的为有效期。如果数据表明，测定结果变化很小，说明药物很稳定，则不作统计分析。

对温度特别敏感的药物，长期试验可在温度6℃±2℃的条件下放置12个月，按上述时间要求进行检测，12个月以后，仍需按规定继续考察，制订在低温贮存条件下的有效期。

【注意事项】

1. 原料药物供试品应是一定规模生产的。供试品量相当于制剂稳定性试验所要求的批量，原料药物合成工艺路线 、方法、步骤应与大生产一致。

2. 供试品的质量标准应与临床前研究及临床试验和规模生产所使用的供试品质量标准一致。

3. 加速试验与长期试验所用供试品的包装应与上市产品一致。

4. 研究药物稳定性，要采用专属性强、准确、精密、灵敏的药物分析方法与有关物质（含降解产物及其他变化所生成的产物）的检查方法，并对方法进行验证，以保证药物稳定性试验结果的可靠性。

5. 在稳定性试验中，结果发现降解产物有明显的变化，应考虑其潜在的危害性，必要时应对降解产物进行定性或定量分析。

6. 原料药稳定性重点考察项目包括：性状、熔点、含量、有关物质、吸湿性以及根据品种性质选定的考察项目。

7. 长期试验采用温度25℃±2℃，相对湿度60%±10%，或温度30℃±2℃，相对湿度65%±5%，是根据国际气候带制定的。至于选择上述哪一种，根据原料药自身的稳定性，考虑在不同区域不同气候带生产、贮藏、销售及使用情况，研究者可自行选择。

【思考题】

1. 原料药稳定性试验包括哪几项？每一项试验的目的是什么？

2. 影响因素试验中，供试品应如何摊放在容器中？

3. 如何根据长期试验结果确定药物的有效期？

二、制剂稳定性考察

【实训目的】

1. 掌握制剂稳定性考察的原理、方法和操作技能。

2. 会根据检验内容选择仪器、试药及配制溶液。

3. 会数据处理和结果判断，能够规范书写检验原始记录及检验报告书。

【实训原理】

本实训是根据《中国药典》（2015 年版）四部通则 9001“原料药物与制剂稳定性试验指导原则”和有关文献制定的。稳定性试验的目的是考察制剂在温度、湿度、光线的影响下随时间变化的规律，为制剂的生产、包装 、贮存、运输条件提供科学依据，同时通过试验建立制剂的有效期。

【实训器材】

1. 仪器及耗材 电子天平、培养皿、电热鼓风干燥箱、药品稳定性试验箱、可调光照箱。

2. 试药及试剂 药物制剂 3 批。

【实训方法】

药物制剂稳定性研究，首先应查阅原料药物稳定性有关资料，特别了解温度、湿度、光线对原料药物稳定性的影响，并在处方筛选与工艺设计过程中，根据主药与辅料性质，参考原料药物的试验方法，进行以下试验。

（一）影响因素试验

供试品 1 批，供试品如是片剂、胶囊剂、注射剂（注射用无菌粉末如为西林瓶装，不能打开瓶盖，以保持严封的完整性），除去外包装，置适宜的开口容器中，进行高温试验、高湿度试验与强光照射试验，试验条件、方法、取样时间与原料药相同，重点考察项目见表 2－15。

（二）加速试验

供试品 3 批，按市售包装，在温度 40℃ ±2℃、相对湿度 75% ±5% 的条件下放置 6 个月。所用设备应能控制温度 ±2℃、相对湿度 ±5%，并能对真实温度与湿度进行监测。在试验期间第 1 个月、2 个月、3 个月、6 个月末分别取样一次，按稳定性重点考察项目检测。在上述条件下，如 6 个月内供试品经检测不符合制订的质量标准，则应在中间条件下即在温度 30℃ ±2℃、相对湿度 65% ±5% 的情况下进行加速试验，时间仍为 6 个月。

对温度特别敏感的药物制剂，预计只能在冰箱（4～8℃）内保存使用，此类药物制剂的加速试验，可在温度 25℃ ±2℃、相对湿度 60% ±10% 的条件下进行，时间为 6 个月。

乳剂、混悬剂、软膏剂、乳膏剂、糊剂、凝胶剂、眼膏剂、泡腾片及泡腾颗粒、栓剂、气雾剂宜直接采用温度 30℃ ±2℃、相对湿度 65% ±5% 的条件进行试验，其他要求与上述相同。

对于包装在半透性容器中的药物制剂，例如低密度聚乙烯制备的输液袋、塑料安瓿、眼用制剂容器等，则应在温度 40℃ ±2℃、相对湿度 25% ±5% 的条件（可用 $CH_3COOK \cdot 1.5H_2O$ 饱和溶液）进行试验。

（三）长期试验

供试品 3 批，市售包装，在温度 25℃ ±2℃、相对湿度 60% ±10%（或温度 30℃ ±2℃、相对湿度 65% ±5%）的条件下放置 12 个月。每 3 个月取样一次，分别于 0 个月、3 个月、6 个月、9 个月、12 个月取样，按稳定性重点考察项目进行检测。12 个月以后，仍需继续考察，分别于 18 个月、24 个月、36 个月取样进行检测。将结果与 0 个月比较以确定药品的有效期。由于实测数据的分散性，一般应按 95% 可信限进行统计分析，得出合理的有效期。如 3 批统计分析结果差别较小，则取其平均值为有效期限。若差别较大，则取其最短的为有效期。数据表明很稳定的药品，不作统计分析。

对温度特别敏感的药品，长期试验可在温度 6℃ ±2℃的件下放置 12 个月，按上述时间要求进行检测，12 个月以后，仍需按规定继续考察，制订在低温贮存条件下的有效期。

对于包装在半透性容器中的药物制剂，则应在温度 25℃ ±2℃、相对湿度 40% ±5%，或 30℃ ±2℃、相对湿度 35% ±5% 的条件进行试验，至于上述两种条件选择哪一种由研究者确定。

此外，有些药物制剂还应考察临用时配制和使用过程中的稳定性。主要剂型的稳定性重点考察项目见表 2－15。

表 2－15　主要剂型的稳定性重点考察项目参考表

剂型	稳定性重点考察项目
片剂	性状、含量、有关物质、崩解时限或溶出度或释放度
胶囊剂	性状、含量、有关物质、崩解时限或溶出度或释放度、水分，软胶囊要检查内容物有无沉淀
注射剂	性状、含量、pH、可见异物、不溶性微粒、有关物质，应考察无菌
栓剂	性状、含量、融变时限、有关物质
软膏剂	性状、均匀性、含量、粒度、有关物质
乳膏剂	性状、均匀性、含量、粒度、有关物质、分层现象
糊剂	性状、均匀性、含量、粒度、有关物质
凝胶剂	性状、均匀性、含量、有关物质、粒度，乳胶剂应检查分层现象
眼用制剂	如为溶液，应考察性状、可见异物、含量、pH、有关物质；如为混悬液，还应考察粒度、再分散性；洗眼剂还应考察无菌；眼丸剂应考察粒度与无菌
丸剂	性状、含量、有关物质、溶散时限
糖浆剂	性状、含量、澄清度、相对密度、有关物质、pH
口服溶液剂	性状、含量、澄清度、有关物质
口服乳剂	性状、含量、分层现象、有关物质
口服混悬剂	性状、含量、沉降体积比、有关物质、再分散性
散剂	性状、含量、粒度、有关物质、外观均匀度
颗粒剂	性状、含量、粒度、有关物质、溶化性或溶出度或释放度
气雾剂	递送剂量均一性、微粒子剂量、有关物质、每瓶总揿次、喷出总量、喷射速率
吸入制剂	递送剂量均一性、微细粒子剂量
喷雾剂	每瓶总吸次、每喷喷量、每喷主药含量、递送速率和递送总量、微细粒子剂量
贴剂（透皮贴剂）	性状、含量、有关物质、释放度、黏附力
冲洗剂、洗剂、灌肠剂	性状、含量、有关物质、分层现象（乳状型）、分散性（混悬型），冲洗剂应考察无菌

续表

剂型	稳定性重点考察项目
搽剂、涂剂、涂膜剂	性状、含量、有关物质、分层现象（乳状型）、分散性（混悬型），涂膜剂还应考察成膜性
耳用制剂	性状、含量、有关物质，耳用散剂、喷雾剂与半固体制剂分别按相关剂型要求检查
鼻用制剂	性状、pH、含量、有关物质，鼻用散剂、喷雾剂与半固体制剂分别按相关剂型要求检查

【注意事项】

1. 药物制剂供试品应是放大试验的产品，其处方与工艺应与大生产一致。药物制剂如片剂、胶囊剂，每批放大试验的规模，片剂至少应为10000片，胶囊剂至少应为10000粒。大体积包装的制剂如静脉输液等，每批放大规模的数量至少应为各项试验所需总量的10倍。特殊品种、特殊剂型所需数量，根据情况另定。

2. 供试品的质量标准应与临床前研究及临床试验和规模生产所使用的供试品质量标准一致。

3. 加速试验与长期试验所用供试品的包装应与上市产品一致。

4. 研究药物稳定性，要采用专属性强、准确、精密、灵敏的药物分析方法与有关物质（含降解产物及其他变化所生成的产物）的检查方法，并对方法进行验证，以保证药物稳定性试验结果的可靠性。

5. 由于放大试验比规模生产的数量要小，故申报者应承诺在获得批准后，从放大试验转入规模生产时，对最初通过生产验证的3批规模生产的产品仍需进行加速试验与长期稳定性试验。

6. 长期试验采用温度25℃ ±2℃、相对湿度60% ±10%，或温度30℃ ±2℃、相对湿度65% ±5%，是根据国际气候带制定的。至于选择上述哪一种，根据药物自身的稳定性，考虑在不同区域不同气候带生产、贮藏、销售及使用情况，研究者可自行选择。

【思考题】

1. 制剂稳定性试验包括哪几项？每一项试验的目的是什么？
2. 制剂稳定性试验所用的供试品有什么要求？
3. 制剂稳定性试验中，哪些考察项目需要除去制剂外包装？

扫码“练一练”

项目三

药物分析技术综合实训

任务一　纯化水的质量检验

扫码"学一学"

【实训目的】

1. 掌握酸碱度、硝酸盐、亚硝酸盐、重金属检查的方法及操作技能；杂质限量计算方法。

2. 会根据检验内容选择仪器、试药以及配制试液。

3. 会杂质检查的结果判断，会数据处理，能够规范书写检验原始记录及检验报告书。

【实训原理】

1. 硝酸盐检查原理　二苯胺在酸性条件下被硝酸根离子氧化生成蓝色的醌式联二苯胺。

2. 亚硝酸盐检查原理　在盐酸溶液中，亚硝酸盐与对氨基苯磺酰胺发生重氮化反应生成重氮盐，此重氮盐遇偶合试剂盐酸萘乙二胺溶液生成粉红色的偶氮化合物。反应式如下：

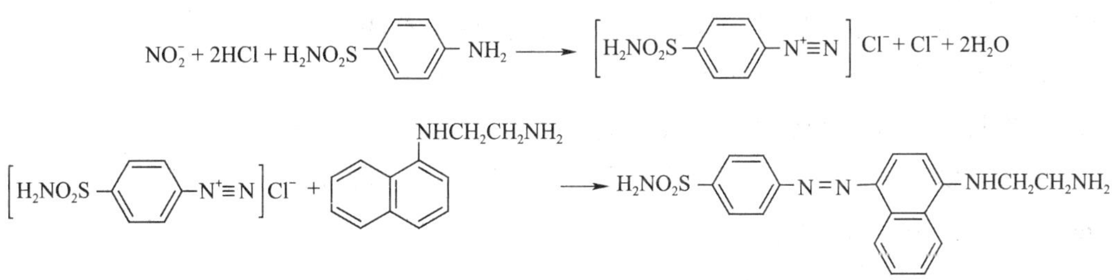

3. 硫代乙酰胺法检查重金属的原理　硫代乙酰胺在酸性（pH 为 3.5 醋酸盐缓冲液）条件下水解产生硫化氢，与微量重金属离子（以 Pb^{2+} 为代表）生成黄色到棕黑色的硫化物混悬液。与一定量的标准铅溶液在相同条件下反应所呈颜色比较，不得更深。

$$CH_3CSNH_2 + H_2O \xrightarrow{pH3.5} CH_3CONH_2 + H_2S$$

$$H_2S + Pb^{2+} \xrightarrow{pH3.5} PbS\downarrow + 2H^+$$

【实训器材】

1. 仪器及耗材　仪器：电子天平（感量 0.1mg），蒸发皿，电热恒温鼓风干燥箱，恒温水浴锅，试管，刻度吸管（1ml、10ml），量筒（10ml、50ml），烧杯（100ml），锥形瓶（250ml），纳氏比色管，胶头滴管，洗瓶等。耗材：滤纸，滤膜。

2. 试药及试剂　甲基红，溴麝香草酚蓝，氯化钾，二苯胺，硫酸，对氨基苯磺酰胺（磺胺），盐酸萘乙二胺，碘化钾，二氯化汞，氢氧化钾，氯化铵，高锰酸钾，醋酸铵，盐酸，氨，硫代乙酰胺，氢氧化钠，甘油，硝酸钾，亚硝酸钠，硝酸铅，硝酸。

【实训方法】

（一）性状

本品为无色的澄清液体；无臭，无味。

（二）检查

1. 酸碱度 取本品10ml，加甲基红指示液2滴，不得显红色；另取10ml，加溴麝香草酚蓝指示液5滴，不得显蓝色。

2. 硝酸盐 取本品5ml置试管中，于冰浴中冷却，加10%氯化钾溶液0.4ml与0.1%二苯胺硫酸溶液0.1ml，摇匀，缓缓滴加硫酸5ml，摇匀，将试管于50℃水浴中放置15分钟，溶液产生的蓝色与标准硝酸盐溶液［取硝酸钾0.163g，加水溶解稀释成100ml，摇匀，精密量取1ml，加水稀释成100ml，再精密量取10ml，加水稀释成100ml，摇匀，即得。（每1ml相当于1μg NO_3^-）］0.3ml，加无硝酸盐的水4.7ml，用同一方法处理后的颜色比较，不得更深（0.000 006%）。

3. 亚硝酸盐 取本品10ml，置纳氏比色管中，加对氨基苯磺酰胺的稀盐酸溶液（1→100）1ml及盐酸萘乙二胺溶液（0.1→100）1ml，产生的粉红色，与标准亚硝酸盐溶液［取亚硝酸钠0.750g（按干燥品计算），加水溶解，稀释至100ml，摇匀，精密量取1ml，加水稀释成100ml，摇匀，再精密量取1ml，加水稀释成50ml，摇匀，即得（每1ml相当于1μg NO_2^-）］0.2ml，加无亚硝酸盐的水9.8ml，用同一方法处理后的颜色比较，不得更深（0.000 002%）。

4. 氨 取本品50ml，加碱性碘化汞钾试液2ml，放置15分钟；如显色，与氯化铵溶液（取氯化铵31.5mg，加无氨水适量使溶解，并稀释成1000ml）1.5ml，加无氨水48ml与碱性碘化汞钾试液2ml制成的对照液比较，不得更深（0.00003%）。

5. 电导率 应符合规定（通则0681）。

6. 总有机碳 不得过0.50mg/L（通则0682）。

7. 易氧化物 取本品100ml，加稀硫酸10ml，煮沸后，加高锰酸钾滴定液（0.02mol/L）0.10ml，再煮沸10分钟，粉红色不得完全消失。

以上总有机碳与易氧化物中可以选做一项。

8. 不挥发物 取本品100ml，置105℃恒重的蒸发皿中，在水浴上蒸干，并在105℃干燥至恒重，遗留残渣不得过1mg。

9. 重金属 取本品100ml，加水19ml，蒸发至20ml，放冷，加醋酸盐缓冲液（pH3.5）2ml与水适量使成25ml，加硫代乙酰胺试液2ml，摇匀，放置2分钟，与标准铅溶液1.0ml加水19ml用同一方法处理后的颜色比较，不得更深（0.000 01%）。

10. 微生物限度 取本品不少于1ml，经薄膜过滤法处理，采用R2A琼脂培养基于30～35℃培养不少于5天，依法检查（通则1105），1ml供试品中需氧菌总数不得过100cfu。

（1）R2A琼脂培养基处方

酵母浸出粉	0.5g
蛋白胨	0.5g
酪蛋白水解物	0.5g
葡萄糖	0.5g
可溶性淀粉	0.5g

磷酸氢二钾	0.3g
无水硫酸镁	0.024g
丙酮酸钠	0.3g
琼脂	15g
纯化水	1000ml

（2）制备方法　除葡萄糖、琼脂外，取上述成分混合，微温溶解，调节 pH 使加热后在 25℃的 pH 为 7.2 ±0.2，加入琼脂，加热溶化后，再加入葡萄糖，摇匀，分装，灭菌。

（3）R2A 琼脂培养基适用性检查试验　照非无菌产品微生物限度检查：微生物计数法（《中国药典》通则 1105）中“计数培养基适用性检查”的胰酪大豆胨琼脂培养基的适用性检查方法进行，试验菌株为铜绿假单胞菌和枯草芽孢杆菌。应符合规定。

【注意事项】

1. 对照法检查时，纳氏比色管应配对，无色（尤其管底），管的直径大小相等、刻度高低一致。

2. 供试溶液与对照溶液应同时操作，加入试剂的顺序应一致。

3. 纳氏比色管用后应立即用水冲洗，不得用毛刷刷洗，以免划出条痕损伤比色管。

4. 无硝酸盐的水、无亚硝酸盐的水均为去离子水。

5. 检查硝酸盐时所用试管应干燥，加入的硫酸要用新开封的。实验中加入新开封的硫酸之后没有颜色，50℃水浴后才显色，而用开封很久的硫酸就会立刻出现颜色，而且很深。加硫酸时试管置冰水浴中，加入要缓慢，大约 1.5ml/min。

6. 检查微生物限度实验过程中应严格遵守无菌操作。使用电热压力蒸汽灭菌器、谨防高温烫伤。注意从出水口喷出的蒸汽；在开门之前，一定确认压力表为 0。

7. 使用干热灭菌时，器皿包扎好后放入干燥箱中，关好箱门，接通电源，等温度升至 160℃后，恒温 2 小时。然后切断电源，待温度降至 60℃以下时，开烘箱门，取出灭菌物品。在此之前切勿打开箱门，以免玻璃器皿炸裂。

【思考题】

1. 根据指示液的 pH 指示范围，判断纯化水酸碱度检查中 pH 的实际控制范围是多少？

2. 硝酸盐、亚硝酸盐的检查原理各是什么？

3. 重金属的检查原理是什么？如何计算其限量？

4. 不挥发物检查中，蒸发皿的称重需要用分析天平吗？

5. 查阅药典，分析比较注射用水与纯化水在质量检验项目方面有哪些异同？

扫码“练一练”

任务二　玉米淀粉的质量检验

扫码“学一学”

【实训目的】

1. 掌握玉米淀粉的性状、鉴别、检查、含量测定原理、方法和操作技能。

2. 会根据检验内容选择仪器、试药以及配制试液。

3. 会数据处理和结果判断，能够规范书写检验原始记录及检验报告书。

【实训原理】

玉米淀粉系自禾本科植物玉蜀黍 *Zea mays* L. 的颖果制得。是常用的药用辅料，常用作填充剂和崩解剂。本品加水煮沸放冷后成凝胶状物，与碘试液显色可用于鉴别，还可用显微鉴别法鉴别。本品检查项目有酸度、外来物质、二氧化硫、氧化物质、干燥失重、灰分、重金属、铁盐及微生物限度等。

【实训器材】

1. 仪器及耗材 仪器：显微镜，坩埚，马弗炉，电子天平（感量 0.1mg），电热恒温鼓风干燥箱，pH 计，复合玻璃电极，容量瓶（10ml、50ml、100ml、200ml），胶头滴管，量筒（100ml），烧杯（100ml），具塞离心管（50ml），漏斗，玻棒，回流所需玻璃仪器（加热套、球形冷凝管、圆底烧瓶），分液漏斗，电炉，刻度吸管（30ml），洗耳球，碘量瓶（250ml），酸式（或两用）滴定管，具塞锥形瓶，纳氏比色管（50ml），洗瓶等。耗材：称量纸，滤纸，滤膜。

2. 试药及试剂 玉米淀粉，碘试液，甘油醋酸试液，醋酸盐缓冲液（pH3.5），淀粉指示液（临用新制），硫代硫酸钠滴定液（0.002mol/L），碘滴定液（0.005mol/L），3%过氧化氢溶液，氢氧化钠滴定液（0.01mol/L），冰醋酸，碘化钾，甲基红指示剂，硫酸，硫酸铁铵，盐酸（6mol/L），过硫酸铵，硫氰酸铵，pH 7.0 无菌氯化钠-蛋白胨缓冲液等。

【实训方法】

（一）性状

本品为白色或类白色粉末；无臭，无味。本品在水或乙醇中均不溶解。

（二）鉴别

1. 化学鉴别法

（1）取本品约 1.0g，加水 15ml，煮沸，放冷，即成类白色半透明的凝胶状物。

（2）取鉴别（1）项下凝胶状物约 1ml 混匀，加碘试液 1 滴，即显蓝黑色或紫黑色，加热后逐渐褪色。

2. 显微鉴别法 取本品适量，用甘油醋酸试液装片（通则 2001），在显微镜下观察：玉蜀黍淀粉均为单粒，呈多角形或类圆形，直径为 5~30μm；脐点中心性，呈圆点状或星状；层纹不明显。在偏光显微镜下观察：淀粉呈现偏光十字。十字交叉位于颗粒脐点处。

（三）检查

1. 酸度 取本品 4.0g，加水 20ml，振摇 5 分钟使混匀，离心，取上清液依法测定（《中国药典》通则 0631），pH 应为 4.5~7.0。

2. 外来物质 取鉴别 2 项下装片，在显微镜下观察，不得有其他品种的淀粉颗粒。

3. 二氧化硫 取本品 20.0g，精密称定，置两颈圆底烧瓶中，加水 300~400ml，打开回流冷凝管开关给水，将冷凝管上端 E 口处连接一橡胶导气管置于 100ml 锥形瓶底部，锥形瓶内加入 3%过氧化氢溶液 50ml 作为吸收液（橡胶导气管的末端应在吸收液液面以下），使用前在吸收液中加入 3 滴甲基红乙醇溶液（2.5mg/ml）并用 0.01mol/L 氢氧化钠滴定液滴定至黄色（即终点；如果超过终点则应舍弃该吸收液）。开通氮气，使用流量计调节气体流量至约 0.2L/mim，打开分液漏斗 C 的活塞，使盐酸溶液（6mol/L）10ml 流入蒸馏瓶，立即加热两颈圆底烧瓶内的溶液至沸腾，保持微沸；烧瓶内的水沸腾 1.5 小时后，停止加热，吸收液放冷后，置于磁力搅拌器上不断搅拌，用氢氧化钠滴定液（0.01mol/L）滴定，至黄色持续20秒不褪，并将滴定的结果用空白试验校正。

$$二氧化硫残留量\% = \frac{(V - V_0) \cdot C \cdot 0.032}{m_s} \times 100\%$$

式中，V为供试品消耗氢氧化钠滴定液（0.01mol/L）体积，ml；V_0为空白试验消耗氢氧化钠滴定液（0.01mol/L）体积，ml；C为氢氧化钠滴定液摩尔浓度，mol/L；0.032为1ml氢氧化钠滴定液（0.01mol/L）相当的二氧化硫的质量，g；m_s为供试品的重量，g。

含二氧化硫不得过0.004%。

4. 氧化物质 取本品4.0g，置具塞锥形瓶中，加水50.0ml，密塞，振摇5分钟，转入50ml具塞离心管中，离心至澄清，取上清液30.0ml，置碘量瓶中，加冰醋酸1ml与碘化钾1.0g，密塞，摇匀，置暗处放置30分钟，加淀粉指示液1ml，用硫代硫酸钠滴定液（0.002mol/L）滴定至蓝色消失，并将滴定的结果用空白试验校正。每1ml硫代硫酸钠滴定液（0.002mol/L）相当于34μg的氧化物质（以过氧化氢H_2O_2计），消耗的硫代硫酸钠滴定液（0.002mol/L）不得过1.4ml（0.002%）。

5. 干燥失重 取本品，在130℃干燥90分钟，减失的重量不得过14.0%（《中国药典》通则0831）。

6. 灰分 取本品1.0g，依法检查（《中国药典》通则2302），残渣不得过0.3%。

7. 重金属 取本品1.0g，依法检查（《中国药典》通则0821），含重金属不得过百万分之二十。

8. 铁盐 取本品1.0g，置具塞锥形瓶中，加稀盐酸4ml与水16ml，强烈振摇5分钟，滤过，用水少量洗涤，合并滤液与洗液置50ml纳氏比色管中，加过硫酸铵50mg，用水稀释成35ml后，依法检查（《中国药典》通则0807），与标准铁溶液1.0ml制成的对照液比较，不得更深（0.001%）。

9. 微生物限度 取本品10g，用pH 7.0无菌氯化钠－蛋白胨缓冲液制成1∶10的供试液。依法检查（《中国药典》通则1105与通则1106），每1g供试品中需氧菌总数不得过1000cfu，霉菌和酵母菌总数不得过100cfu，不得检出大肠埃希菌。

【注意事项】

1. 检查玉米淀粉中氧化物质时影响因素较多，注意应在碘量瓶中进行，加冰醋酸1ml与碘化钾1.0g后密塞，摇匀后置暗处放置30分钟使反应完全。

2. 检查灰分时，炭化和灰化的前段操作应在通风橱里进行。

3. 坩埚放冷后干燥器内易形成负压，应小心开启干燥器，以免吹散坩埚内的轻质残渣。

【思考题】

1. 化学鉴别法鉴别淀粉的原理是什么？

2. 检查玉米淀粉中氧化物质的原理是什么？如何计算氧化物质的限量？

3. 取玉米淀粉1.0g依据中国药典方法检查其重金属，含重金属不得过百万分之二十。应取标准铅溶液（10μg/ml）多少毫升？

4. 固体琼脂平板为什么应倒置培养？

扫码"练一练"

扫码“学一学”

任务三 阿司匹林的质量检验

【实训目的】

1. 掌握阿司匹林性状、鉴别、检查、含量测定原理、方法和操作技能。
2. 会根据检验内容选择仪器、试药以及配制试液。
3. 会数据处理和结果判断，能够规范书写检验原始记录及检验报告书。

【实训原理】

1. 化学鉴别法原理 阿司匹林具有酯键，加水煮沸可以水解生成水杨酸和醋酸，与三氯化铁反应显紫堇色可供鉴别，反应式如下。

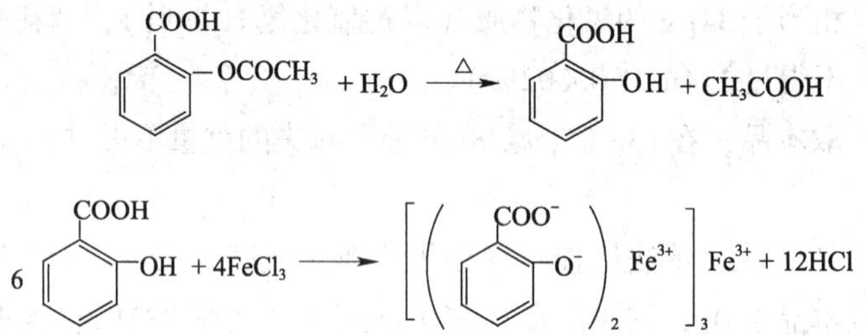

阿司匹林与碳酸钠试液加热煮沸水解，生成水杨酸钠和醋酸钠，再加入过量的稀硫酸使溶液成酸性，生成白色水杨酸沉淀，并有醋酸的臭气产生。其反应式如下：

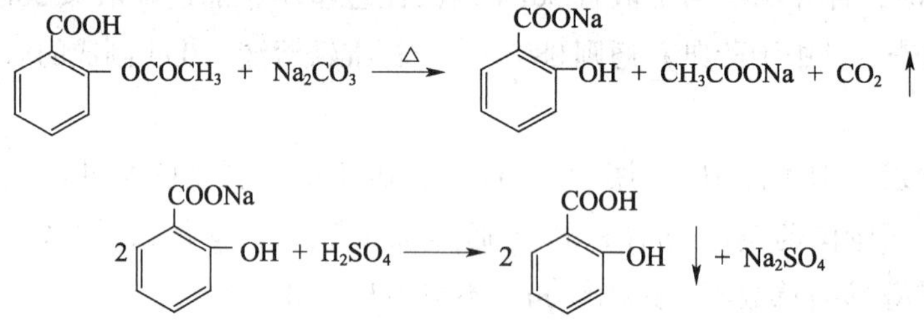

$$2CH_3COONa + H_2SO_4 \longrightarrow 2CH_3COOH + Na_2SO_4$$

2. 含量测定原理 阿司匹林具有游离羧基显酸性，可用酸碱滴定法直接测定其含量。反应式为：

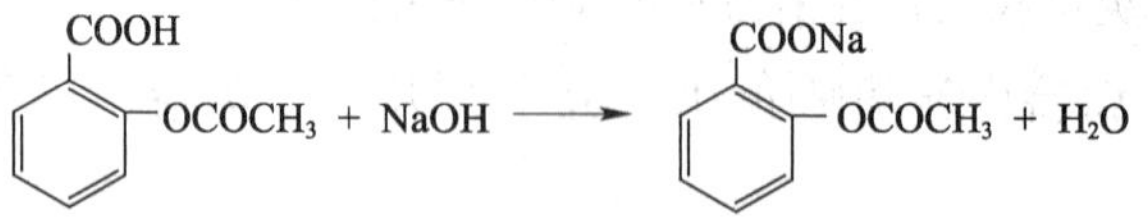

【实训器材】

1. 仪器及耗材 仪器：红外分光光度计，红外灯，玛瑙研钵，压片机及压片模具，高效液相色谱仪，ODS 柱，真空泵，流动相过滤器，微量注射器，超声仪，电子天平（感量 0.1mg），恒温水浴锅，减压干燥器，药匙，坩埚，干燥器，试管及试管夹，试管架，酒精灯，火柴，容量瓶（10ml、50ml、100ml、200ml），量筒（100ml），烧杯（100ml），漏斗，玻棒，刻度吸管（5ml），碱式（或两用）滴定管（25ml 或 50ml），锥形瓶（250ml），胶头滴管，洗瓶等。耗材：称量纸，滤纸，0.45μm 滤膜。

2. 试药及试剂 阿司匹林，水杨酸对照品，三氯化铁试液，碳酸钠试液，稀硫酸，溴化钾（光谱纯），冰醋酸，甲醇（色谱纯），乙腈（色谱纯），四氢呋喃（色谱纯），硫酸，比色用氯化钴液，比色用重铬酸钾液，比色用硫酸铜液，五氧化二磷、硝酸铅标准溶液（每1ml 相当于 10μg Pb），醋酸盐缓冲液（pH3.5），硫代乙酰胺，氢氧化钠滴定液（0.1mol/L），酚酞指示液，乙醇等。

【实训方法】

（一）性状

本品为白色结晶或结晶性粉末；无臭或微带醋酸臭；遇湿气即缓缓水解。

本品在乙醇中易溶，在三氯甲烷或乙醚中溶解，在水或无水乙醚中微溶；在氢氧化钠溶液或碳酸钠溶液中溶解，但同时分解。

（二）鉴别

1. 化学鉴别法

（1）取本品约 0.1g，加水 10ml，煮沸，放冷，加三氯化铁试液 1 滴，即显紫堇色。

（2）取本品约 0.5g，加碳酸钠试液 10ml，煮沸 2 分钟后，放冷，加过量的稀硫酸，即析出白色沉淀，并发生醋酸的臭气。

2. 红外分光光度法 本品的红外光吸收图谱应与对照的图谱（光谱集 5 图）一致。采用 KBr 压片法，具体方法如下。

取供试品 1～1.5mg 置玛瑙研钵中，加入 200～300mg 光谱纯溴化钾（KBr）充分研磨均匀，移置于压片模具中，使铺布均匀，抽真空约 2 分钟，加压至 0.8～1GPa，保持 2～5 分钟，除去真空，取出供试片，目视检查，应呈透明状，样品分布均匀，无明显的颗粒状样品，即可用于测定。试样和 KBr 都应经干燥处理，研磨到粒度小于 2μm，以免散射光影响。

将供试片置于仪器的光路中，并扣除用同法制成的空白溴化钾片的背景，绘制光谱图。所得图谱与对照的图谱（光谱集 5 图）应一致。

（三）检查

1. 溶液的澄清度 取本品 0.50g，加温热至约 45℃的碳酸钠试液 10ml 溶解后，溶液应澄清。

2. 游离水杨酸 照高效液相色谱法（《中国药典》通则 0512）试验。

（1）色谱条件及系统适用性试验 用十八烷基硅烷键合硅胶为填充剂；以乙腈－四氢呋喃－冰醋酸－水（20∶5∶5∶70）为流动相；检测波长为 303nm。理论板数按水杨酸峰计算不低于 5000，阿司匹林峰与水杨酸峰的分离度应符合要求。

（2）供试品溶液及对照品溶液制备 临用新制。取本品约 0.1g，精密称定，置 10ml 量瓶中，加 1% 冰醋酸的甲醇溶液适量，振摇使溶解，并稀释至刻度，摇匀，作为供试品溶液。

取水杨酸对照品约 10mg，精密称定，置 100ml 量瓶中，加 1% 冰醋酸的甲醇溶液适量使溶解并稀释至刻度，摇匀，精密量取 5ml，置 50ml 量瓶中，用 1% 冰醋酸的甲醇溶液稀释至刻度，摇匀，作为对照品溶液。

（3）测定法 立即精密量取对照品溶液与供试品溶液各 10μl，分别注入液相色谱仪，记录色谱图。供试品溶液色谱图中如有与水杨酸峰保留时间一致的色谱峰，按外标法以峰面积计算，不得过0.1%。

3. 易炭化物 取本品0.5g，依法检查（通则0842），与对照液（取比色用氯化钴液0.25ml，比色用重铬酸钾液0.25ml，比色用硫酸铜液0.40ml，加水使成5ml）比较，不得更深。

4. 有关物质 照高效液相色谱法（通则0512）试验。

（1）色谱条件及系统适用性试验 用十八烷基硅烷键合硅胶为填充剂；以乙腈－四氢呋喃－冰醋酸－水（20∶5∶5∶70）为流动相A，乙腈为流动相B，按表3－1进行梯度洗脱；检测波长为276nm。阿司匹林峰的保留时间约为8分钟，阿司匹林峰与水杨酸峰的分离度应符合要求。

表3－1 阿司匹林有关物质检查流动相配比表

时间（分钟）	流动相A（%）	流动相B（%）
0	100	0
60	20	80

（2）供试品溶液、对照溶液及灵敏度试验溶液制备 取本品约0.1g，置10ml量瓶中，加1%冰醋酸的甲醇溶液适量，振摇使溶解并稀释至刻度，摇匀，作为供试品溶液。精密量取1ml，置200ml量瓶中，用1%冰醋酸的甲醇溶液稀释至刻度，摇匀，作为对照溶液。

精密量取对照溶液1ml，置10ml量瓶中，用1%冰醋酸的甲醇溶液稀释至刻度，摇匀，作为灵敏度试验用溶液。

（3）测定法 分别精密量取供试品溶液、对照溶液、灵敏度试验用溶液与游离水杨酸检查项下的水杨酸对照品溶液各10μl，分别注入液相色谱仪，记录色谱图。供试品溶液色谱图中如有杂质峰，除水杨酸峰外，其他各杂质峰面积的和不得大于对照溶液主峰面积（0.5%）。供试品溶液色谱图中小于灵敏度试验用溶液主峰面积的色谱峰忽略不计。

5. 干燥失重 取本品，置五氧化二磷为干燥剂的干燥器中，在60℃减压干燥至恒重，减失重量不得过0.5%（《中国药典》通则0831）。

6. 炽灼残渣 不得过0.1%（《中国药典》通则0841）。

7. 重金属 取本品1.0g，加乙醇23ml溶解后，加醋酸盐缓冲液（pH3.5）2ml依法检查（《中国药典》通则0821第一法），含重金属不得过百万分之十。

（四）含量测定

扫码“看一看”

取本品约0.4g，精密称定，加中性乙醇（对酚酞指示液显中性）20ml溶解后，加酚酞指示液3滴，用氢氧化钠滴定液（0.1mol/L）滴定至溶液显粉红色，30秒不褪，即为终点。每1ml氢氧化钠滴定液（0.1mol/L）相当于18.02mg的$C_9H_8O_4$（相对分子量180.16）。按干燥品计算，含$C_9H_8O_4$不得少于99.5%。平行测定2份，按下式计算阿司匹林的百分含量。

$$含量\% = \frac{TVF}{m_s \times (1-干燥失重) \times 1000} \times 100\%$$

式中，T为滴定度，此处为18.02mg/ml；V为测定供试品消耗滴定液的体积，ml；F为滴定液浓度校正因数；m_s为供试品的取样量，g。

《中国药典》（2015年版）收载阿司匹林的制剂有：①阿司匹林片；②阿司匹林肠溶片；③阿司匹林肠溶胶囊；④阿司匹林泡腾片；⑤阿司匹林栓。

【注意事项】

1. 化学鉴别法鉴别阿司匹林，加热时要小心，并使用试管夹，试管倾斜，边加热边振摇，注意试管口不要对着人。

2. 干燥剂五氧化二磷应呈粉末状，如表面呈结皮现象或出现液滴时，应将表面刮去，另加新的五氧化二磷再使用；弃去的五氧化二磷不可倒入下水道，应埋入土中。

3. ODS 柱使用前应仔细阅读色谱柱说明书，注意其 pH 使用范围、压力范围、温度范围、流动相类型，防止摔碰。

4. 阿司匹林含量测定用氢氧化钠滴定液为无色溶液，读数时应读取溶液凹面最低点。

【思考题】

1. 化学鉴别法鉴别阿司匹林的原理是什么？

2. 简述检查阿司匹林中游离水杨酸和有关物质的原因和方法。

3. 如何配制中性乙醇？为什么使用中性乙醇？

4. 按照中国药典取阿司匹林 1.0g 检查重金属，含重金属不得过百万分之十，应取标准铅溶液（10μg/ml）多少毫升？

5. 查阅药典，分析比较阿司匹林与阿司匹林片在质量检验项目方面有哪些异同？

扫码“练一练”

任务四　盐酸普鲁卡因的质量检验

扫码“学一学”

【实训目的】

1. 掌握盐酸普鲁卡因的鉴别、检查和含量测定的方法。

2. 会操作高效液相色谱仪和永停滴定仪。

3. 会对实验数据进行处理，能够规范书写检验原始记录和检验报告书。

【实训原理】

1. 化学鉴别法

（1）水解产物反应

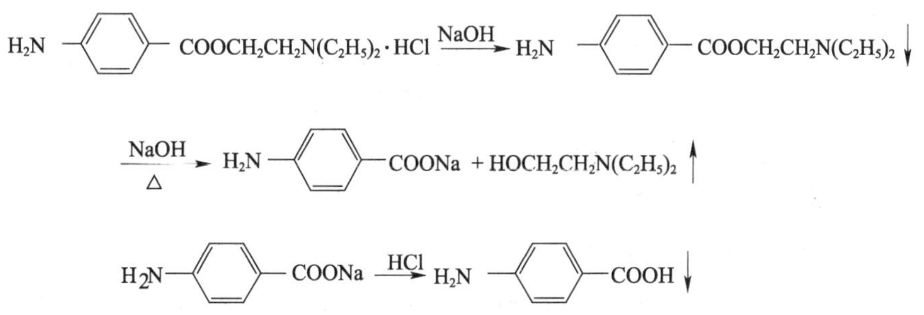

（2）氯化物鉴别反应

$$Cl^- + Ag^+ \longrightarrow AgCl\downarrow$$

（3）芳香第一胺类鉴别反应

盐酸普鲁卡因分子结构中的芳伯氨基可发生重氮化反应，生成的重氮盐可与碱性 β－萘酚偶合生成有色的偶氮染料。

2. 含量测定 盐酸普鲁卡因分子结构中具有芳伯氨基，在盐酸酸性溶液中可与亚硝酸钠定量反应，《中国药典》（2015 年版）采用亚硝酸钠法测定盐酸普鲁卡因的含量，以永停滴定法指示终点。

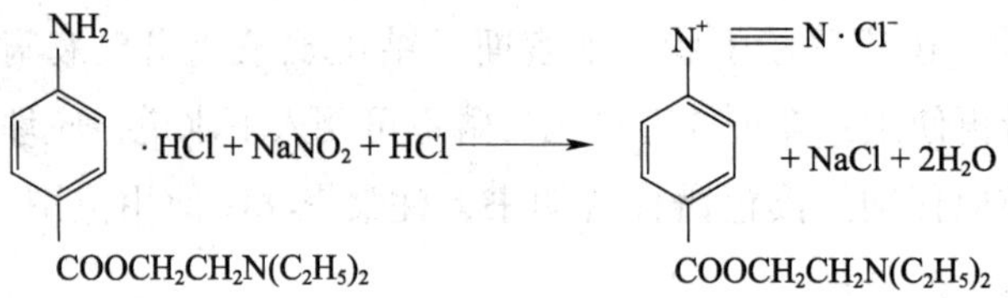

【实训器材】

1. 仪器及耗材 仪器：Thiele 管（b 型管），酒精灯，温度计（分浸型、具有 0.5℃），研钵，药匙，玻璃棒，中空长玻璃管，表面皿，电子天平（感量 0.1mg），试管，红外分光光度计，玛瑙研钵，红外灯，压片机，刻度吸管（1ml），高效液相色谱仪，量瓶（10ml、100ml），十八烷基硅烷键合硅胶色谱柱，定量环（10μl），微量进样器（20μl），扁形称量瓶，电热恒温干燥箱，干燥器，瓷坩埚，电炉（或马弗炉），恒温水浴锅，纳氏比色管（25ml、50ml），烧杯（150ml），酸式滴定管，永停滴定仪等。耗材：熔点测定毛细管，缺口单孔橡皮塞，红色石蕊试纸，定性滤纸等。

2. 试药及试剂 盐酸普鲁卡因，纯化水，超纯水，液体石蜡，盐酸，溴化钾，过硫酸铵，庚烷磺酸钠（色谱纯），甲醇（色谱纯），10% 氢氧化钠溶液，稀硝酸，硝酸银试液，氨试液，0.1mol/L 亚硝酸钠溶液，1mol/L 脲溶液，碱性 β-萘酚试液，磷酸二氢钾溶液（用磷酸调节 pH 至 3.0），硫酸，30% 硫氰酸铵溶液，标准铁溶液，醋酸盐缓冲液（pH3.5），标准铅溶液，硫代乙酰胺试液等。

【实训方法】

（一）性状

本品为白色结晶或结晶性粉末；无臭。本品在水中易溶，在乙醇中略溶，在三氯甲烷中微溶，在乙醚中几乎不溶。

熔点：本品的熔点（通则 0612 第一法）为 154～157℃。

（二）鉴别

扫码“看一看”

1. 化学鉴别法

（1）取本品约 0.1g，加水 2ml 溶解后，加 10% 氢氧化钠溶液 1ml，即生成白色沉淀；加热，变为油状物；继续加热，发生的蒸气能使湿润的红色石蕊试纸变为蓝色；热至油状物消失后，放冷，加盐酸酸化，即析出白色沉淀。

（2）本品的水溶液显氯化物鉴别（1）的反应（《中国药典》通则 0301）。

（3）本品显芳香第一胺类的鉴别反应（《中国药典》通则 0301）。

2. 红外分光光度法 本品的红外光吸收图谱应与对照的图谱（光谱集 397 图）一致。

（三）检查

1. 酸度 取本品 0.40g，加水 10ml 溶解后，加甲基红指示液 1 滴，如显红色，加氢氧化钠滴定液（0.02mol/L）0.20ml，应变为橙色。

2. 溶液的澄清度 取本品 2.0g，加水 10ml 溶解后，溶液应澄清。

3. 对氨基苯甲酸 照高效液相色谱法（《中国药典》通则 0512）试验。

（1）色谱条件及系统适用性试验　用十八烷基硅烷键合硅胶为填充剂；以含0.1%庚烷磺酸钠的0.05mol/L磷酸二氢钾溶液（用磷酸调节pH至3.0）-甲醇（68∶32）为流动相；检测波长为279nm。取系统适用性溶液10μl，注入液相色谱仪，理论板数按对氨基苯甲酸峰计算不低于2000，普鲁卡因峰和对氨基苯甲酸峰的分离度应大于2.0。

（2）供试品溶液、对照品溶液及系统适用性溶液制备　取本品，精密称定，加水溶解并定量稀释制成每1ml中含0.2mg的溶液，作为供试品溶液；另取对氨基苯甲酸对照品，精密称定，加水溶解并定量稀释制成每1ml中含1μg的溶液，作为对照品溶液；取供试品溶液1ml与对照品溶液9ml混合均匀，作为系统适用性溶液。

（3）测定法　精密量取对照品溶液与供试品溶液各10μl，分别注入液相色谱仪，记录色谱图。供试品溶液色谱图中如有与对氨基苯甲酸峰保留时间一致的色谱峰，按外标法以峰面积计算，不得过0.5%。

4. 干燥失重　取本品，在105℃干燥至恒重，减失重量不得过0.5%（《中国药典》通则0831）。

5. 炽灼残渣　取本品1.0g，依法检查（《中国药典》通则0841），遗留残渣不得过0.1%。

6. 铁盐　取炽灼残渣项下遗留的残渣，加盐酸2ml，置水浴上蒸干，再加稀盐酸4ml，微温溶解后，加水30ml与过硫酸铵50mg，依法检查（《中国药典》通则0807），与标准铁溶液1.0ml制成的对照液比较，不得更深（0.001%）。

7. 重金属　取本品2.0g，加水15ml溶解后，加醋酸盐缓冲液（pH3.5）2ml与水适量使成25ml，依法检查（《中国药典》通则0821第一法），含重金属不得过百万分之十。

（四）含量测定

取本品约0.6g，精密称定，照永停滴定法（通则0701），在15~25℃，用亚硝酸钠滴定液（0.1mol/L）滴定。每1ml亚硝酸钠滴定液（0.1mol/L）相当于27.28mg的$C_{13}H_{20}N_2O_2 \cdot HCl$（相对分子量为272.77）。《中国药典》（2015年版）规定："本品按干燥品计算含$C_{13}H_{20}N_2O_2 \cdot HCl$不得少于99.0%"。

$$含量\% = \frac{TVF}{m_s \times （1-干燥失重）\times 1000} \times 100\%$$

式中，T为滴定度，此处为27.28mg/ml；V为测定供试品消耗滴定液的体积，ml；F为滴定液浓度校正因数；m_s为供试品的取样量，g。

【注意事项】

1. 高效液相色谱法进样时，如为手动进样，为保证进样的准确性，可采用定量环进样。

2. 含量测定过程中，为防止亚硝酸的逸失，滴定管尖端应插入液面下2/3处。

3. 铂电极容易钝化，每次使用前应用新鲜配制的加有少量三氯化铁的硝酸或铬酸液浸洗活化。

4. 滴定时电磁搅拌的速度不应过快，以不产生旋涡为宜。

5. 永停法指示终点时，在滴定刚开始和距滴定终点较远时，电流计的指针不偏转或偏转后又回到原点附近。接近终点时，每加1滴亚硝酸钠滴定液都有较大偏转，且回到原点的速度减慢，但在1分钟内指针仍能回到原点或原点附近。因此，在滴定至近终点时，应慢慢滴加滴定液。

扫码“练一练”

【思考题】

1. 在检查干燥失重时，如何判断样品是否达到“恒重”？

2. 在酸度检查中，为什么加甲基红指示液后溶液应显红色？如加入规定量的氢氧化钠滴定液后，溶液不显橙色，说明什么？

3. 对氨基苯甲酸检查采用的高效液相色谱法是正相色谱法还是反相色谱法，请说明理由。

4. 亚硝酸钠滴定法中，影响滴定反应速度的因素有哪些？

扫码“学一学”

任务五　对乙酰氨基酚片的质量检验

【实训目的】

1. 掌握对乙酰氨基酚片鉴别、检查和含量测定的方法。

2. 会操作高效液相色谱仪和紫外 - 可见分光光度计。

3. 会对实验数据进行处理，能够规范书写检验原始记录和检验报告书。

【实训原理】

1. 化学鉴别法原理

（1）三氯化铁反应　对乙酰氨基酚分子中具有酚羟基，在一定条件下与三氯化铁反应生成有色配位化合物。《中国药典》（2015 年版）收载的对乙酰氨基酚及其片剂、咀嚼片、注射液、栓剂、胶囊、颗粒与凝胶均采用此法鉴别。

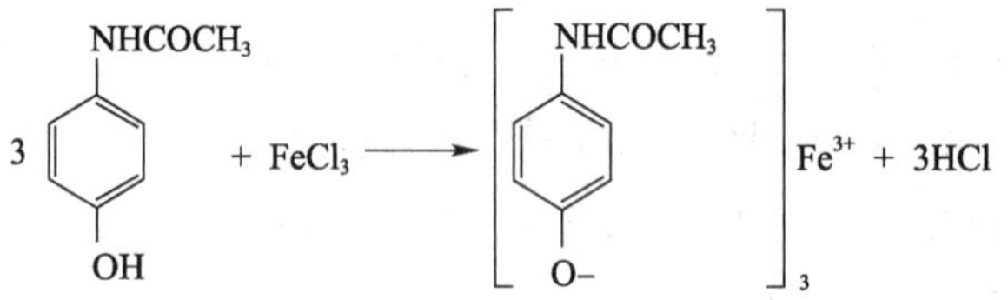

（2）重氮化 - 偶合反应　对乙酰氨基酚在酸性条件下加热水解后产生芳伯氨基，可在强酸性条件下与亚硝酸钠反应，生成的重氮盐可与碱性 β - 萘酚偶合生成红色的偶氮化合物。《中国药典》（2015 年版）收载的对乙酰氨基酚及其片剂、咀嚼片、泡腾片、注射液、栓剂、胶囊、颗粒与滴剂均采用此法鉴别。

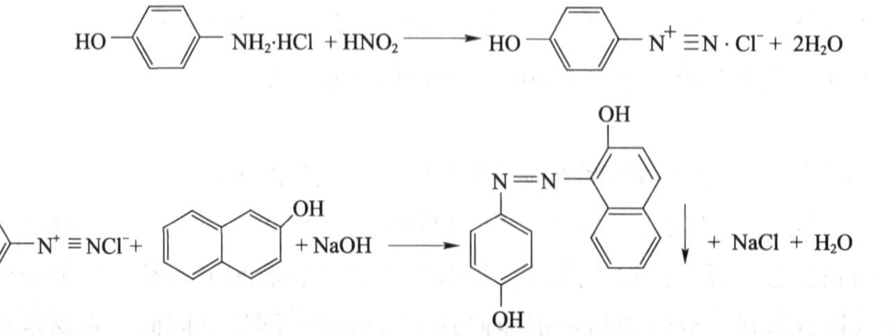

2. 含量测定原理　对乙酰氨基酚在 0.4% 氢氧化钠溶液中，于 257nm 波长处有最大吸

收，根据百分吸收系数，即可求出原料药及其制剂的含量。《中国药典》（2015 年版）采用紫外 - 可见分光光度法中的吸收系数法测定对乙酰氨基酚及其片剂、咀嚼片、栓剂、胶囊及颗粒的含量；片剂经溶解、过滤等处理后辅料不干扰测定。

【实训器材】

1. 仪器及耗材 仪器：电子天平（感量0.1mg），红外分光光度计，减压干燥器，压片机，玛瑙研钵，高效液相色谱仪，抽滤装置（成套），超声仪，辛烷基硅烷键合硅胶色谱柱，柱温箱，20μl 定量环，溶出度测定仪，紫外 - 可见分光光度计，石英吸收池，转篮，微孔滤器，取样器，刻度吸管（5ml），容量瓶（10ml、100ml、250ml），研钵，小刀片，量筒（1000ml、10ml、1ml），漏斗，试管，瓷坩埚，电热恒温水浴锅，玻璃棒等。耗材：微孔滤膜，称量纸，滤纸等。

2. 试药及试剂 对乙酰氨基酚片，乙醇，丙酮，溴化钾，甲醇（色谱纯），对氨基酚对照品，对乙酰氨基酚对照品，超纯水，纯化水，三氯化铁试液，稀盐酸，亚硝酸钠试液，碱性 β - 萘酚试液，磷酸盐缓冲液（取磷酸氢二钠 8.95g、磷酸二氢钠 3.9g、加水溶解至 1000ml，加 10% 四丁基氢氧化铵溶液 12ml），0.04% 氢氧化钠溶液，0.4% 氢氧化钠溶液。

【实训方法】

（一）性状

本品为白色片、薄膜衣或明胶包衣片，除去包衣后显白色。

（二）鉴别

1. 化学鉴别法 取本品的细粉适量（约相当于对乙酰氨基酚 0.5g），用乙醇 20ml 分次研磨使对乙酰氨基酚溶解，滤过，合并滤液，蒸干，得残渣。

（1）取残渣适量，加水溶解后，加三氯化铁试液，即显蓝紫色。

（2）取残渣约 0.1g，加稀盐酸 5ml，置水浴中加热 40 分钟，放冷；取 0.5ml，滴加亚硝酸钠试液 5 滴，摇匀，用水 3ml 稀释后，加碱性 β - 萘酚试液 2ml，振摇，即显红色。

2. 红外分光光度法 取本品细粉适量（约相当于对乙酰氨基酚 100mg），加丙酮 10ml，研磨溶解，滤过，滤液水浴蒸干，残渣经减压干燥，依法测定。本品的红外光吸收图谱应与对照的图谱（光谱集 131 图）一致。

（三）检查

1. 对氨基酚 照高效液相色谱法（《中国药典》通则 0512）试验。

（1）色谱条件与系统适用性试验 照高效液相色谱法（《中国药典》通则 0512）试验。用辛烷基硅烷键合硅胶为填充剂；以磷酸盐缓冲液（取磷酸氢二钠 8.95g，磷酸二氢钠 3.9g，加水溶解至 1000ml，加 10% 四丁基氢氧化铵溶液 12ml） - 甲醇（90∶10）为流动相；检测波长为 245nm；柱温为 40℃；理论板数按对乙酰氨基酚峰计算不低于 2000，对氨基酚峰与对乙酰氨基酚峰的分离度应符合要求。

（2）测定法 临用新制。取本品细粉适量（约相当于对乙酰氨基酚 0.2g），精密称定，置 10ml 量瓶中，加溶剂甲醇 - 水（4∶6）适量，振摇使对乙酰氨基酚溶解，加溶剂稀释至刻度，摇匀，滤过，取续滤液作为供试品溶液；另取对氨基酚对照品与对乙酰氨基酚对照品各适量，精密称定，加上述溶剂溶解制成每 1ml 中各约含 20μg 的混合溶液，作为对照品溶液。精密量取对照品溶液与供试品溶液各 20μl，分别注入液相色谱仪，记录色谱图至主峰保留时间的 4 倍。供试品溶液色谱图中如有与对照品溶液中对氨基酚保留时间一致的色谱峰，按外标法以峰面积计算，含对氨基酚不得过对乙酰氨基酚标示量的0.1%。

$$对氨基酚\% = \frac{A_x \cdot C_s \times 10^{-3} \times 10 \times 平均片重}{A_s \cdot m_s\ 标示量} \times 100\%$$

式中，A_x为供试品溶液中对氨基酚的峰面积；A_s为对照品溶液中对氨基酚的峰面积；C_s为对氨基酚对照品溶液浓度，μg/ml；m_s为供试品取样量，mg。

2. 溶出度 取本品，照溶出度与释放度测定法（《中国药典》通则0931第一法），以稀盐酸24ml加水至1000ml为溶出介质，转速为每分钟100转，依法操作，经30分钟时，取溶液滤过，精密量取续滤液适量，用0.04%氢氧化钠溶液稀释成每1ml中含对乙酰氨基酚5～10μg的溶液，照紫外－可见分光光度法（《中国药典》通则0401），在257nm的波长处测定吸光度，按$C_8H_9NO_2$的吸收系数（$E_{1cm}^{1\%}$）为715计算每片的溶出量。限度为标示量的80%，应符合规定。

（注：溶出度检查过程及溶出仪的使用按项目二、任务十中的方法操作。）

$$溶出量\% = \frac{A \cdot 1000 \cdot D}{E_{1cm}^{1\%} \cdot 100 \cdot 标示量} \times 100\%$$

式中，A为吸光度；D为稀释倍数；$E_{1cm}^{1\%}$为百分吸收系数，此处为715。

3. 其他 应符合片剂项下有关的各项规定（《中国药典》通则0101），如重量差异、微生物限度等。

（四）含量测定

取本品20片，精密称定，研细，精密称取适量（约相当于对乙酰氨基酚40mg），置250ml量瓶中，加0.4%氢氧化钠溶液50ml与水50ml，振摇15分钟，用水稀释至刻度，摇匀，滤过，精密量取续滤液5ml，置100ml量瓶中，加0.4%氢氧化钠溶液10ml，加水至刻度，摇匀，照紫外－可见分光光度法（《中国药典》通则0401），在257nm的波长处测定吸光度，按$C_8H_9NO_2$的吸收系数（$E_{1cm}^{1\%}$）为715计算，即得。

$$标示量\% = \frac{A \times 1\% \times \frac{100}{5} \times 250 \times 平均片重}{E_{1cm}^{1\%} \cdot m_s \cdot 标示量} \times 100\%$$

式中，A为吸光度；m_s为片粉取样量，g。

《中国药典》（2015年版）收载对乙酰氨基酚片的规格有：①0.1g，②0.3g，③0.5g，均要求“本品含对乙酰氨基酚（$C_8H_9NO_2$）应为标示量的95.0%～105.0%”。

扫码“看一看”

【注意事项】

1. 高效液相色谱法流动相抽滤时，需注意水系和有机系滤膜的选择。

2. 含量测定过程中的取样“精密称取适量（约相当于对乙酰氨基酚40mg）”，计算方法为：

$$供试品取样量 = \frac{40mg \times 平均片重}{标示量} \times (1 \pm 10\%)$$

3.《中国药典》（2015年版）中规定：凡规定检查溶出度、释放度或分散均匀性的片剂，不再进行崩解时限检查。

扫码“练一练”

【思考题】

1. 化学鉴别实验所用20ml乙醇是否可以一次性加入，为什么？

2. 检查对氨基酚时，溶液为什么要临用新配，如不是新配溶液对结果会产生什么影响？

3. 含量测定中的平均片重是否可以直接采用重量差异项下的平均片重值，为什么？

4. 含量测定时，溶液滤过后，为什么要弃去初滤液，量取续滤液？

5. 除紫外－可见分光光度法外，理论上对乙酰氨基酚片的含量测定是否可以采用其他方法，如高效液相色谱法等，请分析原因。

任务六　维生素 C 片的质量检验

扫码“学一学”

【实训目的】

1. 掌握维生素 C 片性状、鉴别、检查、含量测定原理、方法和操作技能。

2. 会根据检验内容选择仪器、试药以及配制试液。

3. 会数据处理和结果判断，能够规范书写检验原始记录及检验报告书。

【实训原理】

1. 化学鉴别法原理　维生素 C 分子结构中的烯二醇基具有较强的还原性，能还原硝酸银试液产生黑色单质银；还原 2，6－二氯靛酚钠试液使其颜色消失，生成无色的酚亚胺。

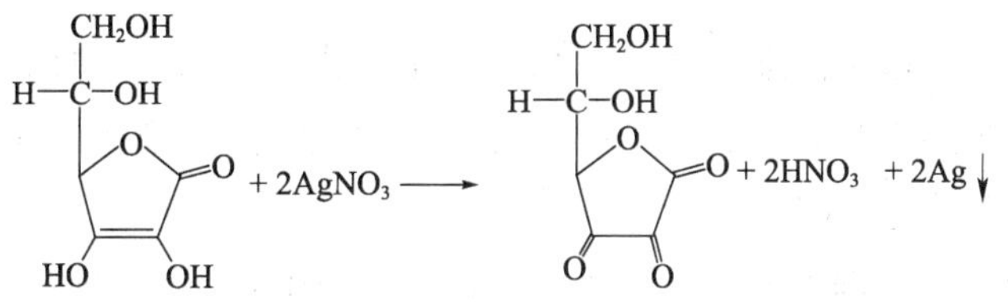

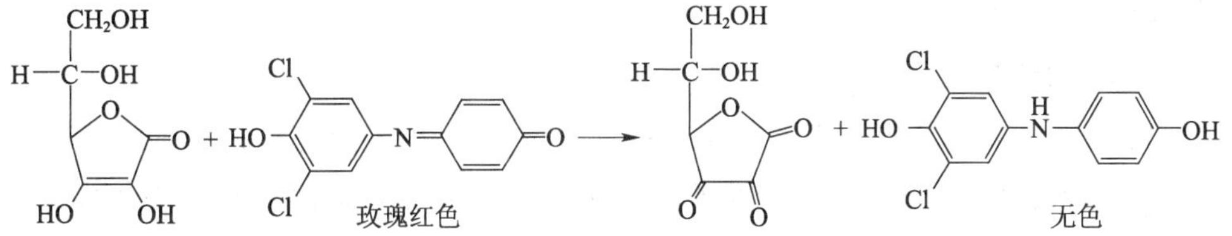

2. 含量测定原理　维生素 C 结构中的烯二醇结构具有较强的还原性，在稀醋酸溶液条件下可被碘定量氧化。反应式为：

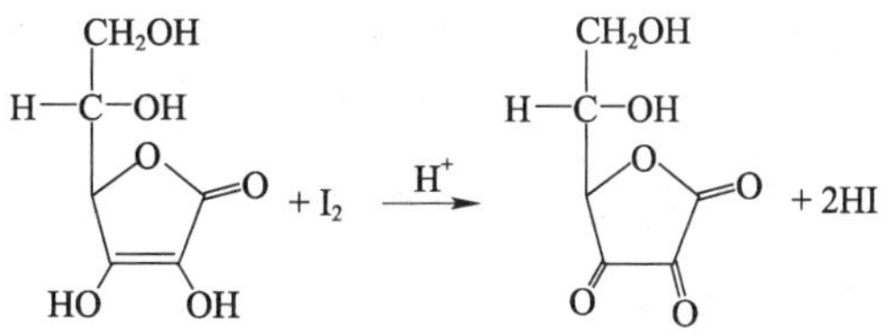

【实训器材】

1. 仪器及耗材　仪器：紫外－可见分光光度计，石英吸收池，电子天平（感量 0.1mg），药匙，研钵，试管，紫外光灯（254nm），层析缸，刻度吸管，容量瓶（100ml），胶头滴管，量筒（10、100ml），烧杯（100ml），漏斗，玻棒，移液管（50ml），洗耳球，棕色酸式（或两用）滴定管（25ml），碘量瓶（250ml），洗瓶等。耗材：硅胶 GF_{254} 薄层板，点样毛细管，称量纸，滤纸。

2. 试药及试剂 维生素C片，维生素C对照品，硝酸银试液，2，6－二氯靛酚钠试液，乙酸乙酯，乙醇，纯化水，稀醋酸，淀粉指示液（临用新制），碘滴定液（0.05mol/L）。

【实训方法】

（一）性状

本品为白色至略带淡黄色片。外观应完整、色泽均匀、无色斑、无异物。

（二）鉴别

1. 化学鉴别法 取本品细粉适量（约相当于维生素C 0.2g），加水10ml，振摇使维生素C溶解，滤过，滤液分成两等份，在一份中加硝酸银试液0.5ml，即生成银的黑色沉淀；在另一份中，加2，6－二氯靛酚钠试液1～2滴，试液的颜色即消失。

2. 薄层色谱法 取本品细粉适量（约相当于维生素C 10mg），加水10ml，振摇使维生素C溶解，滤过，取滤液作为供试品溶液；另取维生素C对照品，加水溶解并稀释制成1ml中约含1mg的溶液，作为对照品溶液。照薄层色谱法（《中国药典》通则0502）试验，吸取上述两种溶液各2μl，分别点于同一硅胶GF_{254}薄层板上，以乙酸乙酯－乙醇－水（5∶4∶1）为展开剂，展开，晾干，立即（1小时内）置紫外光灯（254nm）下检视。供试品溶液所显主斑点的位置和颜色应与对照品溶液的主斑点相同。

（三）检查

1. 溶液的颜色 取本品细粉适量（相当于维生素C 1.0g），加水20ml，振摇使维生素C溶解，滤过，滤液照紫外－可见分光光度法（《中国药典》通则0401），在440nm的波长处测定吸光度，不得过0.07。

2. 其他 应符合片剂项下有关的各项规定（《中国药典》通则0101）。如重量差异、崩解时限、微生物限度等。

（四）含量测定

扫码“看一看”

取本品20片，精密称定，研细，精密称取适量（约相当于维生素C 0.2g），置100ml量瓶中，加新沸过的冷水100ml与稀醋酸10ml的混合液适量，振摇使维生素C溶解并稀释至刻度，摇匀，迅速滤过，精密量取续滤液50ml，加淀粉指示液1ml，立即用碘滴定液（0.05mol/L）滴定，至溶液显蓝色并持续30秒钟不褪。每1ml碘滴定液（0.05mol/L）相当于8.806mg的$C_6H_8O_6$。平行测定2份，按下式计算维生素C片的标示百分含量。

$$标示量\% = \frac{TVF \times 平均片重}{m_s \times \frac{50}{100} \times 标示量 \times 1000} \times 100\%$$

式中，T为滴定度，此处为8.806mg/ml；V为测定供试品消耗滴定液的体积，ml；F为滴定液浓度校正因数；m_s为供试品的取样量，g。

《中国药典》（2015年版）收载维生素C片的规格有：①25mg，②50mg，③100mg，④250mg，均要求“本品含维生素C（$C_6H_8O_6$）应为标示量的93.0%～107.0%”。

【注意事项】

1. 维生素C片粉应尽可能研细。精密称取适量（约相当于维生素C 0.2g），不是直接称量片粉0.2g，而应根据平均片重及标示量计算称取量。

$$称取量 = \frac{0.2g}{标示量} \times 平均片重$$

2. 辅料对维生素 C 片的鉴别、检查和含量测定都有影响，片粉溶解后滤过，取滤液进行分析测定，以消除辅料干扰。

3. 实验中溶解过滤应规范操作，用干燥滤纸过滤，滤纸紧贴漏斗壁，防止产生气泡影响过滤速度。含量测定时应弃去约 5ml 的初滤液，收集续滤液于小烧杯中，便于移液管取样。

4. 碘滴定液为有色溶液，读数时应读取溶液最高点（平面）。

【思考题】

1. 化学鉴别法鉴别维生素 C 片的原理是什么？

2. 简述薄层色谱法鉴别维生素 C 片的操作步骤及结果判断。

3. 称取标示量为 0.1g 维生素 C 片 20 片，总重为 2.8209g。含量测定时，精密称取适量（约相当于维生素 C 0.2g），片粉称取量是多少？称样范围是多少？

4. 溶解样品时为什么要用新煮沸并冷却的纯化水？

5. 加稀醋酸的目的是什么？

扫码“练一练”

任务七　烟酸片的质量检验

扫码“学一学”

【实训目的】

1. 掌握烟酸片的鉴别、检查和含量测定方法。

2. 会根据质量标准，进行质量检验。

3. 会数据处理和结果判断，能够规范书写检验原始记录及检验报告书。

【实训原理】

烟酸片的主要成分为烟酸，结构如下。烟酸为吡啶－3－羧酸，其吡啶环上的第 4～5 碳之间的双键可以被还原，因此具有可逆的氧化还原性质；吡啶环为芳杂环，具有紫外吸收特性；3－羧酸具有酸性，可以用于鉴别和含量测定。

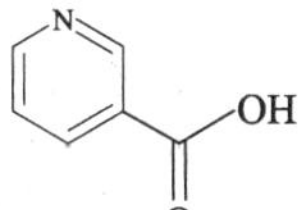

【实训器材】

1. 仪器及耗材　仪器：紫外－可见分光光度计，溶出度仪，石英吸收池，电子天平（感量 0.1mg），药匙，研钵，试管，刻度吸管（5ml、10ml），容量瓶（25ml），量筒（100ml、1000ml），烧杯（100ml），漏斗，玻棒，恒温水浴锅，碱式滴定管（25ml），锥形瓶（250ml），胶头滴管，洗瓶等。耗材：石蕊试纸，称量纸，滤纸。

2. 试药及试剂　烟酸片，烟酸对照品，0.4% 氢氧化钠溶液，硫酸铜试液，酚酞，氢氧化钠滴定液（0.1mol/L）。

【实训方法】

（一）性状

本品为白色片。

（二）鉴别

1. 化学鉴别法 取本品细粉适量（约相当于烟酸0.25g），加水100ml使烟酸溶解后，滤过；取滤液20ml，照烟酸项下的鉴别（2）项试验，滴加0.4%氢氧化钠溶液至遇石蕊试纸显中性反应，加硫酸铜试液3ml，即缓缓析出淡蓝色沉淀。

2. 紫外分光光度法 取上述滤液适量，用水稀释制成每1ml中含烟酸约20μg的溶液，照紫外－可见分光光度法（《中国药典》通则0401）测定，在262nm的波长处有最大吸收。

（三）检查

1. 溶出度 取本品，照溶出度与释放度测定法（《中国药典》通则0931第一法），以水900ml为溶出介质，转速为每分钟100转，依法操作，经20分钟时，取溶液适量，滤过，精密量取续滤液5ml（100mg规格）或10ml（50mg规格），置25ml量瓶中，用水稀释至刻度，摇匀，照紫外－可见分光光度法（《中国药典》通则0401），在262nm的波长处测定吸光度；另取烟酸对照品，精密称定，加水溶解并定量稀释制成每1ml中约含20μg的溶液，同法测定，计算每片的溶出量。限度为标示量的80%，应符合规定。

2. 其他 应符合片剂项下有关的各项规定（《中国药典》通则0101）。如重量差异、微生物限度等。

（四）含量测定

取本品10片，精密称定，研细，精密称取适量（约相当于烟酸0.2g），加新沸过的冷水50ml，置水浴上加热，并时时振摇使烟酸溶解后，放冷，加酚酞指示液3滴，用氢氧化钠滴定液（0.1mol/L）滴定。每1ml氢氧化钠滴定液（0.1mol/L）相当于12.31mg的$C_6H_5NO_2$（相对分子量为123.11）。平行测定2份，按下式计算烟酸片的标示百分含量。

$$\text{标示量}\% = \frac{VTF \times \text{平均片重}}{m_s \times \text{标示量} \times 1000} \times 100\%$$

式中，T为滴定度，此处为12.31mg/ml；V为测定供试品消耗滴定液的体积，ml；F为滴定液浓度校正因数；m_s为供试品的取样量，g。

《中国药典》（2015年版）收载烟酸片的规格有：①50mg，②100mg，均要求“本品含烟酸（$C_6H_5NO_2$）应为标示量的95.0%～105.0%”。

【注意事项】

1. “精密称取”系指称取重量应准确至所称取重量的千分之一；“精密量取”系指量取体积的准确度应符合国家标准中对该体积移液管的精度要求。

2. 滴定时加新沸过的冷水，是为了排除水中二氧化碳的干扰。

【思考题】

1. 何为溶出度？《中国药典》（2015年版）溶出度测定法有哪几种？

2. 《中国药典》（2015年版）凡规定检查溶出度的制剂，不再进行哪项检查？

3. 简述溶出度测定仪的结构组成及使用方法分类。

扫码“练一练”

扫码“学一学”

任务八　葡萄糖酸钙含片的质量检验

【实训目的】

1. 掌握葡萄糖酸钙含片的鉴别、检查和含量测定方法。

2. 会根据质量标准，进行葡萄糖酸钙含片质量检验。

3. 会数据处理和结果判断，能够规范书写检验原始记录及检验报告书。

【实训原理】

1. 化学鉴别法原理

（1）本品与三氯化铁生成深黄色。

（2）本品为钙盐，在无色火焰中燃烧，火焰即显砖红色。

2. 含量测定 葡萄糖酸钙含有钙元素，可通过配位滴定法测定钙元素含量来间接测定葡萄糖酸钙含量。钙紫红素先与钙离子络合生成紫红色络合物，随着EDTA络合剂的加入，由于EDTA与钙离子的配位能力强于钙指示剂与钙离子的配位能力，而使钙紫红素先与钙离子络合生成紫红色络合物中的钙离子被EDTA夺取，指示剂游离出来，溶液即显示游离指示剂的颜色，从而指示滴定的终点。

$$Ca^{2+} + HIn^{2-}\text{（纯蓝色）} \rightleftharpoons CaIn^{-}\text{（紫红色）} + H^{+}$$

$$Ca^{2+} + H_2Y^{2-} \rightleftharpoons CaY^{2-} + 2H^{+}$$

$$H_2Y^{2-} + CaIn^{-}\text{（紫红色）} \rightleftharpoons HIn^{2-}\text{（纯蓝色）} + CaY^{2-} + H^{+}$$

【实训器材】

1. 仪器及耗材 仪器：电子天平（感量0.1mg），药匙，研钵，试管，容量瓶（100ml），量筒（100ml），烧杯（100ml），漏斗，玻棒，移液管（25ml），酸式（或两用）滴定管（25ml），锥形瓶（250ml），胶头滴管，洗瓶等。耗材：石蕊试纸，称量纸，滤纸。

2. 试药及试剂 葡萄糖酸钙含片，三氯化铁试液，氢氧化钠试液，甲基红，氨试液，草酸铵，盐酸，醋酸，钙紫红素指示剂，乙二胺四醋酸二钠（EDTA）滴定液（0.05mol/L）。

【实训方法】

（一）性状

本品为白色片或着色片，气芳香，味甜。

（二）鉴别

1. 与三氯化铁反应 取本品细粉适量（约相当于葡萄糖酸钙1g），加温热的水10ml，振摇，过滤，吸取滤液1ml，加$FeCl_3$试液1滴，应显深黄色。

2. 取上述滤液，应显钙盐的鉴别反应（《中国药典》通则0301） ①取铂丝，用盐酸湿润后，蘸取滤液，在无色火焰中燃烧，火焰即显砖红色。②取滤液1ml加甲基红指示液2滴，用氨试液中和，再滴加盐酸至恰呈酸性，加草酸铵试液，即生成白色沉淀；分离，沉淀不溶于醋酸，但可溶于稀盐酸。

（三）检查

除崩解时限外，其他应符合片剂项下有关的各项规定（《中国药典》通则0101）。

（四）含量测定

取本品20片，精密称定，研细，精密称取适量（约相当于葡萄糖酸钙1g），加水50ml，微热使葡萄糖酸钙溶解，放冷至室温，转移至100ml容量瓶中，再用水稀释至刻度，摇匀，用干燥滤纸滤过，精密量取续滤液25ml，加水75ml，加氢氧化钠试液15ml与钙紫红素指示剂0.1g，用乙二胺四醋酸二钠滴定液（0.05mol/L）滴定至溶液自紫色转变为纯蓝色。每1ml乙二胺四醋酸二钠滴定液（0.05mol/L）相当于22.42mg的$C_{12}H_{22}CaO_{14} \cdot H_2O$

扫码“看一看”

（相对分子量为448.40）。平行测定2份，按下式计算葡萄糖酸钙含片的标示百分含量。

$$标示量\% = \frac{TVF \times 平均片重}{m_s \times \frac{25}{100} \times 标示量 \times 1000} \times 100\%$$

式中，T为滴定度，此处为22.42mg/ml；V为测定供试品消耗滴定液的体积，ml；F为滴定液浓度校正因数；m_s为供试品的取样量，g。

《中国药典》（2015年版）收载葡萄糖酸钙含片的规格有：①0.1g，②0.15g，③0.2g，均要求"本品含葡萄糖酸钙（$C_{12}H_{22}CaO_{14} \cdot H_2O$）应为标示量的95.0%~105.0%"。

【注意事项】

1. 用乙二胺四醋酸二钠滴定液（0.05mol/L）滴定的终点是溶液由紫色转变为纯蓝色，请仔细观察，过终点溶液变深蓝。

2. 乙二胺四醋酸二钠滴定液（0.05mol/L）应置玻璃塞瓶中，避免与橡皮塞、橡皮管等接触。

【思考题】

1. 药物的鉴别试验方法有哪些？
2. 简述葡萄糖酸钙的含量测定原理。
3. 用乙二胺四醋酸二钠滴定液滴定钙离子时为什么不使用常用的铬黑T作指示剂？如使用铬黑T作为指示剂，对实验结果会有什么影响？

扫码"练一练"

扫码"学一学"

任务九 甲硝唑片的质量检验

【实训目的】

1. 掌握甲硝唑片鉴别、检查和含量测定的原理。
2. 会进行甲硝唑片质量检验的操作。
3. 会数据处理和结果判断，能够规范书写检验原始记录及检验报告书。

【实训原理】

甲硝唑片的主要成分为甲硝唑，结构如下。甲硝唑为芳香性硝基化合物，具有芳香性硝基化合物的一般反应，即加氢氧化钠试液后溶液显紫红色，成酸性后变为黄色，再滴加过量的氢氧化钠试液则变成橙红色。甲硝唑结构中的咪唑环显碱性，在酸性条件下可与某些试液（如三硝基苯酚试液等）生成有色沉淀，用于鉴别。

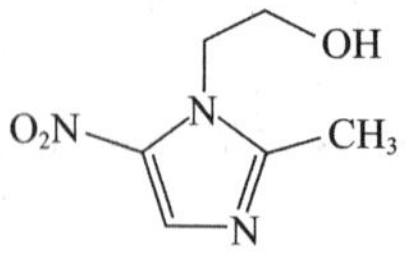

甲硝唑结构中的咪唑环为共轭体系，在紫外光区有特征吸收，可利用高效液相色谱法进行甲硝唑片鉴别，供试品溶液主峰的保留时间应与甲硝唑对照品溶液主峰的保留时间一致。利用高效液相色谱法进行甲硝唑含量测定，在波长320nm处进行检测。

【实训器材】

1. 仪器及耗材 仪器：紫外-可见分光光度计，高效液相色谱仪，ODS柱（150mm ×

4.6mm，5μm），微量进样器，溶剂滤过器，真空泵，超声脱气仪，电子天平（感量0.1mg），溶出度仪，石英吸收池，药匙，研钵，试管，恒温水浴锅，容量瓶（50ml、100ml），刻度吸管（5ml），量筒（100ml、1000ml），烧杯（100ml、1000ml），洗耳球，漏斗，玻棒，胶头滴管，洗瓶等。耗材：称量纸，滤纸，滤膜（0.45μm）。

2. 试药及试剂 甲硝唑片，甲硝唑对照品，氢氧化钠试液，稀盐酸，三硝基苯酚试液，硫酸溶液（3→100），盐酸溶液（9→1000），甲醇（色谱纯），双蒸水。

【实训方法】

（一）性状

本品为白色或类白色片。

（二）鉴别

1. 化学鉴别法

（1）取本品的细粉适量（约相当于甲硝唑10mg），照甲硝唑项下的鉴别（1）项试验，加氢氧化钠试液2ml微温，即得紫红色溶液；滴加稀盐酸使成酸性即变成黄色，再滴加过量氢氧化钠试液则变成橙红色。

（2）取本品的细粉适量（约相当于甲硝唑0.2g），加硫酸溶液（3→100）4ml，振摇使甲硝唑溶解，滤过，滤液中加三硝基苯酚试液10ml，放置后即生成黄色沉淀。

2. 高效液相色谱法 在含量测定项下记录的色谱图中，供试品溶液主峰的保留时间应与对照品溶液主峰的保留时间一致。

（三）检查

1. 溶出度 取本品，照溶出度与释放度测定法（《中国药典》通则0931第一法），以盐酸溶液（9→1000）900ml为溶出介质，转速为每分钟100转，依法操作，经30分钟时，取溶液适量，滤过，精密量取续滤液3ml，置50ml量瓶中，用溶出介质稀释至刻度，摇匀，照紫外-可见分光光度法（《中国药典》通则0401），在277nm的波长处测定吸光度；按$C_6H_9N_3O_3$的吸收系数（$E_{1cm}^{1\%}$）为377计算每片的溶出量。限度为标示量的80%，应符合规定。

扫码“看一看”

2. 其他 应符合片剂项下有关的各项规定（《中国药典》通则0101）。如重量差异、微生物限度等。

（四）含量测定

1. 色谱条件与系统适用性试验 用十八烷基硅烷键合硅胶为填充剂；以甲醇-水（20∶80）为流动相；检测波长为320nm。理论板数按甲硝唑峰计算不低于2000。

2. 测定法 取本品20片，精密称定，研细，精密称取细粉适量（约相当于甲硝唑0.25g），置50ml量瓶中，加50%甲醇适量，振摇使甲硝唑溶解，用50%甲醇稀释至刻度，摇匀，滤过，精密量取续滤液5ml，置100ml量瓶中，用流动相稀释至刻度，摇匀，作为供试品溶液。另取甲硝唑对照品适量，精密称定，加流动相溶解并定量稀释制成每1ml中约含0.25mg的溶液，作为对照品溶液。精密量取甲硝唑对照品溶液与供试品溶液各10μl，分别注入液相色谱仪，记录色谱图。供试品溶液、对照品溶液均需配制2份。按外标法以峰面积计算，即得。

《中国药典》（2015年版）收载甲硝唑片的规格有：①0.1g，②0.2g，③0.25g，均要求“本品含甲硝唑（$C_6H_9N_3O_3$）应为标示量的93.0%～107.0%”。

【注意事项】

HPLC仪的主要部件及其作用原理和操作注意事项，包括：进样阀、定量环、平头微量注射器、注射进定量环的测定液量对重复性的影响，流动相处理（过滤、脱气）、高压泵的维护［使用含酸、碱、缓冲液的流动相后，必须用甲醇－水（5∶95）冲洗系统30分钟以上，然后用甲醇冲洗，切忌用盐酸、硫酸、硝酸等强酸作为流动相成分，以免腐蚀不锈钢管路］。

【思考题】

1. 测定甲硝唑片含量时，稀释倍数是多少？
2. 试述甲硝唑片鉴别试验的原理。
3. 高效液相色谱法的理论板数有什么意义？

扫码“练一练”

扫码“学一学”

任务十　异烟肼片的质量检验

【实训目的】

1. 掌握异烟肼片鉴别、检查和含量测定的原理。
2. 会异烟肼片质量检验的技术、相关数据处理、异常数据的处理。
3. 会结果判断，能够规范书写检验原始记录及检验报告书。

【实训原理】

异烟肼片的主要成分为异烟肼，结构如下。

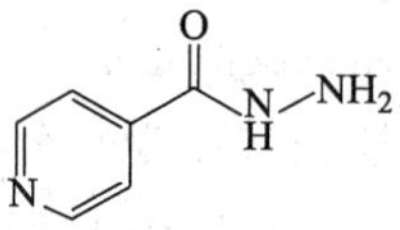

异烟肼为4－吡啶甲酰肼，含有酰肼基，具有较强还原性，能发生银镜反应。高效液相色谱法分离效能好，灵敏度高，非常适合于“有关物质”普遍存在的杂环类药物的含量测定。

溶出度是指药物从片剂或胶囊剂等口服固体制剂中溶出的速度和程度。

【实训器材】

1. 仪器及耗材　仪器：紫外－可见分光光度计，红外分光光度计，减压干燥器，高效液相色谱仪，溶剂滤过器，真空泵，超声脱气仪，电子天平（感量0.1mg），溶出度仪，硅胶G薄层板，层析缸，石英吸收池，药匙，研钵，试管，容量瓶（50ml、100ml），量筒（100ml、1000ml），烧杯（100ml、1000ml），漏斗，玻棒，胶头滴管，洗瓶等。耗材：称量纸，滤纸，滤膜（0.45μm）。

2. 试药及试剂　异烟肼片，硫酸肼对照品，乙醇，氨制硝酸银试液，丙酮，磷酸氢二钠，甲醇（色谱纯），超纯水。

【实训方法】

（一）性状

本品为白色或类白色片。

（二）鉴别

1. 化学鉴别法　取本品的细粉适量（约相当于异烟肼0.1g），加水10ml，振摇，滤过，滤液照异烟肼项下的鉴别（1）项试验，取滤液1ml，加氨制硝酸银试液1ml，即发生气泡与黑色浑浊，并在试管壁上生成银镜。

2. 高效液相色谱法 在含量测定项下记录的色谱图中，供试品溶液主峰的保留时间应与对照品溶液主峰的保留时间一致。

3. 红外分光光度法 取本品的细粉适量（约相当于异烟肼50mg），加乙醇10ml，研磨溶解，滤过，滤液蒸干，残渣经减压干燥，依法测定（《中国药典》通则0402）本品红外吸收图谱应与对照图谱（光谱集166图）一致。

（三）检查

1. 游离肼 取本品细粉适量，加丙酮-水（1∶1）使异烟肼溶解并稀释制成每1ml中约含异烟肼100mg的溶液，滤过，取续滤液作为供试品溶液。照异烟肼游离肼项下的方法测定。另取硫酸肼对照品，加丙酮-水（1∶1）溶解并稀释制成每1ml中约含0.08mg（相当于游离肼20μg）的溶液，作为对照品溶液；取异烟肼与硫酸肼各适量，加丙酮-水（1∶1）溶解并稀释制成每1ml中分别含异烟肼100mg及硫酸肼0.08mg的混合溶液，作为系统适用性溶液。照薄层色谱法（《中国药典》通则0502）试验，吸取上述三种溶液各5μl，分别点于同一硅胶G薄层板上，以异丙醇-丙酮（3∶2）为展开剂，展开，晾干，喷以乙醇制对二甲氨基苯甲醛试液，15分钟后检视。系统适用性溶液所显游离肼与异烟肼的斑点应完全分离，游离肼的R_f值约为0.75，异烟肼的R_f值约为0.56。在供试品溶液主斑点前方与对照品溶液主斑点相应的位置上，不得显黄色斑点。

2. 有关物质 取本品细粉适量，加水使异烟肼溶解并稀释制成每1ml中约含异烟0.5mg的溶液，滤过，取续滤液作为供试品溶液。照异烟肼有关物质项下的方法测定。供试品溶液的色谱图中如有杂质峰，单个杂质峰面积不得大于对照溶液主峰面积的0.5倍（0.5%），各杂质峰面积的和不得大于对照溶液主峰面积（1.0%）。

3. 溶出度 取本品，照溶出度与释放度测定法（《中国药典》通则0931第一法），以水1000ml为溶出介质，转速为每分钟100转，依法操作，经30分钟时，取溶液5ml滤过，精密量取续滤液适量，用水定量稀释制成每1ml中含10~20μg的溶液，照紫外-可见分光光度法（《中国药典》通则0401）在263nm的波长处测定吸光度，按$C_6H_7N_3O$的吸收系数（$E_{1cm}^{1\%}$）为307计算每片的溶出量。限度为标示量的60%，应符合规定。

4. 其他 应符合片剂项下有关的各项规定（《中国药典》通则0101）。

（四）含量测定

1. 色谱条件与系统适用性试验 用十八烷基硅烷键合硅胶为填充剂；以0.02mol/L磷酸氢二钠溶液（用磷酸调pH至6.0）-甲醇（85∶15）为流动相；检测波长为262nm。理论板数按异烟肼峰计算不低于4000。

2. 测定法 取本品20片，精密称定，研细，精密称取适量，加水使异烟肼溶解并定量稀释制成每1ml中约含异烟肼0.1mg的溶液，滤过，取续滤液作为供试品溶液，精密量取10μl注入液相色谱仪，记录色谱图；另取异烟肼对照品，同法测定。按外标法以峰面积计算，即得。平行测定2份，按下式计算异烟肼片的标示百分含量。

$$标示量\% = \frac{A_X \times C_R \times V \times D \times 平均片重}{A_R \times m_s \times 标示量} \times 100\%$$

式中，A_X为供试品溶液的峰面积；A_R为对照品溶液的峰面积；C_R为对照品溶液的浓度；

V为供试品溶液初配体积，ml；D为稀释倍数；m_s为供试品的取样量，g。

《中国药典》（2015年版）收载异烟肼片的规格有：①50mg，②100mg，③300mg，④500mg，均要求"本品含异烟肼（$C_6H_7N_3O$）应为标示量的95.0%～105.0%"。

【注意事项】

1. 薄层色谱分析中为使斑点集中，点样应分次点加，每次点加后，待其自然干燥、低温烘干或经温热气流吹干。

2. 薄层板放入层析缸时，薄板底边应水平浸入展开剂中，待展开至溶剂前沿距玻板顶端2～3cm时，取出薄层板。

3. HPLC测定中流动相使用前必须经过滤膜过滤和脱气处理。

4. HPLC测定完毕后，必须用甲醇－水（5∶95）冲洗系统30分钟以上，然后再用甲醇冲洗。更换流动相时必须先停泵，待压力降至零时，将滤头提出液面，置另一流动相溶液中。

【思考题】

扫码"练一练"

1. 采用HPLC法测定药物含量时，常用哪几种方法？

2. 简述高效液相色谱仪的基本结构组成。

3. 简述溶出度结果判断的方法。

扫码"学一学"

任务十一　马来酸氯苯那敏片的质量检验

【实训目的】

1. 掌握马来酸氯苯那敏片的外观、鉴别、检查、含量测定原理、方法和操作技能。

2. 会根据检验内容选择仪器、试药以及配制试液。

3. 会数据处理和结果判定，能够规范书写检验原始记录及检验报告书。

【实训原理】

1. 马来酸氯苯那敏分子结构中具有叔胺的结构，无论是脂肪族、脂环族，还是芳香族的叔胺，与枸橼酸醋酐试液在水浴上共热时，会分别显现红色、紫色或蓝色。

2. 马来酸氯苯那敏分子结构中的顺丁烯二酸具有碳碳双键，能使高锰酸钾还原，红色即消失。

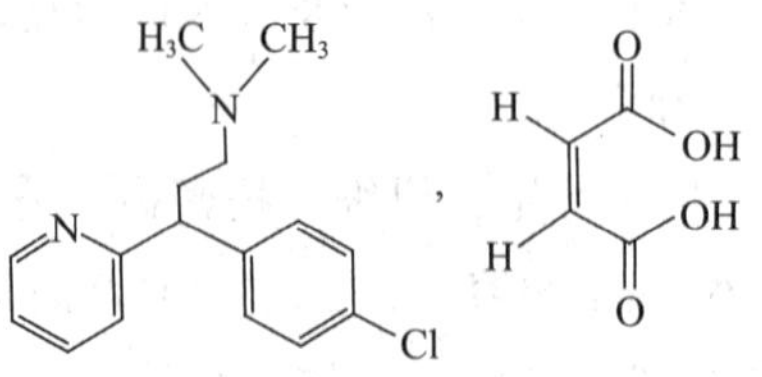

马来酸氯苯那敏化学结构

【实训器材】

1. 仪器及耗材　仪器：水浴锅，玻棒，研钵，药匙，烧杯，漏斗，过滤装置，高效液相色谱仪，ODS柱，电子天平（感量0.1mg），容量瓶（25ml、50ml、200ml），溶出度仪，紫外－可见分光光度计，石英吸收池等。耗材：称量纸，滤纸。

2. 试药及试剂 枸橼酸醋酐试液，稀硫酸，高锰酸钾试液，稀盐酸，磷酸二氢铵，乙腈（色谱纯），马来酸氯苯那敏对照品，马来酸氯苯那敏片。

【实训方法】

（一）性状

本品为白色片。外观应完整、色泽均匀、无色斑、无异物。

（二）鉴别

1. 化学鉴别法

（1）取本品的细粉适量（约相当于马来酸氯苯那敏 8mg），加水 4ml，搅拌，滤过，滤液蒸干，照马来酸氯苯那敏项下的鉴别（1）项试验，加枸橼酸醋酐试液 1ml，置水浴上加热，即显红紫色。

（2）取本品的细粉适量（约相当于马来酸氯苯那敏 20mg），加稀硫酸 2ml，搅拌，滤过，滤液滴加高锰酸钾试液，红色即消失。

2. 高效液相色谱法 在含量测定项下记录的色谱图中，供试品溶液两主峰的保留时间应与对照品溶液相应两主峰的保留时间一致。

（三）检查

1. 含量均匀度 取本品 1 片，置 25ml（1mg 规格）或 50ml（4mg 规格）量瓶中，加流动相约 20ml，振摇崩散并使马来酸氯苯那敏溶解，用流动相稀释至刻度，摇匀，滤过，取续滤液 20μl（1mg 规格）或 10μl（4mg 规格），照含量测定项下的方法测定含量，应符合规定（《中国药典》通则 0941）。

2. 溶出度 取本品照溶出度与释放度测定法（《中国药典》通则 0931 第三法），以稀盐酸 2.5ml 加水至 250ml 为溶剂，转速为每分钟 50 转，依法操作，经 45 分钟时，取溶液 10ml 滤过，取续滤液，照紫外－可见分光光度法（《中国药典》通则 0401），在 264nm 的波长处测定吸光度，按 $C_{16}H_{19}ClN_2 \cdot C_4H_4O_4$ 的吸收系数（$E_{1cm}^{1\%}$）为 217 计算每片的溶出量。限度为标示量的 75%，应符合规定。

3. 其他 应符合片剂项下有关的各项规定（《中国药典》通则 0101）。如微生物限度等。

（四）含量测定

1. 色谱条件与系统适用性试验 用十八烷基硅烷键合硅胶为填充剂；以磷酸盐缓冲溶液（取磷酸二氢铵 11.5g，加水适量使溶解，加磷酸 1ml，用水稀释至 1000ml）－乙腈（80∶20）为流动相；柱温为 30℃；检测波长为 262nm。出峰顺序依次为马来酸与氯苯那敏，理论板数按氯苯那敏峰计算不低于 4000，氯苯那敏峰与相邻杂质峰的分离度应符合要求。

2. 测定法 取本品 20 片，精密称定，研细，精密称取适量（约相当于马来酸氯苯那敏 4mg），置 50ml 量瓶中，加流动相适量，振摇使马来酸氯苯那敏溶解，用流动相稀释至刻度，摇匀，滤过，取续滤液作为供试品溶液，精密量取 10μl 注入液相色谱仪，记录色谱图；另取马来酸氯苯那敏对照品 16mg，精密称定，置 200ml 量瓶中，加流动相溶解并稀释至刻度，摇匀，同法测定。按外标法以氯苯那敏峰面积计算，即得。

$$标示量\% = \frac{C_R \times A_X \times V \times 平均片重}{A_R \times m_s \times 标示量} \times 100\%$$

式中，C_R为对照品溶液中氯苯那敏的浓度，g/ml；A_x为供试品溶液色谱图中氯苯那敏的峰面积；A_R为对照品溶液色谱图中氯苯那敏的峰面积；V为供试品溶液体积，此处为50ml；m_s为供试品取样量，g。

《中国药典》（2015年版）收载马来酸氯苯那敏片的规格有：①1mg，②4mg，均要求"本品含马来酸氯苯那敏（$C_{16}H_{19}ClN_2 \cdot C_4H_4O_4$）应为标示量的93.0%～107.0%"。

【注意事项】

1. 辅料对马来酸氯苯那敏片的鉴别、检查、含量测定均有影响，需将片粉溶解后滤过，以消除辅料的干扰。

2. 过滤时注意"一贴二低三靠"。

3. 做含量测定时，马来酸氯苯那敏片粉尽可能研细。

4. 如所用流动相为含盐流动相，反相色谱柱使用后，先用低浓度甲醇水（如5%甲醇水溶液），再用甲醇冲洗。

5. 高效液相色谱法中流动相应选用色谱纯试剂、高纯水或双蒸水，酸碱液及缓冲液需经过滤后使用，过滤时注意区分水系膜和有机系膜的使用范围。

6. 水相流动相需经常更换（一般不超过2天），防止长菌变质。

7. 色谱柱在不使用时，应用甲醇冲洗，取下后紧密封闭两端保存。

【思考题】

1. 化学鉴别法的原理是什么？

2. 请写出鉴别的实验流程。

3. 请写出高效液相色谱仪的组成。

扫码"练一练"

扫码"学一学"

任务十二　醋酸地塞米松片的质量检验

【实训目的】

1. 掌握醋酸地塞米松片的外观、鉴别、检查、含量测定原理、方法和操作技能。

2. 会根据检验内容选择仪器、试药以及配制试液。

3. 会数据处理和结果判定，能够规范书写检验原始记录及检验报告书。

【实训原理】

化学鉴别法原理　含氟的甾体激素类药物，如醋酸地塞米松、醋酸氟轻松，经有机破坏（如氧瓶燃烧法）后生成无机氟化物，在12%醋酸钠的稀醋酸中与茜素氟蓝及硝酸亚铈发生反应，生成蓝紫色配位化合物而呈色。

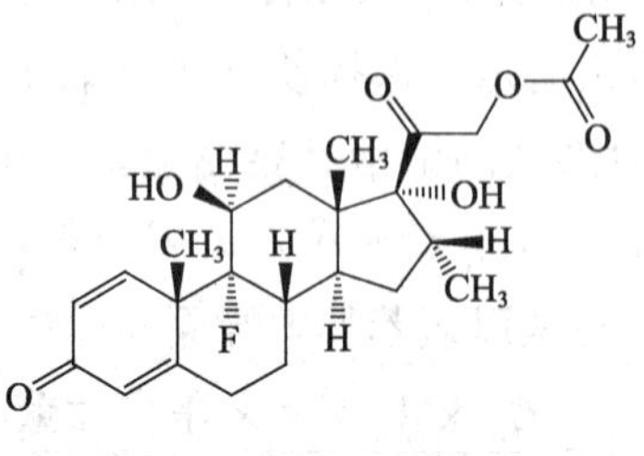

醋酸地塞米松化学结构

【实训器材】

1. 仪器及耗材 仪器：水浴锅，试管，电子天平（感量0.1mg），玻棒，烧杯，漏斗，过滤装置，高效液相色谱仪，ODS柱，容量瓶（25ml、50ml、100ml、200ml），胶头滴管，溶出仪，红外分光光度计，减压干燥器，研钵，刻度吸管（1ml），洗耳球，量筒，燃烧瓶，铂丝等。耗材：称量纸，滤纸，无灰滤纸。

2. 试药及试剂 无水乙醇，乙醇，0.01 mol/L氢氧化钠溶液，茜素氟蓝试液，12%醋酸钠的稀醋酸溶液，硝酸亚铈试液，丙酮，十二烷基硫酸钠，醋酸地塞米松片，醋酸地塞米松对照品，甲醇，乙腈（色谱纯）。

【实训方法】

（一）性状

本品为白色片。外观应完整、色泽均匀、无色斑、无异物。

（二）鉴别

1. 高效液相色谱法 在含量测定项下记录的色谱图中，供试品溶液主峰的保留时间应与对照品溶液主峰的保留时间一致。

2. 红外分光光度法 取本品的细粉适量（约相当于醋酸地塞米松15mg），加丙酮20ml，振摇使醋酸地塞米松溶解，滤过，滤液置水浴上蒸干，取残渣经常温减压干燥12小时，依法测定。本品的红外光吸收图谱应与对照的图谱（光谱集546图）一致。

3. 化学鉴别法 取本品的细粉适量（约相当于醋酸地塞米松7mg），加乙醇25ml，浸渍15分钟，时时振摇，滤过，滤液置水浴蒸干，残渣显有机氟化物的鉴别反应（《中国药典》通则0301）。

《中国药典》通则0301：取供试品适量，照氧瓶燃烧法进行有机破坏，用水20ml与0.01mol/L氢氧化钠溶液6.5ml为吸收液，俟燃烧完毕后，充分振摇；取吸收液2ml，加茜素氟蓝试液0.5ml，再加12%醋酸钠的稀醋酸溶液0.2ml，用水稀释至4ml，加硝酸亚铈试液0.5ml，即显蓝紫色；同时做空白对照试验。

氧瓶燃烧法操作如下：

（1）取样 取供试品适量，置于无灰滤纸中心，按《中国药典》通则规定的方法折叠后，固定于铂丝下端的螺旋处，露出滤纸条。

（2）通氧 在500ml燃烧瓶内加入规定的吸收液，并将瓶口用水湿润；用清洁的胶管接在氧气瓶的出口处，另一端连接一根玻璃管；将玻璃管插入燃烧瓶吸收液上方，急速通入氧气约1分钟，并小心将玻璃管由吸收液上方逐渐转移至瓶口，务必使瓶内的空气排尽，但玻璃管不要触及瓶壁及液面，立即用表面皿覆盖瓶口，移置他处，远离氧气瓶。

（3）燃烧 点燃包有供试品的滤纸尾部，迅速将瓶塞插入燃烧瓶中，按紧瓶塞，并用少量水封闭瓶口；此时，供试品在燃烧瓶中剧烈燃烧，伴随着大量烟雾。

（4）吸收 燃烧完毕（应无灰色、黑色碎片或颗粒，若燃烧后留有灰色、黑色碎片或颗粒，表示供试品燃烧不完全，应重新取样燃烧），立即充分振摇，使生成的烟雾完全吸入吸收液中，放置15分钟后，开启瓶塞，用少量水冲洗瓶塞及铂丝，合并洗液及吸收液，按规定方法进行检查或测定，同时做空白试验。

（三）检查

1. 含量均匀度 取本品1片，置研钵中，研细，加甲醇适量，分次转移至25ml量瓶中，超声使醋酸地塞米松溶解，用甲醇稀释至刻度，摇匀，滤过，取续滤液作为供试品溶液；另取醋酸地塞米松对照品，精密称定，加甲醇溶解并定量稀释制成每1ml中约30μg的溶液，作为对照品溶液。照含量测定项下的方法测定，按外标法以峰面积计算含量，应符合规定（《中国药典》通则0941）。

2. 溶出度 取本品，照溶出度与释放度测定法（《中国药典》通则0931第二法），以0.35%十二烷基硫酸钠溶液900ml为溶出介质，转速为每分钟75转，依法操作，经45分钟时，取溶液适量，滤过，取续滤液作为供试品溶液；另取醋酸地塞米松对照品约16mg，精密称定，置200ml量瓶中，加无水乙醇20ml，振摇使溶解，用溶出介质稀释至刻度，摇匀，精密量取1ml，置100ml量瓶中，用溶出介质稀释至刻度，摇匀，作为对照品溶液。精密量取供试品溶液与对照品溶液各50μl照含量测定项下的方法测定。按外标法以峰面积计算每片的溶出量。限度为标示量的70%，应符合规定。

3. 其他 应符合片剂项下有关的各项规定（《中国药典》通则0101）。如微生物限度等。

（四）含量测定

1. 色谱条件 十八烷基硅烷键合硅胶为填充剂；乙腈－水（40∶60）为流动相；检测波长为240nm；进样量20μl。地塞米松峰与醋酸地塞米松峰的分离度应大于20.0。

2. 测定法 取本品20片，精密称定，研细，精密称取适量（约相当于醋酸地塞米松2.5mg），置50ml量瓶中，加甲醇适量，超声使醋酸地塞米松溶解，用甲醇稀释至刻度，摇匀，滤过，取续滤液作为供试品溶液，精密量取20μl注入液相色谱仪，记录色谱图；另取醋酸地塞米松对照品同法测定，按外标法以峰面积计算，即得。标示百分含量计算如下：

$$\text{标示量\%} = \frac{C_R \times A_X \times V \times \text{平均片重}}{A_R \times m_s \times \text{标示量}} \times 100\%$$

式中，C_R为对照品溶液中醋酸地塞米松的浓度，g/ml；A_x为供试品溶液色谱图中醋酸地塞米松的峰面积；A_R为对照品溶液色谱图中醋酸地塞米松的峰面积；V为供试品溶液体积，此处为50ml；m_s为供试品取样量，g。

《中国药典》（2015年版）收载醋酸地塞米松片的规格为0.75mg，要求“本品含醋酸地塞米松（$C_{24}H_{31}FO_6$）应为标示量的90.0%～110.0%”。

【注意事项】

1. 辅料对醋酸地塞米松的鉴别、检查、含量测定均有影响，需将片粉溶解后滤过，以消除辅料的干扰。过滤时注意“一贴二低三靠”。

2. 做含量测定时，醋酸地塞米松片粉尽可能研细。

3. 氧瓶燃烧法操作，取样用的无灰滤纸剪裁和折叠成中国药典通则图时，手不能接触滤纸，可将滤纸夹在其他洁净的纸张中间，剪后用镊子折叠并夹入螺旋状铂丝中。将铂丝绕成螺旋状，在操作中尽量将螺旋底部缠紧密，使孔隙小，并保持铂丝干燥，利于供试品燃烧完全；夹持包有供试品的滤纸要松紧适度，夹不紧易掉下来，夹过紧则不易燃烧完全。

4. 燃烧瓶中的氧气是否充足对保证燃烧完全相当重要，应以大流量急速通氧，保证充足氧气；通氧时注意安全，周围不能有明火。点燃样品包燃烧时要压紧瓶塞，防止产生的热气顶冲瓶塞，烟雾逸出；燃烧后瓶内为负压，若瓶塞打不开，可微微加热，但温度不要太高，以免瓶塞冲出。

5. 整个氧瓶燃烧法操作务必小心防爆，为保证安全，样品燃烧时要有防爆措施，操作人员可用透明塑料或有机玻璃挡板遮挡，一般情况下燃烧在瞬间完成，不致出现危险。

【思考题】

1. 化学鉴别法的原理是什么？
2. 请写出化学鉴别的实验流程。
3. 观察醋酸地塞米松的化学结构，猜一猜还可以用什么方法对其进行鉴别？

扫码“练一练”

扫码“学一学”

任务十三 诺氟沙星胶囊的质量检验

【实训目的】

1. 掌握诺氟沙星胶囊的鉴别、检查及含量测定的方法。
2. 会采用高效液相色谱法外标法检查药品中杂质和进行含量测定。
3. 会对实验数据进行处理，能够规范书写检验原始记录和检验报告书。

【实训原理】

诺氟沙星胶囊是由诺氟沙星和辅料淀粉按质量比5∶6充分混匀，制粒后装填而成的胶囊剂。在对诺氟沙星胶囊进行质量检验时，如需消除辅料淀粉对实验的影响，可利用药用成分诺氟沙星和淀粉溶解性的差异，通过简单的过滤操作除去淀粉。

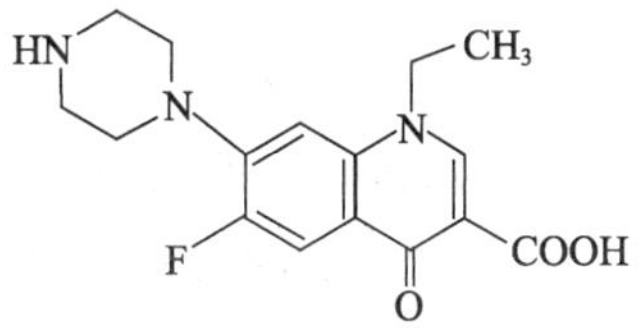

诺氟沙星：（$C_{16}H_{18}FN_3O_3$ M=319.24）

1-乙基-6-氟-1，4-二氢-4-氧代-7-（1-哌嗪基）-3-喹啉羧酸

1. 鉴别 《中国药典》（2015年版）中诺氟沙星胶囊的鉴别采用薄层色谱法或高效液相色谱法。

（1）薄层色谱法 采用对照品对照法。将供试品与对照品按药品标准的规定，用同种溶剂配成相同浓度的溶液，在同一薄层板上点样，展开并检视，供试品溶液所显主斑点的颜色（或荧光）、位置应与对照品溶液的主斑点一致，而且主斑点的大小与颜色的深浅应大致相同。

（2）高效液相色谱法 相同的物质在相同的色谱条件下具有相同的色谱行为。含量测定方法为外标法时，要求供试品和对照品色谱峰的保留时间（t_R）应一致；含量测定方法为内标法时，要求供试品溶液和对照品溶液色谱图中药物峰与对应内标物峰的保留时间的比值应相同。高效液相色谱法灵敏度高、专属性强、分析速度快，适用于大多数药物的鉴别。

2. 含量测定 《中国药典》（2015年版）规定，诺氟沙星胶囊含量测定采用高效液相色谱法外标法。

【实训器材】

1. 仪器及耗材 仪器：电子天平（感量0.1mg），高效液相色谱仪（双泵），十八烷基硅烷键合硅胶色谱柱，20μl定量环，超声仪，抽滤装置，溶出度测定仪，紫外-可见分光光度计，紫外光灯（365nm），量瓶（10ml、50ml、200ml、500ml），量筒，漏斗，层析缸，喷雾器，刻度吸管（1ml、5ml），扁形称量瓶等。耗材：称量纸，滤纸，定量毛细管，硅胶G薄层板，微孔滤器，滤膜（0.45μm）等。

2. 试药及试剂 诺氟沙星胶囊，杂质A对照品，诺氟沙星对照品，环丙沙星对照品，依诺沙星对照品，三氯甲烷，甲醇，浓氨水，乙腈（色谱纯），0.025mol/L磷酸溶液（用三乙胺调节pH至3.0±0.1），0.1mol/L盐酸溶液等。

【实训方法】

（一）性状

本品内容物为白色至淡黄色颗粒或粉末。

（二）鉴别

1. 薄层色谱法 取本品内容物与诺氟沙星对照品适量，分别加三氯甲烷-甲醇（1:1）制成每1ml中含2.5mg的溶液，作为供试品溶液与对照品溶液，照薄层色谱法（《中国药典》通则0502）试验，吸取上述两种溶液各10μl，分别点于同一硅胶G薄层板上，以三氯甲烷-甲醇-浓氨溶液（15:10:3）为展开剂，展开，晾干，置紫外光灯（365nm）下检视。供试品溶液所显主斑点的位置与荧光应与对照品溶液主斑点的位置与荧光相同。

2. 高效液相色谱法 在含量测定项下记录的色谱图中，供试品溶液主峰的保留时间应与对照品溶液主峰的保留时间一致。

以上1、2两项可选做一项。

（三）检查

1. 有关物质 照高效液相色谱法（《中国药典》通则0512）试验。

（1）色谱条件与系统适用性试验 用十八烷基硅烷键合硅胶为填充剂；以0.025mol/L磷酸溶液（用三乙胺调节pH至3.0±0.1）-乙腈（87:13）为流动相A，乙腈为流动相B；按表3-2进行线性梯度洗脱。

表3-2 梯度洗脱程序表

时间（分钟）	流动相A（%）	流动相B（%）
0	100	0
10	100	0
20	50	50
30	50	50
32	100	0
42	100	0

称取诺氟沙星对照品、环丙沙星对照品和依诺沙星对照品各适量，加0.1mol/L盐酸溶液适量使溶解，用流动相A稀释制成每1ml中含诺氟沙星0.15mg、环丙沙星和依诺沙星各3μg的混合溶液，取20μl注入液相色谱仪，以278nm为检测波长，记录色谱图，诺氟沙星峰的保留时间约为9分钟。诺氟沙星峰与环丙沙星峰和诺氟沙星峰与依诺沙星峰的分离度均应大于2.0。

（2）测定法　取本品的内容物适量，精密称定，按标示量加0.1mol/L盐酸溶液适量（每12.5mg诺氟沙星加0.1mol/L盐酸溶液1ml）使溶解，用流动相A定量稀释制成每1ml中约含诺氟沙星0.15mg的溶液，滤过，取续滤液作为供试品溶液；精密量取供试品溶液适量，用流动相A定量稀释制成每1ml中含0.75μg的溶液，作为对照溶液。另精密称取杂质A对照品约15mg，置200ml量瓶中，加乙腈溶解并稀释至刻度，摇匀，精密量取适量，用流动相A定量稀释制成每1ml中约含0.3μg的溶液，作为杂质A对照品溶液。精密量取供试品溶液、对照溶液和杂质A对照品溶液各20μl，分别注入液相色谱仪，以278nm和262nm为检测波长，记录色谱图。供试品溶液色谱图中如有杂质峰，杂质A（262nm检测）按外标法以峰面积计算，不得过0.2%。其他单个杂质（278nm检测）峰面积不得大于对照溶液主峰面积（0.5%）；其他各杂质峰面积的和（278nm检测）不得大于对照溶液主峰面积的2倍（1.0%）。供试品溶液色谱图中小于对照溶液主峰面积0.1倍的峰忽略不计。

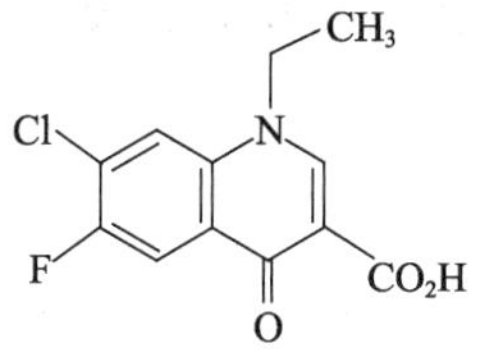

杂质A：（$C_{12}H_9ClFNO_3$　M=269.66）

1－乙基－6－氟－7－氯－4－氧代－1，4－二氢喹啉－3－羧酸

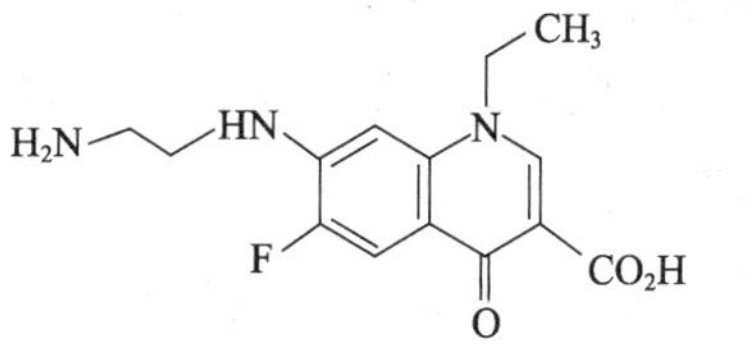

杂质B：（$C_{14}H_{16}FN_3O_3$　M=293.30）

1－乙基－6－氟－7－［（2－氨乙基）氨基］－4－氧代－1,4－二氢喹啉－3－羧酸

2. 溶出度　取本品，照溶出度与释放度测定法（《中国药典》通则0931第二法），以醋酸缓冲液（取冰醋酸2.86ml与50%氢氧化钠溶液1ml，加水900ml，振摇，用冰醋酸或50%氢氧化钠溶液调节pH至4.0，加水至1000ml）1000ml为溶出介质，转速为每分钟50转，依法操作，经30分钟时，取溶液适量，滤过，精密量取续滤液适量，用溶出介质定量稀释制成每1ml中约含诺氟沙星5μg的溶液，作为供试品溶液，照紫外－可见分光光度法（《中国药典》通则0401），在277nm的波长处测定吸光度；另取诺氟沙星对照品适量，精密称定，加溶出介质溶解并定量稀释制成每1ml中约含5μg的溶液，同法测定，计算每粒的溶出量。限度为标示量的75%，应符合规定。

注：空胶囊壳空白校正见“项目二任务十二、西咪替丁胶囊溶出度检查”

$$溶出量\% = \frac{A_X \cdot C_R \cdot 1000 \cdot D \cdot 10^{-6}}{A_R \cdot 标示量} 100\%$$

式中，A_X为供试品溶液的吸光度；A_R为对照品溶液的吸光度；C_R为对照品溶液的浓度，μg/ml；D为稀释倍数。

3. 其他　应符合胶囊剂项下有关的各项规定（通则0103），如装量差异、微生物限度等。

（四）含量测定

1. 色谱条件与系统适用性试验　用十八烷基硅烷键合硅胶为填充剂；以0.025mol/L磷酸溶液（用三乙胺调节pH至3.0±0.1）－乙腈（87∶13）为流动相，检测波长为278nm。称取诺氟沙星对照品、环丙沙星对照品和依诺沙星对照品各适量，加0.1mol/L盐酸溶液适量使溶解，用流动相稀释制成每 1ml 中含诺氟沙星 25μg、环丙沙星和依诺沙星各 5μg 的混合溶液，取 20μl 注入液相色谱仪，记录色谱图，诺氟沙星峰的保留时间约为 9 分钟。诺氟沙星峰与环丙沙星峰和诺氟沙星峰与依诺沙星峰间的分离度均应大于 2.0。

2. 测定法 取本品的细粉适量（约相当于诺氟沙星 125mg），精密称定，置 500ml 量瓶中，加 0.1mol/L 盐酸溶液 10ml 使溶解后，用水稀释至刻度，摇匀，精密量取续滤液 5ml，置 50ml 量瓶中，用流动相稀释至刻度，摇匀，作为供试品溶液，精密量取 20μl 注入液相色谱仪，记录色谱图；另取诺氟沙星对照品，同法测定，按外标法以峰面积计算，即得。

$$\text{标示量}\% = \frac{A_X \cdot C_R \cdot V \cdot D \cdot \text{平均装量}}{A_R \cdot m_s \cdot \text{标示量}} \times 100\%$$

式中，A_X 为供试品溶液中诺氟沙星峰面积；A_R 为对照品溶液中诺氟沙星峰面积；C_R 为对照品溶液诺氟沙星的浓度，mg/ml；V 为供试品溶液初配体积，D 为供试品溶液稀释倍数；m_s 为供试品取样量，g。

《中国药典》（2015 年版）收载诺氟沙星胶囊的规格为：0.1g，要求“本品含诺氟沙星（$C_{16}H_{18}FN_3O_3$）应为标示量的 90.0% ~110.0%”。

【注意事项】

1. 本品中有关物质检查需要进行线性梯度洗脱，故所使用高效液相色谱仪应至少为双泵。

2. 本品溶出度测定采用《中国药典》（2015 年版）四部通则 0931 第二法桨法，该法除将转篮换成搅拌桨外，其他装置和要求与第一法篮法相同。

3. 桨轴左侧距桨叶左边缘距离与桨轴右侧距桨叶右边缘距离之差不得超过 0.5mm，桨轴和桨叶垂直度 90° ±0.2°。桨杆旋转时，桨轴与溶出杯的垂直轴在任一点的偏差均不得大于 2mm；搅拌桨旋转时摆动幅度不得超过 0.5mm。

4. 梯度洗脱需要注意溶剂的互溶性，不相混溶的溶剂不能用作梯度洗脱的流动相。有机溶剂与缓冲液混合时可能会析出盐的晶体需特别注意。梯度洗脱所用的溶剂纯度要求更高，以保证良好的重现性。

5. 在分析样品之前，须先进行空白梯度洗脱，以辨认溶剂杂质峰。梯度洗脱所用溶剂需彻底脱气，以防止溶剂混合时产生气泡。

6. 每次梯度洗脱之后，必须对色谱柱进行再生处理。可用 10 ~30 倍柱体积的初始流动相冲洗色谱柱，使固定相与初始流动相达到平衡。

【思考题】

扫码“练一练”

1. 在进行有关物质检查和含量测定时，为什么要用环丙沙星和依诺沙星对照品？

2. 试根据诺氟沙星的结构和性质，结合色谱法基本原理，分析采用 0.025mol/L 磷酸溶液（用三乙胺调节 pH 至 3.0 ±0.1）– 乙腈（87∶13）作为流动相的原因？

3. 梯度洗脱时常出现基线不平稳的现象，可能与哪些因素有关，应该如何逐一排除呢？

扫码“学一学”

任务十四　维生素 E 软胶囊的质量检验

【实训目的】

1. 掌握维生素 E 软胶囊外观、鉴别、检查、含量测定原理、方法和操作技能。

2. 会根据检验内容选择仪器、试药以及配制试液。

3. 会数据处理和结果判断，能够规范书写检验原始记录及检验报告书。

【实训原理】

1. 化学鉴别法原理 维生素 E 在酸性条件下先水解生成生育酚，生育酚进一步被硝酸氧化生成具有邻醌结构的生育红而显橙红色。

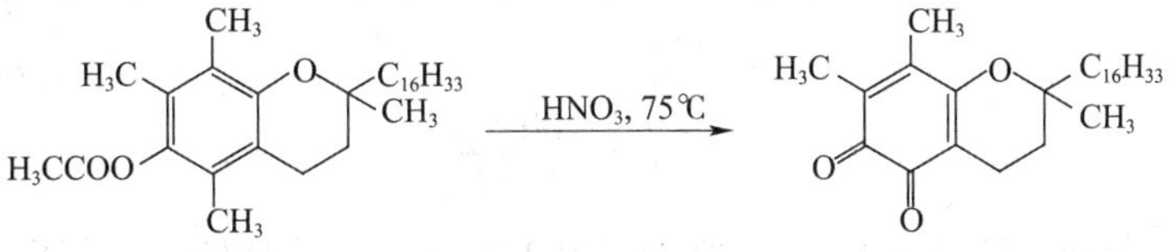

生育红（橙红色）

2. 含量测定原理 气相色谱法是集分离与测定为一体的分析方法，适合于多组分混合物的定性和定量分析。维生素 E 软胶囊存在多种组分，采用气相色谱法可分离维生素 E 及其异构体，选择性测定维生素 E。虽然维生素 E 沸点高达 350℃，但仍然不需经衍生化直接用气相色谱法测定含量，《中国药典》（2015 年版）采用内标法测定维生素 E 软胶囊的含量。

【实训器材】

1. 仪器及耗材 气相色谱仪，OV－17 色谱柱，棕色量瓶（100ml），恒温水浴锅，微量注射器，电子天平（感量 0.1mg），量瓶（25ml、100ml、200ml），刻度吸管（1ml、10ml），移液管（100ml），量筒（5ml、10ml、100ml），圆底烧瓶（150ml），分液漏斗，旋光仪等。

2. 试药及试剂 维生素 E 软胶囊，维生素 E 对照品，无水乙醇，硝酸，硫酸，乙醇，乙醚，铁氰化钾，氢氧化钠，无水硫酸钠，异辛烷，正己烷（色谱纯）。

【实训方法】

（一）性状

本品内容物为淡黄色至黄色的油状液体。

（二）鉴别

（1）取本品内容物约 30mg，加无水乙醇 10ml 溶解后，加硝酸 2ml，摇匀，在 75℃加热约 15 分钟，溶液显橙红色。

（2）在含量测定项下记录的色谱图中，供试品溶液主峰的保留时间应与对照品溶液主峰的保留时间一致。

（三）检查

1. 比旋度

（1）避光操作。

（2）取本品的内容物适量（约相当于维生素 E 400mg），精密称定，置 150ml 具塞圆底烧瓶中，加无水乙醇 25ml 使溶解，加硫酸乙醇溶液（1→7）20ml，置水浴上回流 3 小时，放冷，用硫酸乙醇溶液（1→72）定量转移至 200ml 量瓶中并稀释至刻度，摇匀。精密量取 100ml，置分液漏斗中，加水 200ml，用乙醚提取 2 次（75ml，25ml），合并乙醚液，加铁氰化钾氢氧化钠溶液［取铁氰化钾 50g，加氢氧化钠溶液（1→125）溶解并稀释至 500ml］

50ml，振摇 3 分钟；取乙醚层，用水洗涤 4 次，每次 50ml，弃去洗涤液，乙醚液经无水硫酸钠脱水后，置水浴上减压或在氮气流下蒸干至 7～8ml 时，停止加热，继续挥干乙醚，残渣立即加异辛烷溶解并定量转移至 25ml 量瓶中，用异辛烷稀释至刻度，摇匀。

（3）将测定管用供试液冲洗数次，缓缓注入供试液（注意勿使发生气泡），置于旋光计内检测读数，即得供试液旋光度。同法测定 3 次，取平均值，按公式计算，即得比旋度。比旋度（按 $d-\alpha-$生育酚计，即测得结果除以换算系数 0.911）不得低于 +24°（天然型）。

$$[\alpha]_D^t = \frac{100 \times \alpha}{l \times C}$$

式中，$[\alpha]_D^t$ 为比旋度；D 为钠光谱的 D 线，589.3nm；t 为测定时的温度，℃；l 为测定管长度，dm；α 为测得的旋光度；C 为每 100ml 溶液中含有维生素 E 的重量，g。

2. 有关物质（合成型维生素 E） 取本品内容物适量（约相当于维生素 E 25mg），加正己烷 10ml，振摇使维生素 E 溶解，滤过，取滤液作为供试品溶液；精密量取 1ml，置 100ml 棕色量瓶中，用正己烷稀释至刻度，摇匀，作为对照溶液。照含量测定项下的色谱条件，精密量取供试品溶液与对照溶液各 1μl，分别注入气相色谱仪，记录色谱图至主成分峰保留时间的 2 倍，供试品溶液的色谱图中如有杂质峰，α－生育酚（杂质Ⅰ）（相对保留时间约为 0.87）的峰面积不得大于对照溶液主峰面积（1.0%），其他单个杂质峰面积不得大于对照溶液主峰面积的 1.5 倍（1.5%），各杂质峰面积的和不得大于对照溶液主峰面积的 2.5 倍（2.5%）。

3. 其他 应符合胶囊剂项下有关的各项规定（《中国药典》通则 0103）。

（四）含量测定

1. 仪器操作

（1）打开氮气钢瓶总阀，打开净化器上的载气开关阀，检查是否漏气，保证密封性能良好。

（2）依次打开稳压电源、计算机电源、气相色谱仪主机、数据连接器，打开在线工作站，设置色谱条件（柱温、进样口温度和 FID 检测器温度）。

（3）当实际温度达到设定温度时，开启空气压缩机和氢气发生器，调节空气、氢气流量为适当值。

（4）当 FID 检测器温度达到 150℃以上时，按 FIRE 键点燃 FID 检测器火焰，检查点火是否成功，点火成功后，待基线稳定时，即可进样分析。

（5）用微量注射器吸取液体试样，应先用少量试样洗涤多次，再慢慢抽入试样，并稍多于需要量。如内有气泡则将针头朝上，使气泡上升排出，再将过量的试样排出，用滤纸擦净针头外部。进样时，注射器针头全部插入进样口，迅速注入试样，完成后立即拔出注射器，整个动作应进行得稳当、连贯、迅速。

（6）实验完毕后，关掉恒温箱、进样器和检测器的加热器，使系统开始降温。再关掉氢气发生器和空气压缩机，待温度降到 30℃以下，再关掉仪器开关，断开仪器电源，最后关掉氮气。

2. 色谱条件与系统适用性试验 用硅酮（OV－17）为固定相，涂布浓度为 2% 的填充柱，或用 100% 二甲基聚硅氧烷为固定液的毛细管柱；柱温为 265℃。理论板数按维生素 E 峰计算应不低于 500（填充柱）或 5000（毛细管柱），维生素 E 峰与内标物质峰的分离度应符合要求。

3. 对照品溶液的制备 取正三十二烷适量，加正己烷溶解并稀释成每1ml中含1.0mg的溶液，摇匀，作为内标溶液。另取维生素E对照品约20mg，精密称定，置棕色具塞瓶中，精密加内标溶液10ml，密塞，振摇使溶解，作为对照品溶液。

4. 供试品溶液的制备 取装量差异项下的内容物，混合均匀，取适量（约相当于维生素E 20mg），精密称定，置棕色具塞瓶中，精密加入内标溶液10ml，密塞，振摇使溶解，作为供试品溶液。

5. 校正因子的测定 取1～3μl对照品溶液，注入气相色谱仪，计算校正因子。

$$\text{校正因子}(f)=\frac{A_S\times C_R}{A_R\times C_S}$$

式中，A_S为对照品溶液中内标物的峰面积或峰高；A_R为对照品溶液中维生素E的峰面积或峰高；C_S为内标物的浓度，mg/ml；C_R为维生素E对照品的浓度，mg/ml。

6. 样品测定 取1～3μl供试品溶液，注入气相色谱仪，测定，计算含量。

$$\text{标示量}\%=\frac{f\times A_X\times C_S\times V\times \text{平均丸重}}{A_S\times m_s\times \text{标示量}}\times 100\%$$

式中，A_X为供试品溶液中维生素E的峰面积或峰高；A_S为供试品溶液中内标物的峰面积或峰高；C_S为内标物的浓度，mg/ml；V为供试品溶液的体积，此处为10ml；m_s为供试品取样量，g。

《中国药典》（2015年版）收载维生素E软胶囊的规格有：①5mg，②10mg，③50mg，④100mg，均要求“本品含维生素E（$C_{31}H_{52}O_3$）应为标示量的90.0%～110.0%”。

【注意事项】

1. 空气源每次使用后必须进行放水操作。
2. FID检测器温度设置一般不低于150℃，否则火焰不会点燃。
3. 为防止维生素E氧化破坏，故配制溶液置于棕色具塞瓶中保存。

【思考题】

1. 为什么要进行气路系统的检漏试验？
2. 气相色谱法测定维生素E软胶囊的百分含量时，为什么采用内标法？
3. 根据维生素E的性质，还可以采用哪些方法进行定量？

扫码“练一练”

任务十五 对乙酰氨基酚栓的质量检验

扫码“学一学”

【实训目的】

1. 掌握对乙酰氨基酚栓外观、鉴别、检查、含量测定原理、方法和操作技能。
2. 会根据检验内容选择仪器、试药以及配制试液。
3. 会数据处理和结果判断，能够规范书写检验原始记录及检验报告书。

【实训原理】

1. 化学鉴别法原理

（1）三氯化铁反应 对乙酰氨基酚结构中具有酚羟基，其水溶液可直接与三氯化铁试液反应，即显蓝紫色。

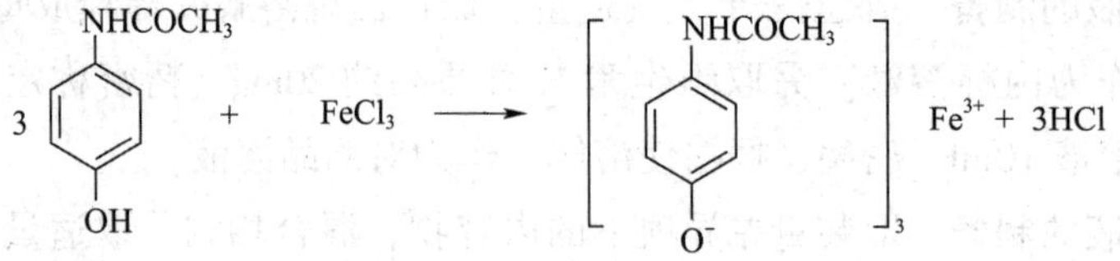

（2）重氮化-偶合反应　对乙酰氨基酚结构中具有潜在的芳伯氨基，在酸性溶液中水解后产生游离的芳伯氨基，在盐酸酸性溶液中，与亚硝酸钠试液发生重氮化反应生成重氮盐，再与碱性β-萘酚试液偶合产生红色沉淀。

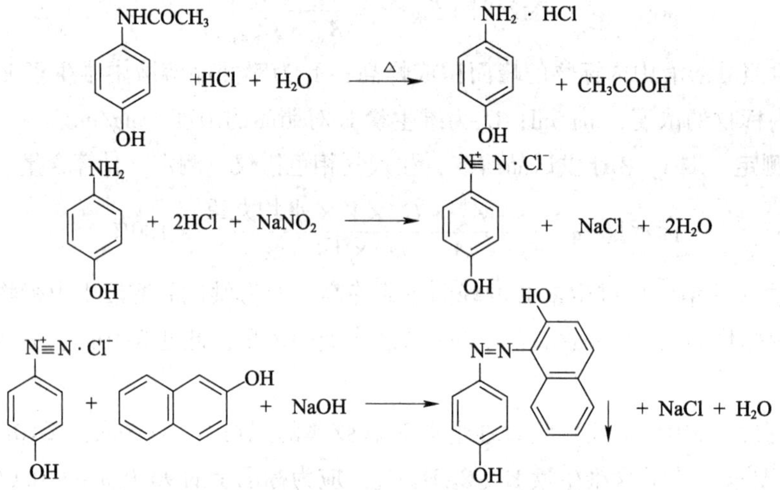

2. 含量测定原理　对乙酰氨基酚结构中有苯环，在0.04%氢氧化钠溶液中，于257nm波长处有最大吸收，其紫外吸收特征可用于对乙酰氨基酚栓的含量测定。

【实训器材】

1. 仪器及耗材　仪器：紫外-可见分光光度计，石英吸收池，水浴锅，量筒（10ml、100ml），烧杯，胶头滴管，酒精灯，刻度吸管（5ml、10ml），容量瓶（250ml、100ml、50ml），电子天平（感量0.01mg），减压干燥器，漏斗，玻璃棒，试管，小刀片等。耗材：滤纸，称量纸。

2. 试药及试剂　对乙酰氨基酚栓，稀盐酸，三氯化铁试液，亚硝酸钠试液，0.4%氢氧化钠溶液，0.04%氢氧化钠溶液，碱性β-萘酚试液，乙醇，丙酮，0.01667mol/L重铬酸钾溶液，对乙酰氨基酚对照品等。

【实训方法】

（一）性状

本品为乳白色至微黄色栓，外形应完整光滑。

（二）鉴别

1. 取本品适量（约相当于对乙酰氨基酚0.3g），加水20ml，置60℃水浴内加热使完全融化，振摇5分钟，置冰浴中冷却，滤过，取滤液5ml，加三氯化铁试液1滴，即显蓝紫色。

2. 取鉴别1项下的滤液5ml，加稀盐酸5ml，置水浴上加热30分钟，冷却，滴加亚硝酸钠试液数滴与碱性β-萘酚试液数滴，产生由橙黄至猩红色沉淀。

3. 取鉴别1项下的滤液3ml，加盐酸1.5ml，煮沸3分钟，加水至约10ml，放冷，应无沉淀析出；加0.01667mol/L重铬酸钾溶液1滴，渐显紫色，不变红色。

4. 取本品适量（约相当于对乙酰氨基酚100mg），加热水10ml，研磨溶解，冰浴冷却，滤过，滤液水浴蒸干，残渣经减压干燥，依法测定。本品的红外吸收图谱应与对照的图谱（光谱集131图）一致。

（三）检查

应符合栓剂项下有关的各项规定（《中国药典》通则0107），如重量差异、融变时限、微生物限度等。

（四）含量测定

1. 仪器操作

（1）接通电源，打开紫外-可见分光光度计开关，开启光源，预热至少15分钟。

（2）设定仪器波长为测定波长；将仪器读数按键调至“A”挡。

（3）将空白溶液及供试品溶液分别倒入吸收池，用擦镜纸擦净外壁，放入样品室，使空白溶液对准光路，调零。

（4）将装有供试品溶液的吸收池置于光路中，待读数稳定，记录供试品溶液的吸光度。

（5）测定完毕后，关闭灯源、电源，盖上仪器保护罩。

（6）蒸馏水清洗吸收池，擦镜纸擦去外表面水分，倒置在洁净滤纸上晾干后，放回盒子保存。

2. 样品测定 取本品10粒，精密称定，切成小片，混匀，精密称取适量（约相当于对乙酰氨基酚0.25g），置250ml量瓶中，加约60℃的0.01mol/L氢氧化钠溶液80ml，振摇10分钟，放冷，用0.01mol/L氢氧化钠溶液稀释至刻度，置冷水浴中冷却1小时，滤过，待续滤液达室温后，精密量取续滤液10ml，置100ml量瓶中，用0.01mol/L氢氧化钠溶液稀释至刻度，摇匀，精密量取5ml，置50ml量瓶中，用0.01mol/L氢氧化钠溶液稀释至刻度，摇匀。照紫外-可见分光光度法，在257nm的波长处测定吸光度，按$C_8H_9NO_2$的吸收系数（$E_{1cm}^{1\%}$）为715计算，即得。

$$标示量\% = \frac{A \times 1\% \times D \times V \times 平均栓重}{E_{1cm}^{1\%} \times m_s \times 标示量} \times 100\%$$

式中，A为供试品溶液的吸光度；$E_{1cm}^{1\%}$为百分吸收系数，此处为715；V为初配溶液的体积，此处为250ml；D为供试品溶液的稀释倍数，此处为100；m_s为供试品取样量，g。

《中国药典》（2015年版）收载对乙酰氨基酚栓的规格有：①0.125g，②0.15g，③0.3g，④0.6g，均要求“本品含对乙酰氨基酚（$C_8H_9NO_2$）应为标示量的90.0%～110.0%”。

【注意事项】

1. 测量时，吸收池内盛的液体量不能太满，以防止溶液溢出侵入仪器内部。
2. 拿取吸收池时，只能用手指接触两侧的毛玻璃，不能接触光学面。
3. 供试品溶液的吸光度应控制在0.3～0.7范围内，以减少误差。

扫码“练一练”

【思考题】

1. 对乙酰氨基酚栓化学鉴别的方法和原理是什么？
2. 应用紫外-可见分光光度法进行含量测定的依据是什么？
3. 为什么吸光度要控制在0.3～0.7范围内？

扫码“学一学”

任务十六 葡萄糖氯化钠注射液的质量检验

【实训目的】

1. 掌握葡萄糖氯化钠注射液的外观、鉴别、检查、含量测定原理、方法和操作技能。
2. 会根据检验内容选择仪器、试药以及配制试液。
3. 会数据处理和结果判断，能够规范书写检验原始记录及检验报告书。

【实训原理】

1. 化学鉴别法原理

（1）葡萄糖 葡萄糖的醛基具有还原性，在碱性条件下可将铜离子还原，生成红色的氧化亚铜沉淀。

$$C_6H_{12}O_6 + 2Cu^{2+} + 4OH^- \longrightarrow C_6H_{12}O_7 + Cu_2O\downarrow + 2H_2O$$

（2）钠盐 钠的火焰光谱在可见光区主要谱线有589.0nm、589.6nm，显黄色。

（3）氯化物 氯化物可与硝酸银作用生成难溶性银盐沉淀，此沉淀不溶于稀硝酸，但在氨试液中生成可溶性络合物而溶解。

2. 检查原理

（1）5－羟甲基糠醛 葡萄糖在高温加热灭菌时，易分解产生5－羟甲基糠醛，属于葡萄糖的杂质。5－羟甲基糠醛分子具共轭双键结构，在284nm波长处有紫外吸收。

（2）重金属 硫代乙酰胺在酸性（pH为3.5醋酸盐缓冲液）条件下水解产生硫化氢，与微量重金属离子（以Pb^{2+}为代表）生成黄色到棕黑色的硫化物混悬液。

（3）细菌内毒素 利用鲎试剂检测或量化革兰阴性菌产生的细菌内毒素，以判断供试品中细菌内毒素的限量是否符合规定。

3. 含量测定原理

（1）旋光法测定葡萄糖原理 当一束单色光通过起偏镜产生的偏振光通过旋光性物质时，偏振面发生偏转，由旋光仪记录检偏镜偏转的角度，即旋光度。根据旋光性物质溶液的旋光度、液层厚度和比旋度，可计算出旋光性物质的浓度，从而算出质量。葡萄糖分子结构中的五个碳都是手性碳原子，具有旋光性，故可采用旋光法测定含量。

（2）银量法测定氯化钠原理 以$AgNO_3$标准溶液滴定Cl^-时，可用荧光黄吸附指示剂指示滴定终点。荧光黄指示剂是一种有机弱酸，用HFIn表示，它在溶液中解离出黄绿色的FIn^-阴离子。

滴定前：$HFIn = H^+ + FIn^-$（黄绿色）

终点前，溶液中有剩余的Cl^-，AgCl沉淀吸附Cl^-带负电荷，荧光黄阴离子留在溶液中呈黄绿色。滴定到终点时，AgCl沉淀吸附Ag^+而带正电荷，这时溶液中FIn^-被吸附，溶液变为粉红色，指示终点到达。

终点时：$(AgCl)\cdot Ag^+ + FIn^- = (AgCl)\cdot Ag^+\cdot(FIn^-)$（粉红色）

【实训器材】

1. 仪器及耗材 旋光仪，分析天平，刻度吸管（10ml、25ml），烧杯（50ml、100ml），胶头滴管，量筒（10ml），酸式滴定管，量瓶（50ml、100ml、1000ml），pH计，紫外－

可见分光光度计，纳氏比色管等。

2. 试药及试剂 葡萄糖氯化钠注射液，硝酸银滴定液（0.1mol/L），荧光黄指示剂，2%糊精溶液，2.5%硼砂溶液，纯化水，盐酸，邻苯二甲酸氢钾，浓氨溶液，无水磷酸氢二钠，磷酸二氢钾，碱性酒石酸铜试液，铂丝等。

【实训方法】

（一）性状

本品为无色的澄明液体。

（二）鉴别

1. 取本品，缓缓滴入微温的碱性酒石酸铜试液中，即生成氧化亚铜的红色沉淀。

2. 取铂丝，用盐酸湿润后，蘸取供试品，在无色火焰中燃烧，火焰即显鲜黄色。

3. 取供试品溶液，加稀硝酸使成酸性后，滴加硝酸银试液，即生成白色凝乳状沉淀；分离，沉淀加氨试液即溶解，再加稀硝酸酸化后，沉淀复生成。

（三）检查

1. pH 应为3.5~5.5（《中国药典》通则0631）。

2. 5-羟甲基糠醛 精密量取本品适量（约相当于葡萄糖0.1g），置50ml量瓶中，用水稀释至刻度，摇匀，照紫外-可见分光光度法（《中国药典》通则0401）在284nm的波长处测定，吸光度不得大于0.25。

3. 重金属 取本品适量（约相当于葡萄糖3g），必要时，蒸发至约20ml，放冷，加醋酸盐缓冲液（pH3.5）2ml与水适量使成25ml；依法检查（《中国药典》通则0821第一法），含重金属不得过百万分之五。

4. 细菌内毒素 取本品，依法检查（《中国药典》通则1143）每1ml中含内毒素的量应小于0.50EU。

5. 无菌 取本品，采用薄膜过滤法，以金黄色葡萄球菌为阳性对照菌，依法检查（《中国药典》通则1101），应符合规定。

6. 其他 应符合注射剂项下有关的各项规定（《中国药典》通则0102）。如装量、渗透压摩尔浓度、可见异物、不溶性微粒等。

（四）含量测定

1. 葡萄糖的含量测定

（1）取1dm测定管装满纯化水盖好并旋紧管盖，擦干外壁后放入旋光仪，调节仪器零点，反复测定3次，记录读数。

（2）将1dm测定管中的纯水倒出后，用少量25℃恒温的葡萄糖氯化钠注射液冲洗数次，然后沿管壁缓缓注入其适量（注意勿使发生气泡），旋紧管盖并擦干外壁后将其置于旋光仪内，测定旋光度，重复测定3次，记录读数。倒出供试品溶液后，用纯化水冲洗数次，然后缓缓注入纯化水适量，并置于旋光仪内测定旋光度，确定在测定时零点有无变动。测得的旋光度取其平均值，再与2.0852相乘，即得供试量100ml中含有$C_6H_{12}O_6 \cdot H_2O$的重量（g）。

$$\text{葡萄糖标示量}\% = \frac{\alpha \times 2.0852}{\text{标示量}} \times 100\%$$

式中，α为测得的旋光度；2.0852为换算因数。

2. 氯化钠的含量测定 精密量取本品10ml（含氯化钠0.9%），加水40ml或精密量取本品50ml（含氯化钠0.18%），加2%糊精溶液5ml、2.5%硼砂溶液2ml与荧光黄指示液5～8滴，用硝酸银滴定液（0.1mol/L）滴定至溶液显淡红色。每1ml硝酸银滴定液（0.1mol/L）相当于5.844mg的NaCl（相对分子量为58.44）。平行测定2次，计算样品中氯化钠的标示百分含量。

$$氯化钠标示量\% = \frac{TVF}{V_s \times 标示量} \times 100\%$$

式中，T为滴定度，此处为5.844mg/ml；V为测定供试品消耗滴定液的体积，ml；F为滴定液浓度校正因数；V_s为供试品的取样体积，ml。

《中国药典》（2015年版）收载葡萄糖氯化钠注射液的规格有10个。①50ml：葡萄糖4g与氯化钠0.09g，②100ml：葡萄糖5g与氯化钠0.9g，③100ml：葡萄糖8g与氯化钠0.18g，④100ml：葡萄糖10g与氯化钠0.9g，⑤250ml：葡萄糖12.5g与氯化钠2.25g，⑥250ml：葡萄糖20g与氯化钠0.45g，⑦250ml：葡萄糖25g与氯化钠2.25g，⑧500ml：葡萄糖25g与氯化钠4.5g，⑨500ml：葡萄糖50g与氯化钠4.5g，⑩1000ml：葡萄糖50g与氯化钠9g，均要求“本品含葡萄糖（$C_6H_{12}O_6 \cdot H_2O$）与氯化钠（NaCl）均应为标示量的95.0%～105.0%”。

【注意事项】

1. 碱性酒石酸铜试液长期贮存会产生沉淀，应临用前配制。

2. 旋光仪接通电源后需预热；配制溶液及测定时，应调节温度至25℃±0.5℃；供试品溶液加入测定管时，如有气泡，应使其浮于测定管凸颈处；旋紧测定管螺帽时，用力不能过大，以拧紧不漏液为宜。

3. 为了防止胶体聚沉，滴定前应加入糊精溶液，为了防止生成氧化银沉淀，应控制溶液为中性或弱碱性（pH7～10）。

4. 硼砂用于调节pH，由于卤代银胶体微粒对待测离子的吸附力略大于对指示剂的吸附力，这样使计量点前胶体微粒吸附待测离子，当滴定稍过计量点时，胶体粒子就能立刻吸附指示剂离子变色。

【思考题】

1. 5－羟甲基糠醛检查的原理和方法是什么？

2. 氯化钠含量测定时，加糊精和2.5%硼砂溶液的作用是什么？

3. 旋光法测定葡萄糖的旋光度时，为什么乘以2.0852？

扫码“练一练”

扫码“学一学”

任务十七 氯化钙注射液的质量检验

【实训目的】

1. 掌握氯化钙注射液的外观、鉴别、检查、含量测定原理、方法和操作技能。

2. 会根据检验内容选择仪器、试药以及配制试液。

3. 会数据处理和结果判定，能够规范书写检验原始记录及检验报告书。

【实训原理】

1. 化学鉴别法原理 Ca^{2+}与草酸铵生成草酸钙沉淀，草酸钙在常见的钙盐中溶解度最小（溶度积常数 $K_{sp}=2.3\times10^{-9}$），在醋酸中，CaC_2O_4不溶，SrC_2O_4微溶，BaC_2O_4可溶，据此可区别钙、锶、钡离子。草酸钙在盐酸中因发生分解反应而溶解。

2. 含量测定原理 配位滴定法。金属离子与 EDTA 形成配合物，指示终点的指示剂为金属指示剂，其多为有机染料，同时也是配位剂，能与金属离子反应，形成一种与本身颜色有显著差别的配合物。用 EDTA 直接滴定金属离子时，金属指示剂的作用原理可表示为：

终点前：$M + In \rightleftharpoons MIn$（M：金属离子；In：指示剂）

终点时：$MIn + Y \rightleftharpoons MY + In$

即终点以前溶液显示的是金属离子与指示剂生成的配合物 MIn 的颜色。终点时，EDTA 夺取 MIn 中的金属离子而释放出指示剂 In，溶液颜色由配合物 MIn 的颜色转变为指示剂 In 的颜色，指示终点的到达。

【实训器材】

1. 仪器及耗材 分析天平，pH 计，烧杯，纳氏比色管，锥形瓶，移液管，水浴，蒸发皿，量筒，酸式滴定管等。

2. 试药及试剂 甲基红指示液，氨试液，盐酸，草酸铵，醋酸，稀盐酸，醋酸盐缓冲液，硫代乙酰胺试液，氢氧化钠试液，氯化钙注射液，钙紫红素指示剂，乙二胺四醋酸二钠滴定液（0.05mol/L）等。

【实训方法】

（一）性状

本品为无色的澄明液体。外观应澄清透明、无异物。

（二）鉴别

1. 焰色反应 铂丝用盐酸湿润后，蘸取供试品，在无色火焰中燃烧，火焰即显砖红色。

2. 化学鉴别法

钙盐的鉴别 取供试品溶液（1→20），加甲基红指示液 2 滴，用氨试液中和，再滴加盐酸至恰呈酸性，加草酸铵试液，即生成白色沉淀；分离，沉淀不溶于醋酸，但可溶于稀盐酸。

氯化物鉴别 取供试品溶液，加稀硝酸使呈酸性后，滴加硝酸银试液，即生成白色凝乳状沉淀；分离，沉淀加氨试液即溶解，再加稀硝酸酸化后，沉淀复生成。

（三）检查

1. pH 应为 4.5～6.5（《中国药典》通则 0631）。

2. 细菌内毒素 取本品，依法检查（《中国药典》通则 1143），每 1mg 氯化钙中含内毒素的量应小于 0.20EU。

3. 重金属 取本品 50ml，蒸发至约 20ml，放冷，加醋酸盐缓冲液（pH 3.5）2ml 与水适量使成 25ml，依法检查（《中国药典》通则 0821 第一法），含重金属不得过千万分之三。

4. 其他 应符合注射剂项下有关的各项规定（《中国药典》通则 0102），如装量检查、可见异物等。

（四）含量测定

精密量取本品适量（约相当于氯化钙 0.15g），置锥形瓶中，加水适量使成 10ml，加水

90ml、氢氧化钠试液15ml与钙紫红素指示剂约0.1g，用乙二胺四醋酸二钠滴定液（0.05mol/L）滴定至溶液由紫红色转变为纯蓝色。每1ml乙二胺四醋酸二钠滴定液（0.05mol/L）相当于7.351mg的$CaCl_2 \cdot 2H_2O$（相对分子量为147.02）。标示百分含量计算如下：

$$标示量\% = \frac{VTF}{V_{取样} \times 标示量} \times 100\%$$

式中，$V_{取样}$为供试品取样体积，ml；V为供试品消耗EDTA－2Na滴定液的体积，ml；T为滴定度，此处为7.351mg/ml；F为滴定液浓度校正因数，滴定液真实浓度/滴定液理论浓度。

《中国药典》（2015年版）收载氯化钙注射液的规格有：①10ml∶0.3g，②10ml∶0.5g，③20ml∶0.6g，④20ml∶1g，均要求“含氯化钙（$CaCl_2 \cdot 2H_2O$）应为标示量的95.0%～105.0%”。

【注意事项】

1. 需严格按照pH计标准操作规程进行操作。
2. 滴定时注意观察颜色变化，接近终点时充分摇匀以便观察终点。

【思考题】

扫码“练一练”

1. 化学鉴别法的原理是什么？
2. 请写出化学鉴别的实验流程。
3. 请写出含量测定的实验流程。
4. 若氯化钙注射液的规格是（10ml∶0.30g），应量取多少试样？用什么量器量取？如何记录？

扫码“学一学”

任务十八　维生素B_{12}注射液的质量检验

【实训目的】

1. 掌握维生素B_{12}注射液的鉴别、检查、含量测定原理、方法和操作技能。
2. 会根据检验内容选择仪器、试药以及配制试液。
3. 会数据处理和结果判断，能够规范书写原始记录及检验报告单。

【实训原理】

维生素B_{12}的化学名称为Coα－［α－（5，6－二甲基苯并咪唑基）］－Coβ氰钴酰胺。根据维生素B_{12}的化学结构特点，利用光谱特征进行鉴别和测定含量。

【实训器材】

1. 仪器及耗材　仪器：紫外－可见分光光度计，吸收池，分析天平，试管，药匙，研钵，pH计，容量瓶（50ml），烘箱，吸量管（5ml），量筒（100ml），烧杯（100ml），玻棒，胶头滴管，洗瓶等。耗材：滤纸、擦镜纸。

2. 试药及试剂　维生素B_{12}注射液，纯化水。

【实训方法】

（一）性状

本品为粉红色至红色的澄明液体。

（二）鉴别

取含量测定项下的供试品溶液，照紫外－可见分光光度法（《中国药典》通则 0401）测定，在 361nm 与 550nm 的波长处有最大吸收；361nm 波长处的吸光度与 550nm 波长处的吸光度的比值应为 3. 15 ~ 3. 45。

（三）检查

1. pH 应为 4. 0 ~ 6. 0（《中国药典》通则 0631）。

2. 其他 应符合注射剂项下有关的各项规定（《中国药典》通则 0102）。如装量、可见异物、无菌等。

（四）含量测定

避光操作。精密量取本品适量，用水定量稀释成每 1ml 中约含维生素 B_{12} 25μg 的溶液，作为供试品溶液，照紫外－可见分光光度法（《中国药典》通则 0401），在 361nm 的波长处测定吸光度，按 $C_{63}H_{88}CoN_{14}O_{14}P$ 的吸收系数（$E_{1cm}^{1\%}$）为 207 计算，即得。平行测定 2 份，按下式计算维生素 B_{12} 注射液的标示量百分含量。

$$标示量\% = \frac{A \times 1\% \times D}{E_{1cm}^{1\%} \times 标示量(g/ml)} \times 100\%$$

式中，A 为测得的吸光度；$E_{1cm}^{1\%}$ 为百分吸收系数，此处为 207；D 为稀释倍数。

《中国药典》（2015 年版）收载维生素 B_{12} 注射液的规格有：①1ml∶0. 05mg，②1ml∶0. 1mg，③1ml∶0. 25mg，④1ml∶0. 5mg，⑤1ml∶1mg，⑥2ml∶0. 5mg，均要求“本品含维生素 B_{12}（$C_{63}H_{88}CoN_{14}O_{14}P$）应为标示量的 90. 0% ~ 110. 0%”。

【注意事项】

1. 测定前，检查吸收池的匹配性。
2. 对于紫外－可见分光光度法，所有溶液在进行检测时必须是澄清的，如不澄清在测定前需过滤。
3. 取吸收池时，手应该拿毛玻璃面的两侧。装样品溶液的体积以吸收池体积的 4/5 为度。
4. 实验结束后，要先关软件系统，再关电脑，拔掉电源，关好水电门窗然后离开。

【思考题】

1. 测定维生素 B_{12} 注射液的紫外－可见吸收光谱时为何要避光操作？
2. 注射剂的检查项目有哪些？
3. 维生素 B_{12} 注射液的 pH 测定时，应选择的缓冲液是什么？

扫码“练一练”

扫码“学一学”

任务十九　盐酸氯丙嗪注射液的质量检验

【实训目的】

1. 掌握盐酸氯丙嗪注射液外观、鉴别、检查、含量测定原理、方法和操作技能。
2. 学会注射液的取样方法，高效液相色谱法检查有关物质的基本原理。
3. 规范填写相关检验原始记录及检验报告单。

【实训原理】

1. 化学鉴别法原理

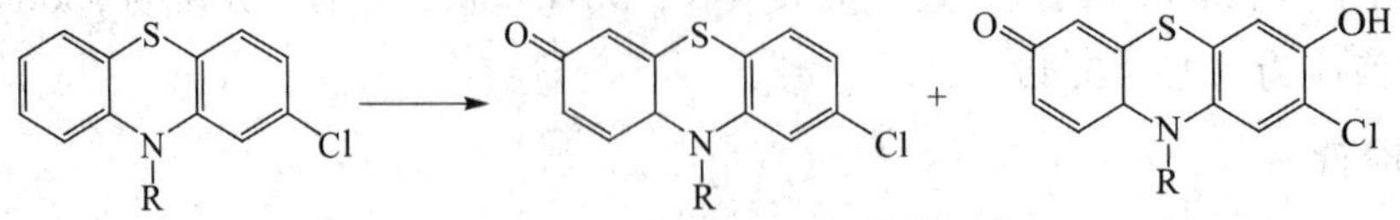

盐酸氯丙嗪水溶液遇氧化剂时氧化变色。加硝酸后可能形成自由基或醌式结构而显红色，这是吩噻嗪类化合物的共有反应，可用于鉴别。

2. 含量测定原理 盐酸氯丙嗪结构中的吩噻嗪环为一芳香杂环，具有紫外吸收。因此可在其最大吸收波长处测定吸光度，进行含量测定。

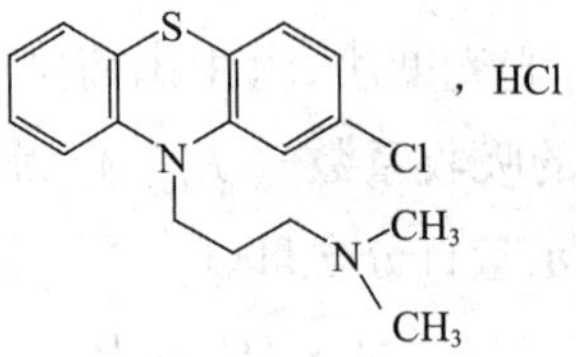

【实训器材】

1. 仪器及耗材 仪器：紫外－可见分光光度计，石英吸收池，试管，pH 计，高效液相色谱仪，容量瓶（200ml、100ml），吸量管（2ml），烘箱，电子天平（感量 0.1mg），量筒（100ml），烧杯（100ml），玻棒，胶头滴管，洗瓶等。耗材：滤纸，擦镜纸等。

2. 试药及试剂 盐酸氯丙嗪注射液，硝酸，乙腈，四甲基乙二胺，三氟乙酸，盐酸。

【实训方法】

（一）性状

本品为无色或几乎无色的澄明液体。

（二）鉴别

1. 取本品适量（约相当于盐酸氯丙嗪 10mg），加硝酸 5 滴即显红色，渐变淡黄色。

2. 取含量测定项下的溶液，照紫外－可见分光光度法（《中国药典》通则 0401）测定，在 254nm 与 306nm 的波长处有最大吸收，在 254nm 的波长处吸光度约为 0.46。

（三）检查

1. pH 应为 3.0～5.0（《中国药典》通则 0631）。

2. 有关物质

（1）色谱条件 用辛烷基硅烷键合硅胶为填充柱；以乙腈－0.5%三氟乙酸（用四甲基乙二胺调节 pH 至 5.3）（50∶50）为流动相；检测波长为 254nm。

（2）测定法 避光操作。量取本品适量，用流动相稀释制成每 1ml 中含盐酸氯丙嗪 0.4mg 的溶液，作为供试品溶液；精密量取适量，用流动相定量稀释制成每 1ml 中含 2μg 的溶液，作为对照溶液。精密量取对照溶液与供试品溶液各 10μl，分别注入液相色谱仪，记录色谱图。供试品溶液的色谱图中如有杂质峰，大于对照溶液主峰面积（0.5%）且小于对照溶液主峰面积 10 倍（5%）的杂质峰不得多于一个。其他单个杂质峰面积均不得大于对照溶液主峰面积（0.5%）。

3. 其他 应符合注射剂项下有关的各项规定（《中国药典》通则 0102）。

（四）含量测定

避光操作。精密量取本品适量（约相当于盐酸氯丙嗪50mg），置200ml量瓶中，用盐酸溶液（9→1000）稀释至刻度，摇匀；精密量取2ml，置100ml量瓶中，用盐酸溶液（9→1000）稀释至刻度，摇匀，照紫外－可见分光光度法（《中国药典》通则0401），在254mn的波长处测定吸光度，按 $C_{17}H_{19}ClN_2S \cdot HCl$ 的吸收系数（$E_{1cm}^{1\%}$）为915计算，即得。平行测定2份，按下式计算盐酸氯丙嗪注射液的标示百分含量。

$$标示量\% = \frac{A \times 1\% \times D}{E_{1cm}^{1\%} \times 标示量(g/ml)} \times 100\%$$

式中，A 为测得的吸光度；$E_{1cm}^{1\%}$ 为百分吸收系数，此处为915；D 为稀释倍数。

《中国药典》（2015年版）收载盐酸氯丙嗪注射液的规格有：①1ml∶10mg，②1ml∶25mg，③2ml∶50mg，均要求“本品含盐酸氯丙嗪（$C_{17}H_{19}ClN_2S \cdot HCl$）应为标示量的95.0%～105.0%”。

【注意事项】

1. 紫外分光光度计的准备，开启电源，使仪器预热20分钟，开机前，先确认仪器样品室内是否有物质挡在光路上，以免影响仪器自检。
2. 测定吸光度时，应注意吸收峰波长位置的准确性，除另有规定外，吸收峰波长应在该品种项下规定的波长±2nm以内。
3. 石英吸收池的正确使用和吸光度校正。

【思考题】

1. 吩噻嗪类药物的鉴别试验除了药典中规定的，还有哪些？
2. 测定盐酸氯丙嗪注射液含量时如何做空白试验？
3. 以盐酸氯丙嗪注射液含量测定方法为例，讨论测定中仪器条件选择、结果计算等问题。

扫码“练一练”

任务二十　复方氢氧化铝片的质量检验

扫码“学一学”

【实训目的】

1. 掌握复方氢氧化铝片外观、鉴别、检查、含量测定原理、方法和操作技能。
2. 会根据检验内容选择仪器、试药及配制试液，熟练使用配位滴定法测定药物的含量。
3. 学会片剂的取样方法和常规检查项目，能正确填写检验原始记录及检验报告单。

【实训原理】

复方氢氧化铝片主要成分为氢氧化铝和氧化镁。乙二胺四乙酸二钠又叫作EDTA－2Na，是配位滴定中最常用的滴定剂，常用于测定金属离子（Al^{3+}、Mg^{2+}等）的含量。

EDTA滴定液测定 Al^{3+} 含量的反应方程式如下：

$$滴定前：Al^{3+} + \underset{定量过量}{H_2Y^{2-}} \longrightarrow AlY^{-} + 2H^{+}$$

$$滴定时：\underset{剩余量}{H_2Y^{2-}} + Zn^{2+} \longrightarrow ZnY^{2-} + 2H^{+}$$

终点时：Zn^{2+} + 二甲酚橙 ⟶ Zn – 二甲酚橙络合物

（黄色）　　　　　（红色）

EDTA 滴定液测定 Mg^{2+} 含量的反应方程式如下：

滴定前：$Mg^{2+} + HIn^{2-} \longrightarrow MgIn^{-} + H^{+}$

滴定时：$Mg^{2+} + H_2Y^{2-} \longrightarrow MgY^{2-} + 2H^{+}$

终点时：$H_2Y^{2-} + MgIn^{-} \longrightarrow MgY^{2-} + HIn^{2-} + H^{+}$

（酒红色）　　　　（纯蓝色）

【实训器材】

1. 仪器及耗材　仪器：电子天平（感量 0.1mg），崩解仪，恒温水浴锅，酸式、碱式滴定管（25ml、50ml），称量瓶，试管，漏斗，药匙，研钵，pH 计，容量瓶（100ml、200ml），具塞锥形瓶（250ml），烘箱，量筒（10ml、100ml），烧杯（100ml），移液管（25ml、50ml），洗耳球，玻棒，胶头滴管，洗瓶等。耗材：称量纸、滤纸等。

2. 试药及试剂　复方氢氧化铝片，盐酸，氨试液，碘试液，氢氧化钠，茜素磺酸钠指示液，乙醚，发烟硝酸，氢氧化钾，无水乙醇，醋酸，醋酸铵，乙二胺四醋酸二钠，二甲酚橙指示剂，甲基红指示剂，铬黑 T 指示剂，氯化铵，溴酚蓝指示剂，三乙醇胺，锌滴定液（0.05mol/L）等。

【实训方法】

（一）性状

本品为白色片。

（二）鉴别

取本品的细粉适量（约相当于 6 片），加稀盐酸 30ml，微温，滤过，滤液照下述方法试验。

1. 取上述滤液 4ml，加氨试液使成碱性，即生成白色胶状沉淀；加茜素磺酸钠指示液数滴，沉淀即显樱红色。

2. 取上述滤液 4ml，加氢氧化钠试液使成碱性，即生成白色胶状沉淀；再加氢氧化钠试液 3ml，沉淀部分溶解，滤过，沉淀用水洗净后，加碘试液，即显红棕色。

3. 取上述滤液 20ml，加氨试液使成碱性，用乙醚提取，合并乙醚液，待乙醚挥发后，残渣加发烟硝酸 3 ~ 4 滴，置水浴上蒸干，放冷，加氢氧化钾一小粒，再加无水乙醇数滴，即显紫色。

（三）检查

1. 制酸力　取含量测定项下的细粉适量（约相当于 1/4 片），精密称定，置 250ml 具塞锥形瓶中，精密加盐酸滴定液（0.1mol/L）50ml，密塞，在 37℃ 不断振摇 1 小时，放冷，加溴酚蓝指示液 0.5ml，用氢氧化钠滴定液（0.1mol/L）滴定剩余的盐酸。每片消耗盐酸滴定液（0.1mol/L）不得少于 60ml。

2. 其他　除崩解时限应在盐酸溶液（9→1000）中于 10 分钟内全部崩解并通过筛网外，其他应符合片剂项下有关的各项规定（《中国药典》通则 0101）。

（四）含量测定

1. 氢氧化铝　取本品 20 片，精密称定，研细，精密称取适量（约相当于 1/4 片），加盐酸 2ml 与水 50ml，煮沸，放冷，滤过，残渣用水洗涤；合并滤液与洗液，滴加氨试液至恰析出沉淀，再滴加稀盐酸使沉淀恰溶解，加醋酸－醋酸铵缓冲液（pH6.0）10ml，精密加乙二胺四醋酸二钠滴定液（0.05mol/L）25ml，煮沸10分钟，放冷，加二甲酚橙指示液1ml，用锌滴定液（0.05mol/L）滴定至溶液由黄色转变为红色，并将滴定的结果用空白试验校正。每1ml乙二胺四醋酸二钠滴定液（0.05mol/L）相当于3.900mg的Al（OH）$_3$。平行测定2份，按下式计算复方氢氧化铝片中氢氧化铝的含量。

$$含量(g/片) = \frac{T \cdot (V_0 - V) \cdot F \times 平均片重}{m_s \times 1000}$$

式中，V_0为空白试验消耗锌滴定液体积，ml；V为样品溶液消耗锌滴定液体积，ml；T为滴定度，此处为3.900mg/ml；F为浓度校正因数；m_s为供试品的取样量，g。

2. 氧化镁 精密称取上述细粉适量（约相当于1片），加盐酸5ml与水50ml，加热煮沸，加甲基红指示液1滴，滴加氨试液使溶液由红色变为黄色，再继续煮沸5分钟，趁热滤过，滤渣用2%氯化铵溶液30ml洗涤，合并滤液与洗液，放冷，加氨试液10ml与三乙醇胺溶液（1→2）5ml，再加铬黑T指示剂少量，用乙二胺四醋酸二钠滴定液（0.05mol/L）滴定至溶液显纯蓝色。每1ml乙二胺四醋酸二钠滴定液（0.05mol/L）相当于2.015mg的MgO。平行测定2份，按下式计算复方氢氧化铝片中氧化镁的含量。

$$含量(g/片) = \frac{T \cdot V \cdot F \times 平均片重}{m_s \times 1000}$$

式中，V为样品溶液消耗EDTA滴定液体积，ml；T为滴定度，此处为2.015mg/ml；F为浓度校正因数；m_s为供试品的取样量，g。

《中国药典》(2015年版）规定本品每片中含氢氧化铝［Al（OH）$_3$］不得少于0.177g；含三硅酸镁按氧化镁（MgO）计算，不得少于0.020g。

【注意事项】

1. 在称量前后，均应仔细查对药片数目。试验过程中，应避免用手直接接触供试品。已取出的药片，不得再放回供试品原装容器内。称量瓶应预先洗净并干燥。

2. 崩解时限测定时，烧杯内的水温（或介质温度）应保持（37±1)℃。每测试一次后，应清洗管内壁及筛网，每次测试应重新更换水或介质。

3. 仪器使用完毕后，做好仪器清洁工作。先用洁净的湿软抹布擦拭干净，然后用洁净的干软抹布擦拭干净，并保持仪器干燥。勿使用有机溶剂清洁仪器外壳。保持仪器、地面、桌面的清洁。

【思考题】

1. 片剂的常规检查项目有哪些？

2. 如何检查片剂的重量差异并判断其检查结果？

3. 测定片剂崩解时限有何意义？为什么复方氢氧化铝片要求10分钟内崩解？普通片剂应在多少时间内崩解？

扫码“练一练”

扫码“学一学”

任务二十一 胃蛋白酶的质量检验

【实训目的】

1. 掌握胃蛋白酶的性状检测、鉴别、检查、含量测定原理、方法和操作技能。

2. 会根据检验内容选择仪器、试药以及配制试液。

3. 会数据处理和结果判断，能够规范书写检验原始记录及检验报告书。

【实训原理】

胃蛋白酶在实验条件下，在37℃催化血红蛋白水解生成不被三氯醋酸所沉淀的酪氨酸、色氨酸等，具有紫外特征吸收，其测定波长为275nm，可采用紫外-可见分光光度法测定胃蛋白酶的效价。在药典规定条件下，每分钟能催化水解血红蛋白产生与1μmol酪氨酸相同的吸光度，为1个胃蛋白酶单位。

【实训器材】

1. 仪器及耗材 仪器：紫外-可见分光光度计，石英吸收池，试管，药匙，研钵，容量瓶（100ml），烘箱，电子天平（感量0.1mg），称量瓶，恒温水浴锅，量筒（100ml），烧杯（100ml），玻棒，吸量管（1ml），秒表，胶头滴管，洗瓶等。耗材：滤纸，擦镜纸。

2. 试药及试剂 胃蛋白酶，鞣酸，氯化钡，酪氨酸对照品，盐酸，血红蛋白试液，三氯醋酸，纯化水。

【实训方法】

（一）性状

本品为白色至淡黄色的粉末；无霉败臭；有引湿性；水溶液显酸性反应。

（二）鉴别

取本品的水溶液，加5%鞣酸或25%氯化钡溶液，即生成沉淀。

（三）检查

1. 干燥失重 取本品，在100℃干燥4小时，减失重量不得过5.0%（《中国药典》通则0831）。

2. 微生物限度 取本品，照非无菌产品微生物限度检查：微生物计数法（《中国药典》通则1105）和控制菌检查法（《中国药典》通则1106）检查。1g供试品中需氧菌总数不得过5000cfu，霉菌和酵母菌总数不得过100cfu，不得检出大肠埃希菌。10g供试品中不得检出沙门菌。

（四）效价测定

1. 对照品溶液的制备 精密称取酪氨酸对照品适量，加盐酸溶液（取1mol/L盐酸溶液65ml，加水至1000ml）溶解并定量稀释制成每1ml中含0.5mg的溶液。

2. 供试品溶液的制备 取本品适量，精密称定，加上述盐酸溶液溶解并定量稀释制成每1ml中约含0.2~0.4单位的溶液。

3. 测定法 取试管6支，其中3支各精密加入对照品溶液1ml，另3支各精密加入供试品溶液1ml，置37℃±0.5℃水浴中，保温5分钟，精密加入预热至37℃±0.5℃的血红蛋白试液5ml，摇匀，并准确计时，在37℃±0.5℃水浴中反应10分钟，立即精密加入5%三氯醋酸溶液5ml，摇匀，滤过，取续滤液备用。另取试管2支，各精密加入血红蛋白试液5ml，置37℃±0.5℃水浴中保温10分钟，再精密加入5%三氯醋酸溶液5ml，其中1支加供试品溶液1ml，另1支加上述盐酸溶液1ml，摇匀，滤过，取续滤液，分别作为供试品和对照品的空白对照，照紫外-可见分光光度法（《中国药典》通则0401），在275nm的波长处测定吸光度，算出平均值$\bar{A}_s$和$\bar{A}$，按下式计算胃蛋白酶的含量。

$$每1g含胃蛋白酶的量(单位) = \frac{\bar{A} \times W_s \times D}{\bar{A}_s \times W \times 10 \times 181.19}$$

式中，$\bar{A}_s$ 为对照品的平均吸光度；$\bar{A}$ 为供试品的平均吸光度；W_s 为每 1ml 对照品溶液中含酪氨酸的质量，μg；W 为供试品取样量，g；D 为供试品稀释倍数。

《中国药典》（2015 年版）规定“按干燥品计算，每 1g 含胃蛋白酶活力不得少于 3800 单位”。

【注意事项】

1. 为确保实验结果准确，所用试验用具需有同样的温度。

2. 紫外 - 可见分光光度计正常运转的时候，不能开启样品室盖，吸收池中溶液不可盛放太多，以免液体外泄腐蚀仪器。

3. 仪器使用结束后，及时用纯化水清洗吸收池，倒置在滤纸上晾干。

【思考题】

1. 比较效价测定与百分含量测定时的不同之处？

2. 讨论紫外 - 可见分光光度法的特点及使用范围？

3. 胃蛋白酶的含量测定还可以使用什么方法？

扫码“练一练”

扫码“学一学”

任务二十二　谷氨酸片的质量检验

【实训目的】

1. 掌握谷氨酸片的性状、鉴别、检查、含量测定原理、方法和操作技能。

2. 会根据检验内容选择仪器、试药及配制试液。

3. 会数据处理和结果判断，能够规范书写检验原始记录及检验报告书。

【实训原理】

谷氨酸是一种酸性氨基酸，分子内有两个羧基，化学名称为 α - 氨基戊二酸，有左旋体、右旋体和外消旋体三种，《中国药典》（2015 年版）收载的是其左旋体，即 L - 2 - 氨基戊二酸。谷氨酸在热水中溶解，在水中微溶，在稀盐酸或 1mol/L 氢氧化钠溶液中易溶。

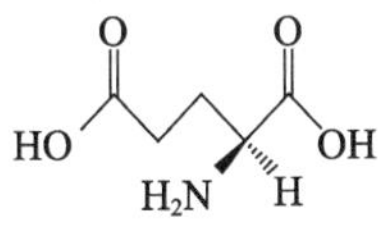

L-谷氨酸

可利用茚三酮与氨基酸的显色反应或薄层色谱法进行谷氨酸的鉴别。茚三酮反应灵敏度高，根据反应生成的蓝紫色的深浅，在 567nm 波长处进行比色，可进行谷氨酸片的溶出度测定；同时由于谷氨酸是酸性氨基酸，可用酸碱滴定法进行含量测定。

【实训器材】

1. 仪器及耗材　仪器：紫外 - 可见分光光度计，吸收池，容量瓶（50ml），刻度吸管（1ml、10ml），烧杯，玻璃棒，研钵，漏斗，试管，表面皿，硅胶 G 板，层析缸，微量点样器或毛细管，烘箱，溶出度仪，10ml 注射器，量筒，水浴锅，电子天平（感量 0.1mg），镊子，碱式滴定管，锥形瓶等。耗材：滤纸，微孔滤膜、擦镜纸。

2. 试药及试剂 谷氨酸片，谷氨酸对照品，0.5%茚三酮溶液，盐酸，氢氧化钠试液，正丁醇，冰醋酸，丙酮，磷酸盐缓冲液（pH 7.2），氢氧化钠滴定液（0.1mol/L），溴麝香草酚蓝指示液等。

【实训方法】

（一）性状

本品为白色片。外观应完整、色泽均匀、无色斑、无异物。

（二）鉴别

扫码"看一看"

1. 茚三酮反应 取本品的细粉适量（约相当于谷氨酸 5mg），加水 5ml，加热使谷氨酸溶解，滤过，取滤液，加茚三酮约 5mg，加热，溶液显蓝至紫蓝色。

2. 薄层色谱法 取本品的细粉适量，加氢氧化钠试液适量，振摇使谷氨酸溶解后，滤过，滤液加盐酸中和，析出的结晶滤过，用水洗涤结晶，烘干；取结晶与谷氨酸对照品各 10mg，分别置 50ml 量瓶中，各加 0.5mol/L 盐酸溶液溶解并稀释至刻度，摇匀，作为供试品溶液与对照品溶液。照薄层色谱法（《中国药典》通则 0502）试验，吸取上述两种溶液各 5μl，分别点于同一硅胶 G 薄层板上，以正丁醇 – 水 – 冰醋酸（2∶1∶1）为展开剂，展开，晾干，喷以茚三酮的丙酮溶液（1→50），在 80℃加热至斑点出现，立即检视。供试品溶液所显主斑点的位置和颜色应与对照品溶液的主斑点相同。

（三）检查

1. 溶出度 取本品，照溶出度与释放度测定法（《中国药典》通则 0931 第二法），以磷酸盐缓冲液（pH 7.2）1000ml 为溶出介质，转速为每分钟 100 转，依法操作，经 45 分钟时，取溶液 10ml 滤过，取续滤液用磷酸盐缓冲液（pH 7.2）稀释制成每 1ml 中约含 0.3mg 的溶液，作为供试品溶液；另精密称取谷氨酸对照品 15mg，置 50ml 量瓶中，加磷酸盐缓冲液（pH 7.2）溶解并稀释至刻度，摇匀，制成每 1ml 中约含 0.3mg 的溶液，作为对照品溶液。精密量取供试品溶液和对照品溶液各 1ml，分别置 50ml 量瓶中，精密加入 0.5%茚三酮溶液与磷酸盐缓冲液（pH 7.2）各 1ml，摇匀，置水浴中加热 20 分钟，取出，放冷，用磷酸盐缓冲液（pH 7.2）稀释至刻度，摇匀，照紫外 – 可见分光光度法，在 567nm 的波长处测定吸光度，计算每片的溶出量。限度为标示量的 70%，应符合规定。

凡规定检查溶出度、释放度的片剂，一般不再进行崩解时限检查。

2. 其他 应符合片剂项下有关的各项规定（《中国药典》通则 0101）。

（四）含量测定

取本品 10 片，精密称定，研细，精密称取片粉适量（约相当于谷氨酸 0.4g），加沸水 50ml 使谷氨酸溶解，放冷，加溴麝香草酚蓝指示液 0.5ml，用氢氧化钠滴定液（0.1mol/L）滴定至溶液由黄色变为蓝绿色。每 1ml 氢氧化钠滴定液（0.1mol/L）相当于 14.71mg 的谷氨酸（$C_5H_9NO_4$，相对分子量为 147.13）。按下式计算含量：

$$\text{标示量}\% = \frac{T \cdot V \cdot F \times \text{平均片重}}{m_s \times \text{标示量}} \times 100\%$$

式中，T 为滴定度，此处为 14.71mg/ml；V 为供试品消耗滴定液的体积，ml；F 为滴定液浓度校正因数；m_s 为供试品取样量，g。代入数据时注意单位统一。

《中国药典》（2015 年版）收载谷氨酸片的规格有：①0.3g，②0.5g，均要求"本品含谷氨酸（$C_5H_9NO_4$）应为标示量的95.0% ~105.0%”。

【注意事项】

1. 本品应遮光，密封保存。

2. 每次滴定最好从“0.00” ml 处开始，这样可以固定使用滴定管的某一段，以减小误差。

3. 谷氨酸水中微溶，在热水中溶解。故本实验采用沸水溶解谷氨酸，放冷再进行滴定。

【思考题】

1. 谷氨酸的含量测定时，用热水溶解后，为什么要冷却后滴定？

2. 酸碱滴定还有哪些注意事项？

3. 薄膜衣片和糖衣片进行重量差异检查时需要注意什么？

扫码“练一练”

扫码“学一学”

任务二十三　肌苷口服溶液的质量检验

【实训目的】

1. 掌握肌苷口服溶液的性状、鉴别、检查、含量测定原理、方法和操作技能。

2. 会根据检验内容选择仪器、试药及配制试液。

3. 会数据处理和结果判断，能够规范书写检验原始记录及检验报告书。

【实训原理】

高效液相色谱法系采用高压输液泵将规定的流动相泵入装有填充剂的色谱柱，对供试品进行分离测定的色谱方法。注入的供试品，由流动相带入色谱柱内，各组分在柱内被分离，并进入检测器检测，由积分仪或数据处理系统记录和处理色谱信号。

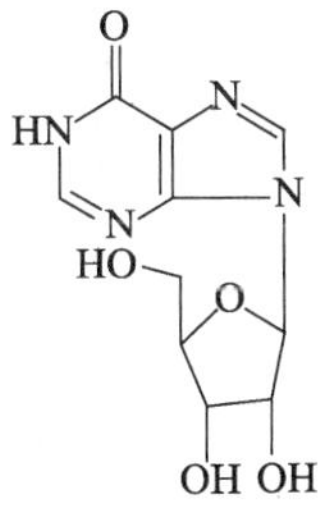

肌苷

利用高效液相色谱法进行肌苷口服溶液的鉴别，供试品溶液主峰的保留时间应与肌苷对照品溶液主峰的保留时间一致。利用高效液相色谱法进行肌苷口服溶液中的肌苷含量测定，在波长248nm处进行检测。

【实训器材】

1. 仪器及耗材　仪器：pH计，刻度吸管（0.5ml），量入式量筒（20ml），水浴锅，高效液相色谱仪，ODS柱（4.6mm×150mm，5μm），超声波提取器，溶剂过滤器，电动真空泵，电子天平（感量0.01mg），平头微量进样器，容量瓶（50ml），胶头滴管，洗瓶等。耗材：一次性注射器，一次性针式微膜过滤器，滤膜（0.45μm）。

2. 试药及试剂 肌苷口服溶液，磷酸盐标准缓冲液，硼砂标准缓冲液，双蒸水，肌苷对照品，1mol/L 盐酸溶液，1mol/L 氢氧化钠溶液，甲醇（色谱纯）。

【实训方法】

（一）性状

本品为无色至微黄色液体。外观应完整、无异物。

（二）鉴别

取本品，在含量测定项下记录的色谱图中，供试品溶液主峰的保留时间应与对照品溶液主峰的保留时间一致。

扫码“看一看”

（三）检查

1. pH 应为 7.5～8.5（《中国药典》通则 0631）。

2. 装量 取本品 10 支，将内容物分别倒入经标化的量入式量筒内，检视，每支装量与标示装量相比较，均不得少于其标示装量。

3. 微生物限度 本品照非无菌产品微生物限度检查：微生物计数法（《中国药典》通则 1105）和控制菌检查法（《中国药典》通则 1106）及非无菌药品微生物限度标准（《中国药典》通则 1107）检查，应符合规定。

（四）含量测定

1. 色谱条件与系统适用性试验 用十八烷基硅烷键合硅胶为填充剂；以甲醇－水（10∶90）为流动相；检测波长为 248nm。取肌苷对照品约 10mg，加 1mol/L 盐酸溶液 1ml，80℃水浴加热 10 分钟，放冷，加 1mol/L 氢氧化钠溶液 1ml，加水至 50ml，取 20μl 注入液相色谱仪，调整色谱系统，肌苷峰与相邻杂质峰的分离度应符合要求，理论板数按肌苷峰计算不低于 2000。

2. 测定法 精密量取本品适量，用水定量稀释制成每 1ml 中约含肌苷 20μg 的溶液，摇匀，作为供试品溶液，精密量取 20μl 注入液相色谱仪，记录色谱图；另精密称取肌苷对照品适量，同法测定，按外标法以峰面积计算，即得。

《中国药典》（2015 年版）收载肌苷口服溶液的规格有：①10ml∶0.1g，②10ml∶0.2g，③20ml∶0.2g，④20ml∶0.4g，均要求“本品含肌苷（$C_{10}H_{12}N_4O_5$）应为标示量的 90.0%～110.0%”。

【注意事项】

1. 本品应遮光，密封保存。

2. 测定 pH 前，按各品种项下的规定，应选择两种 pH 约相差 3 个 pH 单位的标准缓冲液，并使供试品溶液的 pH 处于两者之间。

3. 肌苷对照品在水中略溶，溶解时可用玻璃棒搅拌或用超声波提取器助溶。

【思考题】

扫码“练一练”

1. 本品进行 pH 测定时应选择哪两种标准缓冲液进行校正？

2. 色谱系统适用性试验包括哪些内容？

3. 口服溶液剂的常规检查包括哪些项目？

扫码"学一学"

任务二十四 丹参片的质量检验

【实训目的】

1. 掌握丹参片的性状、鉴别、检查、含量测定原理、方法和操作技能。
2. 会根据检验内容选择仪器、试药及配制试液。
3. 会数据处理和结果判断，能够规范书写检验原始记录及检验报告书。

【实训原理】

丹参片是一种临床常用的中成药，由单味丹参浸膏提取，与适宜辅料制成的糖衣片或薄膜衣片。《中国药典》采用薄层色谱对照药材及丹参酮 II_A 对照品对照法鉴别其真伪；采用高效液相色谱法测定丹参片中丹酚酸 B 的含量，在波长 286nm 处进行检测。

【实训器材】

1. 仪器及耗材 仪器：展开缸，高效液相色谱仪，ODS 柱（4.6mm × 150mm，5μm），烘箱，干燥器，超声波提取器（功率 250W，频率 33kHz），电子天平（感量 0.1mg），升降式崩解仪，研钵，刀片，漏斗，刻度吸管（1ml、10ml），平头微量进样器，容量瓶（25ml、50ml），小烧杯，玻璃棒，胶头滴管，洗瓶等。耗材：硅胶 G 薄层板，点样毛细管，滤纸，一次性注射器，一次性针式微膜过滤器，0.45μm 滤膜。

2. 试药及试剂 丹参片，丹参对照药材，丹酚酸 B 对照品，乙醚，乙酸乙酯，环己烷，乙腈（色谱纯），甲醇（色谱纯），甲酸，双蒸水等。

【实训方法】

（一）性状

本品为糖衣片或薄膜衣片，外观应完整。除去包衣后应显棕色至棕褐色；味微苦、涩。

（二）鉴别

取本品 10 片，除去包衣，研细，加乙醚 20ml 振摇，放置 1 小时，滤过，滤液挥干，残渣加乙酸乙酯 1ml 使溶解，作为供试品溶液。另取丹参对照药材 1g，同法制成对照药材溶液。再取丹参酮 II_A 对照品，加乙酸乙酯制成每 1ml 含 2mg 的溶液，作为对照品溶液。照薄层色谱法（《中国药典》通则 0502）试验，吸取上述三种溶液各 5μl，分别点于同一硅胶 G 薄层板上，以环己烷 - 乙酸乙酯（6∶1）为展开剂，展开，取出，晾干。供试品色谱中，在与对照药材色谱相应的位置上，至少显 3 个相同颜色的主斑点；在与对照品色谱相应的位置上，显相同的暗红色斑点。

（三）检查

应符合片剂项下有关的各项规定（《中国药典》通则 0101）。如重量差异、崩解时限、微生物限度等。

（四）含量测定

1. 色谱条件与系统适用性试验 以十八烷基硅烷键合硅胶为填充剂；以甲醇 - 乙腈 - 甲酸 - 水（30∶10∶1∶59）为流动相；检测波长为 286nm。理论板数按丹酚酸 B 峰计算应不低于 2000。

2. 测定法 取丹酚酸B对照品适量，精密称定，加水制成每1ml含10μg的溶液，作为对照品溶液。取本品10片，糖衣片除去包衣，精密称定，研细，取约0.2g，精密称定，置50ml量瓶中，加水适量，超声处理（功率250W，频率33kHz）20分钟，放冷，加水至刻度，摇匀，滤过，精密量取续滤液1ml，置25ml量瓶中，加水至刻度，摇匀，滤过，取续滤液，作为供试品溶液。分别精密吸取对照品溶液与供试品溶液各20μl，注入液相色谱仪，记录色谱图。测量对照品溶液和供试品溶液中待测物质的峰面积（或峰高），按下式计算含量：

$$含量(mg/片)=\frac{A_X \cdot C_R \cdot V \cdot D \times 平均片重}{A_R \cdot m_s}$$

式中，A_X为供试品的色谱峰面积；A_R为对照品的色谱峰面积；C_R为对照品的浓度，mg/ml；m_s为供试品取样量，g；V为供试品溶液初配体积，ml；D为稀释倍数。

《中国药典》（2015年版）规定本品每片含丹参以丹酚酸B（$C_{36}H_{30}O_{16}$）计，不得少于11mg。

【注意事项】

1. 本品应密封保存。
2. 注意糖衣片和薄膜衣片在进行重量差异检查时与普通片剂的差异。
3. 注意中药片剂与化药片剂在崩解时限检查时的差异。

【思考题】

1. 检查过哪些项目的制剂可以不再进行崩解时限检查？
2. 硅胶G薄层板与硅胶GF_{254}薄层板有什么区别？
3. 丹参片在进行含量测定时为什么要在流动相中加入甲酸？
4. 市售薄层板使用前是否需要在110℃干燥半小时活化？为什么？

扫码“练一练”

任务二十五 双黄连口服液的质量检验

扫码“学一学”

【实训目的】

1. 掌握双黄连口服液的性状、鉴别、检查、含量测定原理、方法和操作技能。
2. 会根据检验内容选择仪器、试药及配制试液。
3. 会数据处理和结果判断，能够规范书写检验原始记录及检验报告书。

【实训原理】

双黄连口服液处方由黄芩、金银花、连翘组成，故在用高效液相色谱法进行含量测定时分别选用三种药物的指标性成分黄芩苷、绿原酸、连翘苷作为含量测定的控制指标。

【实训器材】

1. 仪器及耗材 仪器：展开缸，紫外光灯（365nm），恒温干燥箱，高效液相色谱仪，溶剂滤过器，电动真空泵，超声波提取器，中性氧化铝柱（100～120目，6g，内径为1cm），酸度计，玻璃电极，饱和甘汞电极，比重瓶，电子天平（感量0.1mg），微量进样器，容量瓶（5ml、50ml、100ml），棕色容量瓶（50ml），刻度吸管（1ml、2ml、10ml），胶头滴管，洗瓶等。耗材：硅胶 G 薄层板，聚酰胺薄膜，滤纸，一次性注射器，一次性针式微膜过滤器，滤膜（0.45μm）。

2. 试药及试剂 双黄连口服液，双蒸水，黄芩苷对照品，绿原酸对照品，连翘对照药材，连翘苷对照品，环己烷，乙醇，三氯甲烷，乙腈（色谱纯），甲醇（色谱纯），甲酸，冰醋酸，硫酸等。

【实训方法】

《中国药典》（2015 年版）收载双黄连口服液的规格有：①10ml（每 1ml 相当于饮片 1.5g）；②20ml（每 1ml 相当于饮片 1.5g）；③10ml（每 1ml 相当于饮片 3.0g）。

（一）性状

本品为棕红色的澄清液体；味甜、微苦〔规格①、规格②〕；或为深棕色的澄清液体；味苦、微甜〔规格③〕。

（二）鉴别

1. 取本品 1ml，加 75% 乙醇 5ml，摇匀，作为供试品溶液。另取黄芩苷对照品、绿原酸对照品，分别加 75% 乙醇制成每 1ml 含 0.1mg 的溶液，作为对照品溶液。照薄层色谱法（通则 0502）试验，吸取上述三种溶液各 1～2μl，分别点于同一聚酰胺薄膜上，以醋酸为展开剂，展开，取出，晾干，置紫外光灯（365nm）下检视。供试品色谱中，在与黄芩苷对照品色谱相应的位置上，显相同颜色的斑点；在与绿原酸对照品色谱相应的位置上，显相同颜色的荧光斑点。

2. 取本品 1ml〔规格①、规格②〕或 0.5ml〔规格③〕，加甲醇 5ml，振摇使溶解，静置，取上清液，作为供试品溶液。另取连翘对照药材 0.5g，加甲醇 10ml，加热回流 20 分钟，滤过，滤液作为对照药材溶液。照薄层色谱法（《中国药典》通则 0502）试验，吸取上述两种溶液各 5μl，分别点于同一硅胶 G 薄层板上，以三氯甲烷－甲醇（5∶1）为展开剂，展开，取出，晾干，喷以 10% 硫酸乙醇溶液，在 105℃ 加热至斑点显色清晰。供试品色谱中，在与对照药材色谱相应的位置上，显相同颜色的斑点。

（三）检查

1. 相对密度 本品照（《中国药典》通则 0601）采用比重瓶法测定相对密度，按《中国药典》（2015 年版）要求，应不低于 1.12〔规格①、规格②〕或不低于 1.15〔规格③〕。

2. pH 应为 5.0～7.0（《中国药典》通则 0631）。

3. 其他 应符合合剂项下有关的各项规定（《中国药典》通则 0181）。

扫码“看一看”

（四）含量测定

1. 黄芩 照高效液相色谱法（通则《中国药典》0512）试验。

（1）色谱条件与系统适用性试验 以十八烷基硅烷键合硅胶为填充剂；以甲醇－水－冰醋酸（50∶50∶1）为流动相；检测波长为 274nm。理论板数按黄芩苷峰计算应不低于 1500。

（2）测定法 取黄芩苷对照品适量，精密称定，加 50% 甲醇制成每 1ml 含 0.1mg 的溶液，作为对照品溶液。精密量取双黄连口服液 1ml，置 50ml 量瓶中，加 50% 甲醇适量，超声处理 20 分钟，放置至室温，加 50% 甲醇稀释至刻度，摇匀，作为供试品溶液。分别精密吸取对照品溶液和供试品溶液各 5μl 注入液相色谱仪，测定，即得。

《中国药典》（2015 年版）要求“本品每 1ml 含黄芩以黄芩苷（$C_{21}H_{18}O_{11}$）计，不得少于10.0mg〔规格①、规格②〕或20.0mg〔规格③〕”。

2. 金银花 照高效液相色谱法（《中国药典》通则0512）试验。

（1）色谱条件与系统适用性试验 以十八烷基硅烷键合硅胶为填充剂；以甲醇－水－冰醋酸（20∶80∶1）为流动相；检测波长为324nm。理论板数按绿原酸峰计算应不低于6000。

（2）测定法 取绿原酸对照品适量，精密称定，置棕色量瓶中，加水制成每1ml含40μg的溶液，作为对照品溶液。精密量取双黄连口服液2ml，置50ml棕色量瓶中，加水稀释至刻度，摇匀，作为供试品溶液。分别精密吸取对照品溶液10μl与供试品溶液10～20μl，注入液相色谱仪，测定，即得。

按《中国药典》（2015年版）要求“本品每1ml含金银花以绿原酸（$C_{16}H_{18}O_9$）计，不得少于0.60mg〔规格①、规格②〕或1.20mg〔规格③〕”。

3. 连翘 照高效液相色谱法（《中国药典》通则0512）试验。

（1）色谱条件与系统适用性试验 以十八烷基硅烷键合硅胶为填充剂；以乙腈－水（25∶75）为流动相；检测波长为278nm。理论板数按连翘苷峰计算应不低于6000。

（2）测定法 取连翘苷对照品适量，精密称定，加50%甲醇制成每1ml含60μg的溶液，作为对照品溶液。精密量取双黄连口服液1ml，加在中性氧化铝柱（100～120目，6g，内径为1cm）上，用70%乙醇40ml洗脱，收集洗脱液，浓缩至干，残渣加50%甲醇适量，温热使溶解，转移至5ml量瓶中，并稀释至刻度，摇匀，作为供试品溶液。分别精密吸取对照品溶液与供试品溶液各10μl，注入液相色谱仪，测定，即得。

《中国药典》（2015年版）要求“本品每1ml含连翘以连翘苷（$C_{27}H_{34}O_{11}$）计，不得少于0.30mg〔规格①、规格②〕或0.60mg〔规格③〕”。

【注意事项】

1. 本品应密封，避光，置阴凉处保存。
2. 比重瓶必须洁净、干燥（所附温度计不能采用加温干燥），操作顺序为先称量空比重瓶重，再装供试品称重，最后装水称重。
3. 中药制剂成分复杂，进样前供试品一定要用一次性针式过滤器过滤。

【思考题】

1. 在中成药及中药材的薄层色谱鉴别时何时采用对照药材法？
2. 中药材及制剂高效液相色谱测定时的注意事项是什么？
3. 黄芩苷高效液相色谱含量测定中，流动相加冰醋酸的目的是什么？

扫码“练一练”

项目四

药物分析设计性实验

任务一　化学药物鉴别的设计性实验

扫码“学一学”

【实训目的】

1. 掌握化学药物鉴别试验的内容和要求；常用化学药物鉴别方法及原理。
2. 会根据药物的结构和性质，进行化学药物鉴别实验方案的设计与实施。

【实训原理】

药品质量标准中的鉴别试验是依据药物的组成、结构与性质，采用化学、物理化学或生物学方法来判断药物的真伪。药物的鉴别方法要求专属性强，再现性好，灵敏度高，以及操作简便、快速，尤其是能将结构相似的同类药品加以区别。药物鉴别试验项目一般选用2～4个，从不同方面反映被鉴别药物的性质，以提高鉴别的专属性和准确度。制剂鉴别试验项目一般比原料药少，对制剂进行鉴别时，要注意消除辅料的干扰。

药品质量标准中鉴别项下的方法主要包括：化学鉴别法（分为一般鉴别试验和专属鉴别试验）、光谱鉴别法（分为红外分光光度法与紫外－可见分光光度法）、色谱鉴别法（分为薄层色谱法、纸色谱法、高效液相色谱法及气相色谱法）等。

1. 化学鉴别法　根据药物与化学试剂在一定条件下发生离子反应或官能团反应而产生不同颜色、生成不同沉淀、呈现不同荧光或放出不同气体等现象，做出定性分析结论。

2. 光谱法　含有苯环或共轭双键的药物在紫外光区有特征吸收，含有生色团和助色团的药物在可见光区有吸收，它们都可以采用紫外－可见分光光度法进行鉴别。紫外－可见分光光度法操作比较简单，应用范围广，但鉴别的专属性不如红外分光光度法。为了提高专属性，采用该方法时，可在指定的溶剂中测定2～3个特定波长处的吸光度比值，包括峰值与峰值之比或峰值与峰谷之比。一般不用单一吸收峰或者220nm以下波长的吸收特性作为鉴别依据。

有机药物在红外光区有特征吸收，药物分子的组成、结构、官能团不同时，其红外吸收光谱也不同，故可以对药物进行鉴别。红外分光光度法专属性强、准确度高，是验证已知药物的有效方法，主要用于组分单一、结构明确的原料药，特别是药物化学结构比较复杂，相互之间差异小，用颜色反应或者沉淀生成以及紫外－可见分光光度法不足以相互区分时，采用红外分光光度法常可有效地解决。

3. 色谱法　利用不同组分在不同色谱操作条件下，各自具有的特征色谱行为，如比移值 R_f或保留时间 t_R等进行鉴别。同一种药物在同样的色谱条件下的色谱行为是相同的，依此可以鉴别药物及其制剂的真伪。薄层色谱法鉴别药物时，一般采用对照品（或标准品）比较法，即将供试品和对照品用同种溶剂配成相同浓度的溶液，在同一薄层板上点样、展开、显色，供试品所显示主斑点的颜色、位置与对照品主斑点相同。

采用高效液相和气相色谱法鉴别药物时，一般规定按供试品含量测定项下的色谱条件进行试验，要求供试品和对照品色谱峰的保留时间应一致。

采用上述方法进行药物鉴别时，常选择“化学法 + 光谱法”或“化学法 + 光谱法 + 色谱法”的组合方法进行鉴别，如果不能说明其特性，可以增加条目，但不宜过多，足以区别真伪即可。

【实训内容】

从以下药物中任选一组，根据药物的结构特征，建立药物鉴别的方法。

贝诺酯及贝诺酯片（$C_{17}H_{15}NO_5$，相对分子量为 313.31）、异戊巴比妥及异戊巴比妥片（$C_{11}H_{18}N_2O_3$，相对分子量为 226.28）、盐酸利多卡因及盐酸利多卡因注射液（$C_{14}H_{22}N_2O \cdot HCl \cdot H_2O$，相对分子量为 288.82）、硝苯地平及硝苯地平胶囊（$C_{17}H_{18}N_2O_6$，相对分子量为 346.34）、醋酸可的松及醋酸可的松片（$C_{23}H_{30}O_6$，相对分子量为 402.49）、硫酸沙丁胺醇及硫酸沙丁胺醇片［$(C_{13}H_{21}NO_3)_2 \cdot H_2SO_4$，相对分子量为 576.70］。

【实训要求】

1. 在上述药物中任选一组，根据药物的分类、化学结构、理化性质，以及查阅相关的文献，采用一般鉴别试验和专属鉴别试验兼顾的方法，化学法和仪器法并用，外观性状可作为辅助参考，每个药物建立 2～4 种鉴别方法，设计合理实验流程，进行药物及其制剂的鉴别试验。

2. 实验前写出实验设计报告，其内容和格式可参考验证性实验相关内容。设计报告包括：实验目的、实验原理、实验器材、实验方法、注意事项等。

3. 根据实验设计准备实验，开展实验，做好原始记录，得出检验结论，完成检验报告。

4. 实验结束后，根据本次实验情况撰写实验总结。

【典型案例】

醋酸泼尼松及醋酸泼尼松片的鉴别

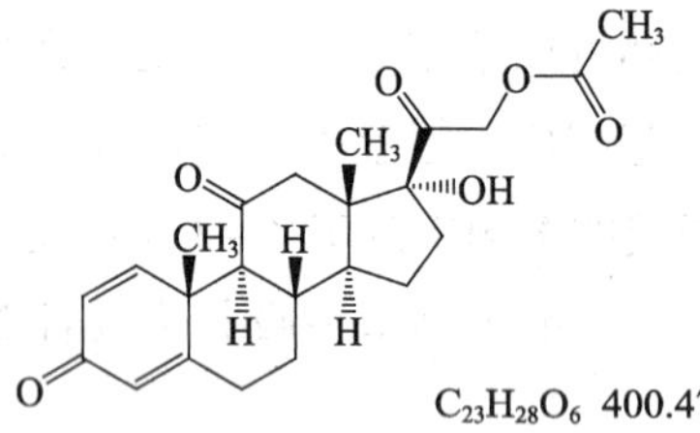

$C_{23}H_{28}O_6$ 400.47

醋酸泼尼松，17α，21－二羟基孕甾－1，4－二烯－3，11，20－三酮－21－醋酸酯，为肾上腺皮质激素药，主要用于过敏性与自身免疫性疾病。该药物属于甾体激素类药物，具有环戊烷并多氢菲的母核，与强酸反应呈色，因此可以采用与硫酸的呈色反应进行鉴别。C_{17}位上有 α－醇酮基，具有还原性，可以采用 C_{17}－α－醇酮基的呈色反应（四氮唑试液）进行鉴别。该药物采用高效液相色谱法进行含量测定，在获得对照品的前提下，可以采用高效液相色谱法进行鉴别。该药物具有红外吸收，可以采用红外分光光度法进行鉴别。

《中国药典》2015 年版收载的醋酸泼尼松质量标准中，鉴别项如下：

1. 取本品约 1mg，加乙醇 2ml 使溶解，加 10% 氢氧化钠溶液 2 滴与氯化三苯四氮唑试液 1ml，即显红色。

2. 取本品约5mg，加硫酸1ml使溶解，放置5分钟，即显橙色；将此溶液倾入10ml水中，即变成黄色，渐渐变蓝绿色。

3. 在含量测定项下记录的色谱图中，供试品溶液主峰的保留时间应与对照品溶液主峰的保留时间一致。

4. 本品的红外光吸收图谱应与对照的图谱（光谱集549图）一致。

对醋酸泼尼松片进行鉴别时，要注意消除辅料的干扰。醋酸泼尼松在三氯甲烷中易溶，可以采用三氯甲烷溶解过滤后，采用上述原料药中化学鉴别法进行鉴别。醋酸泼尼松微溶于乙醇，考虑到辅料的干扰，醋酸泼尼松片可用乙醇溶解过滤后，采用红外分光光度法进行鉴别。高效液相色谱法能够将药物与辅料或者特殊杂质分离开来，可以用于醋酸泼尼松片的鉴别。薄层色谱法也可以实现药物与辅料或者特殊杂质的分离，同样可以用于醋酸泼尼松片的鉴别。

《中国药典》（2015年版）收载的醋酸泼尼松片质量标准中，鉴别项如下：

取本品的细粉适量（约相当于醋酸泼尼松0.1g），加三氯甲烷50ml，搅拌使醋酸泼尼松溶解，滤过，滤液照下述方法1、2试验。

1. 取滤液，置水浴上蒸干，残渣照醋酸泼尼松项下的鉴别2项试验，显相同的反应。

2. 取滤液作为供试品溶液；另取醋酸泼尼松对照品，加三氯甲烷溶解并稀释制成每1ml中约含2mg的溶液，作为对照品溶液。照薄层色法（通则0502）试验，吸取上述两种溶液各5μl，分别点于同一硅胶G薄层板上，以二氯甲烷－乙醚－甲醇－水（385∶60∶15∶2）为展开剂，展开，晾干，在105℃干燥10分钟，放冷，喷以碱性四氮唑蓝试液，立即检视。供试品溶液所显主斑点的位置和颜色应与对照品溶液的主斑点相同。

3. 在含量测定项下记录的色谱图中，供试品溶液主峰的保留时间应与对照品溶液主峰的保留时间一致。

4. 取本品细粉适量（约相当于醋酸泼尼松50mg），加乙醇10ml研磨使溶解，滤过，滤液室温挥干，残渣经减压干燥，依法测定。本品的红外光吸收图谱应与对照的图谱（光谱集549图）一致。

以上2、3两项可选做一项。

任务二 化学药物杂质检查的设计性实验

扫码“学一学”

【实训目的】

1. 掌握化学药物杂质检查的内容和要求；化学药物杂质的来源、检查方法的原理及应用。

2. 会根据药物结构和性质，以及药物的生产和贮藏条件，进行化学药物杂质检查实验方案的设计与实施。

【实训原理】

化学药物中的杂质主要源于药物的生产过程和药物的贮藏过程。在药物的合成过程中，未反应完全的原料、反应中间体和副产物，以及用到的试剂、溶剂，在精制时未能完全除去，就会成为产品中的杂质。药物在制剂过程中，也可能产生新的杂质。药物因保管不善或贮藏时间过长，在外界条件如温度、湿度、日光、空气的影响下或因微生物的作用可能发生水解、氧化、分解、异构化、晶型转变、聚合、潮解和发霉等变化，产生有关杂质。

化学药物中的杂质按照来源可分为一般杂质和特殊杂质。一般杂质是指在自然界中分布较广泛，在多种药物的生产和贮藏过程中容易引入的杂质，如酸、碱、水分、氯化物、硫酸盐、砷盐、重金属等。特殊杂质是指在特定的药物的生产和贮藏过程中引入的杂质。

从杂质的来源考虑，完全除去化学药物中的杂质既不可能也没必要。因此，在不影响药物的疗效和不发生毒性的前提下，允许药物中存在有一定量的杂质，这一允许量被称为杂质限量。药物中的杂质多数采用限量检查，该检查不要求测定杂质的含量，而只检查其是否超过限量。进行杂质限量检查时，可取一定量被检杂质的标准溶液与一定量供试品在相同条件下处理后，比较反应结果，以确定杂质含量是否超过规定。杂质定量测定即配制供试品溶液和待检杂质的对照品溶液，在相同条件下处理后，采用外标法或者内标法测定供试品中杂质的含量。

杂质检查分析方法应专属、灵敏。杂质检查应尽量采用现代分离分析手段，主成分与杂质和降解产物均能分开，其检测限应满足限度检查的要求，对于需作定量检查的杂质，方法的定量限应满足相应的要求。在采用现代色谱技术对杂质进行分离分析的情况下，对特定杂质中的已知杂质和毒性杂质，应使用杂质对照品进行定位；如无法获得对照品时，可用相对保留值进行定位。杂质含量可采用高效液相色谱法测定。

对制剂进行杂质检查时，要注意消除辅料的干扰，以保证方法的专属性。

【实训内容】

从以下药物中任选一组，根据药物的理化性质和合成方法，建立药物杂质检查的方法。

甲芬那酸及甲芬那酸片（$C_{15}H_{15}NO_2$，相对分子量为241.29）、盐酸苯乙双胍及盐酸苯乙双胍片（$C_{10}H_{15}N_5 \cdot HCl$，相对分子量为241.72）、盐酸异丙嗪及盐酸异丙嗪片（$C_{17}H_{20}N_2S \cdot HCl$，相对分子量为320.89）、尼可刹米及尼可刹米注射液（$C_{10}H_{14}N_2O$，相对分子量为178.23）维生素E及维生素E软胶囊（$C_{31}H_{52}O_3$，相对分子量为472.75）、硫酸奎宁及硫酸奎宁片［（$C_{20}H_{24}N_2O_2$）$_2 \cdot H_2SO_4 \cdot 2H_2O$，相对分子量为782.96］。

【实训要求】

1. 在上述药物中任选一组，根据其化学结构、理化性质，以及查阅相关的文献，充分了解药物及其制剂生产工艺，确定药物杂质的来源与种类及检查项目，有针对性地设计出药物杂质检查的项目和方法。

2. 实验前写出实验设计报告，其内容和格式可参考验证性实验相关内容。设计报告包括：实验目的、实验原理、实验器材、实验方法、注意事项等。

3. 根据实验设计准备实验，开展实验，做好原始记录，得出检验结论，完成检验报告。

4. 实验结束后，根据本次实验情况撰写实验总结。

扫码“练一练”

【典型案例】

苯巴比妥及苯巴比妥片的检查

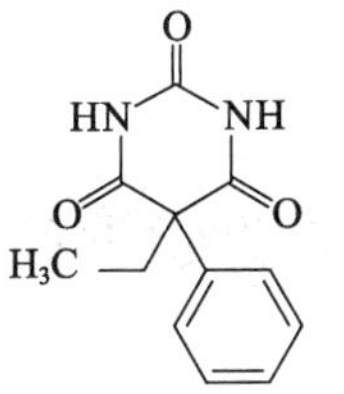

$C_{12}H_{12}N_2O_3$　232.24

苯巴比妥属于巴比妥类药物，为环状丙二酰脲结构母核的 C_5 位双取代衍生物，是临床上常用的镇静催眠药和抗惊厥药。苯巴比妥的合成方法是以苯乙酸乙酯为原料，在醇钠催化下，再与草酸二乙酯缩合后，加热脱羰，制得 2－苯基丙二酸二乙酯；再经烃化引入乙基，最后与脲缩合，即得苯巴比妥。

苯巴比妥的合成过程中，乙基化不完全引入的副产物苯基丙二酰脲，其酸性强于苯巴比妥，因此要检查酸度。苯巴比妥可溶于乙醇，而苯巴比妥酸等杂质的溶解度小于苯巴比妥，可以通过乙醇溶液澄清度检查加以控制。苯巴比妥生产和贮藏过程中，中间体及分解产生的酰胺、酰脲等杂质不溶于氢氧化钠而溶于乙醚，可以采用提取重量法测定这一类中性或碱性物质。苯巴比妥生产和贮藏过程中引入反应中间体、副产物和分解产物，还可以通过“有关物质”加以控制。

《中国药典》（2015 年版）收载的苯巴比妥质量标准中，杂质检查项如下：

1. 酸度　取本品 0.20g，加水 10ml，煮沸搅拌 1 分钟，放冷，滤过，取滤液 5ml，加甲基橙指示液 1 滴，不得显红色。

2. 乙醇溶液的澄清度　取本品 1.0g，加乙醇 5ml，加热回流 3 分钟，溶液应澄清。

3. 有关物质　取本品，加流动相溶解并稀释制成每 1ml 中含 1mg 的溶液，作为供试品溶液；精密量取 1ml，置 200ml 量瓶中，用流动相稀释至刻度，摇匀，作为对照溶液。照高效液相色谱法（通则 0512）试验，用辛烷基硅烷键合硅胶为填充剂；以乙腈－水（25∶75）为流动相，检测波长为 220nm；理论板数按苯巴比妥峰计算不低于 2500，苯巴比妥峰与相邻杂质峰间的分离度应符合要求。精密量取对照溶液与供试品溶液各 5μl，分别注入液相色谱仪，记录色谱图至主成分峰保留时间的 3 倍。供试品溶液色谱图中如有杂质峰，单个杂质峰面积不得大于对照溶液主峰面积（0.5%），各杂质峰面积的和不得大于对照溶液主峰面积的 2 倍（1.0%）。

4. 中性或碱性物质　取本品 1.0g，置分液漏斗中，加氢氧化钠试液 10ml 溶解后，加水 5ml 与乙醚 25ml，振摇 1 分钟，分取醚层，用水振摇洗涤 3 次，每次 5ml，取醚液经干燥滤纸滤过，滤液置 105℃恒重的蒸发皿中，蒸干，在 105℃干燥 1 小时，遗留残渣不得过 3mg。

5. 干燥失重　取本品，在 105℃干燥至恒重，减失重量不得过 1.0%（通则 0831）。

6. 炽灼残渣　不得过 0.1%（通则 0841）。

苯巴比妥片贮藏过程中可能发生分解，因此可以通过“有关物质”检查控制杂质。《中国药典》（2015 年版）收载的苯巴比妥片质量标准中，杂质检查项如下：

7. 有关物质　取本品细粉适量，加流动相溶解并稀释制成每 1ml 中约含苯巴比妥 1mg 的溶液，滤过，取续滤液作为供试品溶液；精密量取 1ml，置 200ml 量瓶中，用流动相稀释到刻度，摇匀，作为对照溶液。照苯巴比妥有关物质项下的方法测定。供试品溶液色谱图中如有杂质峰，单个杂质峰面积不得大于对照溶液主峰面积（0.5%），各杂质峰面积的和不得大于对照溶液主峰面积的2倍（1.0%）。

扫码“学一学”

任务三　化学药物含量测定方法建立与评价设计性实验

【实训目的】

1. 掌握各典型化学药物结构与分析方法之间的关系；常用药物含量测定方法的基本原理、操作及含量计算方法。

2. 会根据药物的结构和性质，进行化学药物含量测定方法的实验设计、条件优化和方法验证。

【实训原理】

药物含量测定是评价药物质量是否合格的重要手段。根据药物的结构和理化性质的不同，利用物理、化学、物理化学和生物测定的方法，测定其含量是否符合质量标准的要求。不同的药物结构及性质均有差异，因此含量测定方法各不同。但是我们在选择含量测定方法时，都必须依据专属性强、灵敏度高、准确度高以及操作简便的原则，选用恰当的测定方法，并对方法做出相应的方法学验证。

《中国药典》可供化学药物含量测定的分析方法主要包括容量分析法、色谱分析法和分光光度法。容量分析法又称为滴定分析法，是以各类化学反应为基础的，常用于原料药的含量测定。分光光度法包括紫外-可见分光光度法、红外分光光度法、原子吸收分光光度法和荧光分析法等。其中应用最广的是紫外-可见分光光度法，该方法操作简单、结果准确、方法耐用性高，可以用于原料药的含量测定；如果辅料不干扰测定，也可用于制剂的含量测定。色谱法包括纸色谱法、薄层色谱法、柱色谱法、气相色谱法和高效液相色谱法。其中气相色谱法和高效液相色谱法都具有分离和在线分析的能力，具有专属性强，分离效能高的优点，已经广泛用于原料药和制剂的含量测定。制剂的含量测定，一般首选色谱法。

药品质量标准分析方法验证的目的是证明采用的方法适合于相应检测要求。验证指标有：准确度、精密度、专属性、线性、范围和耐用性等。在分析方法验证中，采用标准物质进行试验。

【实训内容】

从以下药物中任选一组，根据药物的结构和理化性质，进行药物含量测定的方法建立与评价。

氯贝丁酯及氯贝丁酯胶囊（$C_{12}H_{15}ClO_3$，相对分子量为242.70）、司可巴比妥钠及司可巴比妥钠胶囊（$C_{12}H_{17}N_2NaO_3$，相对分子量为260.27）、甲硝唑及甲硝唑片（$C_6H_9N_3O_3$，相对分子量为171.16）、呋塞米及呋塞米片（$C_{12}H_{11}ClN_2O_5S$，相对分子量为330.75）、盐酸吡硫醇及盐酸吡硫醇片（$C_{16}H_{20}N_2O_4S_2 \cdot 2HCl \cdot H_2O$，相对分子量为459.40）、炔诺酮及炔诺酮片（$C_{20}H_{26}O_2$，相对分子量为298.43）

【实训要求】

1. 在上述药物中任选一组，根据其化学结构、理化性质，以及查阅相关的文献，选择适当的方法，设计合理实验流程，进行含量测定方法的验证并测定药物的含量。

2. 实验前写出实验设计报告，其内容和格式可参考验证性实验相关内容。设计报告包括：实验目的、实验原理、实验器材、实验方法、注意事项等。

3. 根据实验设计准备实验，开展实验，做好原始记录，得出检验结论，完成检验报告。

4. 实验结束后，根据本次实验情况撰写实验总结。

【典型案例】

硝苯地平片的含量测定

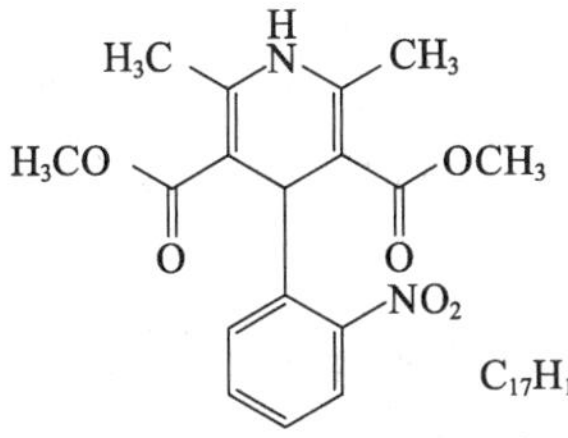

$C_{17}H_{18}N_2O_6$　346.34

硝苯地平为2，6－二甲基－4－（2－硝基苯基）－1，4－二氢－3，5－吡啶二甲酸甲酯，是第一代钙拮抗剂，为抗高血压、防治心绞痛药物。硝苯地平片为糖衣剂或薄膜衣片，除去包衣后显黄色，规格按硝苯地平计为5mg/片或10mg/片。

根据该药的结构和性质，采用高效液相色谱法进行含量测定。选择反相色谱法，根据文献查阅拟定检测方法如下：十八烷基硅烷键合硅胶为填充剂；甲醇－水（60∶40）为流动相；检测波长为235nm。

测定法 避光操作。取本品20片（规格10mg），除去包衣，精密称定，研细，精密称取适量（约相当于硝苯地平10mg），置50ml量瓶中，加甲醇适量，超声使硝苯地平溶解，放冷，用甲醇稀释至刻度，摇匀，滤过，精密量取续滤液5ml，置50ml量瓶中，用甲醇稀释至刻度，摇匀，作为供试品溶液，精密量取20μl，注入液相色谱仪，记录色谱图；另取硝苯地平对照品，精密称定，加甲醇溶解并定量稀释制成每1ml中约含20μg的溶液，同法测定。按外标法以峰面积计算，即得。

该含量测定方法的验证与评价如下：

1. 专属性 取硝苯地平对照品适量（相当于硝苯地平10mg）数份，分别加入强酸溶液、强碱溶液和浓过氧化氢溶液，以及在强光照射和高温等条件下，对药物进行破坏处理。破坏结束后用甲醇制成降解产物溶液（硝苯地平浓度20μg/ml），分别在上述色谱条件下进样分析，判断硝苯地平与各降解产物之间是否达到基线分离。如果没有达到基线分离，调整色谱条件，计算分离度、理论板数和拖尾因子，使硝苯地平具有良好的色谱行为。

确定色谱条件以后，采用上述拟定的“测定法”，制备硝苯地平片的供试品溶液，考察辅料是否对主成分有干扰，若无干扰，则本方法专属性良好。

2. 线性和范围 以20μg/ml确定范围应为16～24μg/ml（相当于80%～120%），并适当拓宽，制备浓度为10μg/ml、15μg/ml、20μg/ml、25μg/ml、30μg/ml、35μg/ml共6个浓度点的硝苯地平系列对照品溶液，分别进样20μl测定，以硝苯地平的峰面积为纵坐标（y）、浓度（μg/ml）为横坐标（x），用最小二乘法进行线性回归分析，求得回归方程为$y=ax+b$和相关系数r，r应大于0.9990，截距应趋于零。

3. 精密度 按照上述“测定法”，制备6份硝苯地平片的溶液，进样20μl分析，将硝苯地平面积（y）带入线性回归方程计算浓度（x），求算每一份的含量，并计算相对标准偏差（RSD），用于表征重复性，RSD应≤2.0%。

4. 准确度 精密称取硝苯地平对照品适量，相当于硝苯地平 8mg、10mg、12mg（相当于含量测定的 80%、100%和 120%）各 3 份，分别置于 50ml 量瓶中，各加入处方量的混合辅料，按上述“测定法”处理后，进样分析，将硝苯地平面积（*y*）带入线性回归方程计算浓度（*x*），计算每一份含量的测定值，测定值与真实值之比为回收率，用于表征准确度，回收率限度应为 92% ~105%。

5. 耐用性 取硝苯地平片，按照上述“测定法”制备供试品溶液，改变色谱条件，流动相中甲醇的比例（甲醇 40% ~60%），固定相（不同品牌 C_{18}柱；色谱柱柱长 150mm、200mm、250mm；不同键合相色谱柱，如 C_8柱），流速（0.8 ~1.2ml/min），不同品牌高效液相色谱仪，计算分离度、理论板数和拖尾因子，硝苯地平与杂质及辅料应该能达到基线分离，硝苯地平具有良好的色谱行为。

6. 含量测定 取硝苯地平片 20 片，按照确定的“测定法”和色谱条件，进行硝苯地平片的含量测定，按外标法以峰面积计算，硝苯地平片的含量应为标示量的 90.0% ~110.0%。

附　　录

附录一　试液的制备

1. 盐酸溶液（9→100）　取盐酸 9.0ml，加水稀释至 100ml，即得。

2. 淀粉指示液　取可溶性淀粉 0.5g，加水 5ml 搅匀后，缓缓倾入 100ml 沸水中，随加随搅拌，继续煮沸 2 分钟，放冷，倾取上层清液，即得。本液应临用新制。

3. 稀硫酸　取硫酸 57ml，加水稀释至 1000ml，即得。本液含 H_2SO_4 应为 9.5% ~ 10.5%。

4. 酚酞指示液　取酚酞 1g，加乙醇 100ml 使溶解，即得。变色范围 pH8.3 ~ 10.0（无色→红色）。

5. 甲基红指示液　取甲基红 0.1g，加 0.05mol/L 氢氧化钠溶液 7.4ml 使溶解，加水使成 200ml，即得。变色范围 pH4.2 ~ 6.3（红色→黄色）。

6. 溴甲酚绿指示液　取溴甲酚绿 0.1g，加 0.05mol/L 氢氧化钠溶液 2.8ml 使溶解，加水稀释至 200ml，即得。变色范围 pH3.6 ~ 5.2（黄色→蓝色）。

7. 甲基红－溴甲酚绿混合指示液　取 0.1% 甲基红的乙醇溶液 20ml，加 0.2% 溴甲酚绿的乙醇溶液 30ml，摇匀，即得。

8. 稀盐酸　取盐酸 234ml，加水稀释至 1000ml，即得。本液含 HCl 应为 9.5% ~ 10.5%。

9. 氨试液　取浓氨溶液 400ml，加水使成 1000ml，即得。

10. 浓氨试液　可取浓氨溶液应用。

11. 氨－氯化铵缓冲液（pH10.0）　取氯化铵 5.4g，加水 20ml 溶解后，加浓氨溶液 35ml，再加水稀释至 100ml，即得。本液应置棕色瓶内，在暗处保存。

12. 铬黑 T 指示剂　取铬黑 T 0.1g，加氯化钠 10g，研磨均匀，即得。

13. 苯二甲酸盐标准缓冲液（pH4.00）　精密称取在 115℃ ±5℃ 干燥 2 ~ 3 小时的邻苯二甲酸氢钾 10.21g，加水使溶解并稀释至 1000ml。

14. 磷酸盐标准缓冲液（pH6.86）　精密称取在 115℃ ±5℃ 干燥 2 ~ 3 小时的无水磷酸氢二钠 3.55g 与磷酸二氢钾 3.40g，加水使溶解并稀释至 1000ml。

15. 1mol/L 脲溶液　取脲 6g，加水溶解使成 100ml。

16. 碱性 β－萘酚试液　取 β－萘酚 0.25g，加氢氧化钠溶液（1→10）10ml 使溶解，即得。本液应临用新制。

17. 亚硝酸钠试液　取亚硝酸钠 1g，加水溶解使成 100ml，即得。

18. 氨制硝酸银试液　取硝酸银 1g，加水 20ml 溶解后，滴加氨试液，随加随搅拌，至初起的沉淀将近全溶，滤过，即得。本液应置棕色瓶内，在暗处保存。

19. 硫酸亚铁试液 取硫酸亚铁结晶8g，加新沸过的冷水100ml使溶解，即得。本液应临用新制。

20. 过氧化氢试液 取浓过氧化氢溶液（30%），加水稀释成3%的溶液。临用时配制。

21. 氢氧化钠试液 取氢氧化钠4.3g，加水使溶解成100ml，即得。

22. 氯化钡试液 取氯化钡细粉5g，加水使溶解成100ml，即得。

23. 醋酸铅试液 取醋酸铅10g，加新沸过的冷水溶解后，滴加醋酸使溶液澄清，再加新沸过的冷水使成100ml，即得。

24. 草酸铵试液 取草酸铵3.5g，加水使溶解成100ml，即得。

25. 焦锑酸钾试液 取焦锑酸钾2g，在85ml热水中溶解，迅速冷却，加氢氧化钾溶液（3→20）10ml，放置24小时，滤过，再加水稀释使成100ml，即得。

26. 铁氰化钾试液 取铁氰化钾1g，加水10ml使溶解，即得。本液应临用新制。

27. 1%邻二氮菲的乙醇溶液 取邻二氮菲1g，加乙醇使溶解成100ml，即得。

28. 亚铁氰化钾试液 取亚铁氰化钾1g，加水10ml使溶解，即得。本液应临用新制。

29. 硫氰酸铵试液 取硫氰酸铵8g，加水使溶解成100ml，即得。

30. 稀硝酸 取硝酸105ml，加水稀释至1000ml，即得。本液含HNO_3应为9.5%～10.5%。

31. 硝酸银试液（0.1mol/L） 取硝酸银17.5g，加水适量使溶解成1000ml。

32. 二氯靛酚钠试液 取2，6二氯靛酚钠0.1g，加水100ml溶解后，滤过，即得。

33. 溴试液 取溴2～3ml，置用凡士林涂塞的玻璃瓶中，加水100ml，振摇使成饱和的溶液，即得。本液应置暗处保存。

34. 标准氯化钠溶液 称取氯化钠0.165g，置1000ml量瓶中，加水适量使其溶解并稀释至刻度，摇匀，作为贮备液。临用前，精密量取贮备液10ml，置100ml量瓶中，加水稀释至刻度，摇匀，即得（每1ml相当于10μg的Cl^-）。

35. 标准硫酸钾溶液 称取硫酸钾0.181g，置1000ml量瓶中，加水适量使溶解并稀释至刻度，摇匀，即得（每1ml相当于100μg的SO_4^{2-}）。

36. 标准铁溶液 称取硫酸铁铵［$FeNH_4(SO_4)_2 \cdot 12H_2O$］0.863g，置1000ml量瓶中，加水溶解后，加硫酸2.5ml，用水稀释至刻度，摇匀，作为贮备液。临用前，精密量取贮备液10ml，置100ml量瓶中，加水稀释至刻度，摇匀，即得（每1ml相当于10μg的Fe^{3+}）。

37. 25%氯化钡溶液 取氯化钡的细粉25g，加水溶解使成100ml。

38. 硫氰酸铵溶液（30→100） 取硫氰酸铵30g，加水溶解使成100ml。

39. 碘试液 可取用碘滴定液（0.05mol/L）。

40. 磺基水杨酸溶液（1→5） 取磺基水杨酸20g，加水溶解使成100ml。

41. 醋酸盐缓冲液（pH3.5） 取醋酸铵25g，加水25ml溶解后，加7mol/L盐酸溶液38ml，用2mol/L盐酸溶液或5mol/L氨溶液准确调节pH至3.5（电位法指示），用水稀释至100ml，即得。

42. 硫代乙酰胺试液 ①取硫代乙酰胺4g，加水使溶解成100ml，置冰箱中保存。②由1mol/L氢氧化钠溶液15ml、水5.0ml及甘油20ml组成。临用前取②液5.0ml，加①液1.0ml，置水浴上加热20秒，冷却，立即使用。

43. 甘油醋酸试液 取甘油、50%醋酸溶液与水各1份，混合，即得。

44. 三氯化铁试液 取三氯化铁9g，加水溶解使成100ml，即得。

45. 碳酸钠试液 取一水合碳酸钠12.5g或无水碳酸钠10.5g，加水溶解使成100ml，即得。

46. 中性乙醇 取95%乙醇加酚酞指示液，用氢氧化钠滴定液（0.1mol/L）滴定至呈微红色，即得。

47. 中性稀乙醇 取乙醇529ml，加水稀释至1000ml，摇匀。取此溶液加酚酞指示液，用氢氧化钠滴定液（0.1mol/L）滴定至呈微红色，即得。

48. 含锌碘化钾淀粉指示液 取水100ml，加碘化钾溶液（3→20）5ml与氯化锌溶液（1→5）10ml，煮沸，加淀粉混悬液（取可溶性淀粉5g，加水30ml搅匀制成），随加随搅拌，继续煮沸2分钟，放冷，即得。本液应在凉处密闭保存。

49. 稀醋酸 取冰醋酸60ml，加水稀释至1000ml，即得。

50. 盐酸溶液（9→1000） 取盐酸9.0ml，加水稀释至1000ml，即得。

51. 钙紫红素指示剂 钙紫红素0.1g，加无水硫酸钠10g，研磨均匀，即得。

52. 二甲酚橙指示液 取二甲酚橙0.2g，加水100ml使溶解，即得。本液应临用新制。

53. 结晶紫指示液 取结晶紫0.5g，加冰醋酸100ml使溶解，即得。

54. 碱性碘化汞钾试液 取碘化钾10g，加水10ml溶解后，缓缓加入二氯化汞的饱和水溶液，随加随搅拌，至生成的红色沉淀不再溶解，加氢氧化钾30g，溶解后，再加二氯化汞的饱和水溶液1ml或1ml以上，并用适量的水稀释使成200ml，静置，使沉淀，即得。用时倾取上层的澄明液应用。检查：取本液2ml，加入含氨0.05mg的水50ml中，应即时显黄棕色。

55. 碱性酒石酸铜试液 ①取硫酸铜结晶6.93g，加水使溶解成100ml。②取酒石酸钾钠结晶34.6g与氢氧化钠10g，加水使溶解成100ml。用时将两液等量混合，即得。

56. 取茜素磺酸钠指示液 取茜素磺酸钠0.1g，加水100ml使溶解，即得。变色范围：pH3.7～5.2（黄色→紫色）。

57. 溴酚蓝指示液 取溴酚蓝0.1g，加0.05mol/L氢氧化钠溶液3.0ml使溶解，加水稀释至200ml，即得。变色范围：pH2.8～4.6（黄色→蓝绿色）。

58. 醋酸-醋酸铵缓冲液（pH6.0） 取醋酸铵100g，加水300ml溶解后，加冰醋酸7ml，摇匀，即得。

59. 血红蛋白试液 取牛血红蛋白1g，加盐酸溶液（取1mol/L盐酸溶液65ml，加水至1000ml）使溶解成100ml，即得。本液置冰箱中保存，2日内使用。

60. 三硝基苯酚试液 本液为三硝基苯酚的饱和水溶液。

61. 氯化钙试液 取氯化钙7.5g，加水溶解使成100ml，即得。

62. 枸橼酸醋酐试液 取枸橼酸2g，加醋酐100ml使溶解，即得。

63. 茜素氟蓝试液 取茜素氟蓝0.19g，加氢氧化钠溶液（1.2→100）12.5ml，加水800ml与醋酸钠结晶0.25g，用稀盐酸调节pH约为5.4，用水稀释至1000ml，摇匀，即得。

64. 硝酸亚铈试液 取硝酸亚铈0.22g，加水50ml使溶解，加硝酸0.1ml与盐酸羟胺50mg，用水稀释至1000ml，摇匀，即得。

65. 高锰酸钾试液 可取用高锰酸钾滴定液（0.02mol/L）。

66. 硼砂标准缓冲液（9.18） 精密称取硼砂3.81g（注意避免风化），加水使溶解并稀释至1000ml，置聚乙烯塑料瓶中，密塞，避免空气中二氧化碳进入。

67. 无氨水 取纯化水1000ml，加稀硫酸1ml与高锰酸钾试液1ml，蒸馏，即得。检查：取本品50ml，加碱性碘化汞钾试液1ml，不得显色。

68. 硫酸铜试液 取硫酸铜12.5g，加水使溶解成100ml，即得。

附录二　取样标准操作规程

题　目	取样标准操作规程			编码：	共　页
起　草		审　核		批　准	
起草日期		审核日期		批准日期	
颁发部门	GMP办	颁发数量	份	执行日期	
分发部门	质保部［ ］份　总工办［ ］份				

一、目的

规范原辅料、中药材、中间体及成品的取样工作。

二、范围

适用于所有原辅料、中药材、中间体及成品的取样工作。

三、责任者

QC负责人、QA员、质保部取样员及车间相关人员。

四、依据

《中国药品检验标准操作规范》(2015年版)、《药品生产质量管理规范》(2010年版)。

五、取样规则

1. 药品生产过程的取样是指为一特定目的，自某一总体（物料和产品）中抽取样品的操作。取样操作应与取样的目的、取样控制的类型和待取样的物料及产品相适应。

2. 应有书面的取样规程。取样应使用适当的设备与工具按取样规程操作。

3. 应制定有效措施防止取样操作对物料、产品和抽取的样品造成污染，并防止物料、产品和抽取的样品之间发生交叉污染。

4. 取样操作要保证样品的代表性。一般情况下所取样品不得重新放回到原容器中。

六、原辅料取样操作规程

1. 根据每个品种的全检用量计算出取样量，对进厂原辅料按批取样。

2. 取样前准备工作：

（1）取样量至少为一次全检量的3倍。

（2）根据请验单的原辅料的数量（件数）计算取样样本数。原则如下（n为物料总件数）：当$n \leqslant 3$时，每件取样；当$3 < n \leqslant 300$时，随机抽取$\sqrt{n}+1$件；当$n > 300$，随机抽取件$\sqrt{n}/2+1$件。

（3）准备清洁干燥的取样器、样品盛装容器和辅助工具（手套、样品盒、剪刀、刀子、标签、笔、取样证等)。固体样品用不锈钢探子，不锈钢勺、不锈钢镊子等。液体样品用吸管、玻璃漏斗、玻璃或塑料油提等。样品盛装容器为具盖玻璃瓶或无毒塑料瓶，带塞（磨口）广口试剂瓶（30ml、60ml 等）。需取生物测定（微生物限度检查、无菌检查、内毒素检查或动物实验等）的样品时，以上相应器具均应灭菌或去热原（见《取样器具的清洗灭菌规程》）。

3. 取样

（1）取样前应先进行现场核对：核对物料状态标志；请验单内容与实物标记应相符，内容为品名、批号、数量、规格、产地或来源，标记清楚完整，物料供应厂家为已经公司审计合格的合法厂家，每批物料都应有厂家正式、合格的检验报告书。进口原辅料应有口岸药检所的检验报告单；核对外包装的完整性，无破损、无污染，密闭。如有铅封，扎印必须清楚，无启动痕迹。现场核对如不符合要求应拒绝取样，向请验部门询问清楚有关情况，并将情况报质保部负责人。

（2）按取样原则随机抽取规定的样本件数，清洁外包装移至取样室内取样。

（3）取样操作：打开外包装，根据待取样品的状态和检验项目不同采取不同的取样方法：①固体样品用洁净的探子在每一包件的不同部位取样，放在有盖玻璃瓶或无毒塑料瓶内，封口，作好标记（包括品名、批号、日期等）。②液体样品摇匀后（个别品种除外）用洁净吸管或油提抽取，放在洁净的玻璃瓶中，封口、作好标记。③生物检查样品用已灭菌或去热原的取样器在每一包件的不同部位取样，封口，作好标记。

4. 取样结束

（1）在取样室封好已打开的样品包件，每一被取样包件上贴上取样证。

（2）填写取样记录。

（3）协助仓库保管员将已取样的原辅料送回仓库待验区。

（4）按规定程序清洁取样室。

七、药材取样操作规程

1. 从同批药材包件中抽取供检验用样品的原则。

（1）药材总包件数不足 5 件的，逐件取样。

（2）5 ~ 99 件，随机抽 5 件取样。

（3）100 ~ 1000 件，按 5% 比例取样。

（4）超过 1000 件的，超过部分按 1% 比例取样。

（5）贵重药材和饮片，不论包件多少均逐件取样。

2. 对破碎的、粉末状的或大小在 1cm 以下的药材和饮片，可用采样器（探子）抽取样品，每一包件至少在 2 ~ 3 个不同部位各抽取样品 1 份；包件大的应从 10cm 以下的深处不同部位分别抽取。每一包件的取样量一般如下：

（1）一般药材和饮片抽取 100 ~ 500g；粉末状药材和饮片抽取 25 ~ 50g；贵重药材和饮片抽取 5 ~ 10g。

（2）对包件较大或个体较大的药材，可根据实际情况抽取有代表性的样品。

3. 将抽取的样品混匀，即为抽取样品总量。若抽取样品总量超过检验用量数倍时，可按四分法再取样，即将所有样品摊成正方形，依对角线划“×”，使分成四等份，取用对角两份；再如上操作，反复数次，直至最后剩余量足够完成所有必要的实验以及留样为止。

4. 最终抽取的供检验用样品量，一般不得少于检验所需用量的 3 倍，即 1/3 供实验室分析用，另 1/3 供复核用，其余 1/3 留样保存。

5. 填写取样证，在取样包件上贴上取样证。将包件按原样封好。

6. 写好取样记录，包括品名、产地、规格、包件数量、外观情况、取样件数、取样量、取样日期、取样人等。

八、中间体、待包装品取样操作规程

1. 质保部接到生产部中间站的中间体、待包装品请验单后，根据样品性质，取样员准备取样工具（不锈钢杯，不锈钢勺、盛装瓶及玻璃漏斗等）及辅助工具（手套、笔、取样证等），前往生产部中间站取样。如有必要时，对取样器具进行清洗、灭菌，冷却备用（同时滤纸灭菌）。

2. 取样前先进行现场核对。

（1）核对待验中间体、待包装品的状态标志，中间体、待包装品应置待验区，有明显黄色待验标志。

（2）核对中间体、待包装品是否与请验单相符，内容包括品名、批号、规格、数量等。

（3）现场核对如不符合要求应拒绝取样，向中间站管理员询问清楚有关情况，并将情况及时向质保部报告。

3. 取样员根据取样原则，确定取样件数。取样原则：设中间体、待包装品总件数为 n，当 $n \leq 3$ 时，每件取样；当 $3 < n \leq 300$ 时，按 $\sqrt{n}+1$ 随机取样；当 $n > 300$ 时，按 $\sqrt{n}/2+1$ 随机取样。中间体取样量至少为检验量的 3 倍，待包品至少为检验量的 2 倍。

4. 取样时，在不同部位取样，放入样品容器中，进行混合，然后再分样两份，一份送 QC 检验，一份送留样管理员留样。如为液体，取样员要求工艺员将物料在管道与物料罐中循环五分钟后，使其混合均匀。漏斗上放滤纸，用盛装瓶接好经过滤后的样品荡洗 3 次以上，再取样约 50ml，迅速盖好瓶盖，并用胶布将瓶密封好，写明品名、批号、日期等。

5. 取样完毕，按原包装扎好，并贴上取样证。把样品送质保部 QC 检验。

九、成品取样操作规程

1. 原料成品取样

（1）质保部接到仓库的取样通知后，取样员准备取样工具前往取样。取样量一般为检验用量（2 个以上最小包装单位）的 3 倍量。

（2）取样时应现场核对物料状态标志，成品应置待验区有黄色待验标记。请验单内容与实物标记应相符，内容为品名、批号、数量、规格等。

（3）根据原辅料取样操作规程中的取样规则，随机取样。

（4）取样结束，将被取样件按原样放好并贴上取样证。

（5）填写取样记录。

（6）取样员将样品交质保部 QC 负责人。

2. 车间成品取样

（1）质保部接到各生产车间的取样通知后，取样员前往外包装现场取样。微生物限度检查，一般应随机抽取不少于检验用量（2 个以上最小包装单位）的 3 倍量供试品。

（2）填写取样记录。

（3）取样员将样品交质保部 QC 相关负责人，并填好送样记录。

附录三　取样器具清洗灭菌规程

题　　目	取样器具清洗灭菌规程			编码:		共1页
起　　草		审　　核		批　　准		
起草日期		审核日期		批准日期		
颁发部门	GMP 办	颁发数量	份	执行日期		
分发单位	质保部［　］份　总工办［　］份					

一、目的

制定取样器具清洗灭菌规程，规范取样器具清洗灭菌的程序。

二、范围

适用于所有取样器具的清洗灭菌。

三、责任者

质保部取样员。

四、依据

《药品生产质量管理规范》（2010 年版）。

五、取样器具清洗灭菌规程

1. 清洗取样器皿、器具时，先用饮用水冲洗数次，再用适宜的毛刷蘸取洗涤液（肥皂水或洗衣粉水溶液等）反复刷洗，再用饮用水冲洗至无泡沫，最后用纯化水冲洗 3 遍。

2. 清洗后的器具应不挂水珠。

3. 洗涤后的取样器具放在约 120℃电烘箱中烘干。

4. 用于微生物检查及热原检查取样的取样器具，先执行前述 1、2、3 条程序，然后 121℃，30 分钟灭菌或 250℃30 分钟去热原，灭菌后的器具包好存放在专用柜或盒中，无菌采样器按无菌要求贮存于专用柜中保存，保存时间不超过 3 天。

5. 超过规定存放时间应重新洗涤、干燥或灭菌。

附录四　进入微生物室物品清洁、消毒、灭菌操作程序

题　　目	进入微生物室物品清洁、消毒、灭菌操作程序			编码:		共1页
起　　草		审　　核		批　　准		
起草日期		审核日期		批准日期		
颁发部门	GMP 办	颁发数量	份	执行日期		
分发单位	质保部［　］份　总工办［　］份　生产部［　］份　粉针车间［　］份					

一、目的

制定进入微生物室的物品的清洁、消毒、灭菌规程，以避免物品对微生物室造成污染，保证各项检验的可靠性。

二、范围

适用于进入微生物室的物品的清洁、消毒、灭菌管理。

三、责任者

QC 微生物检验员、QC 主管。

四、依据

《中国药品检验标准操作规范》（2015 年版）、《药品生产质量管理规范》（2010 年版）。

五、进入微生物室物品清洁、消毒、灭菌操作程序

1. 洁净室内的专用物品如工作台、凳、酒精灯、试管架、砂轮等用 75% 乙醇溶液擦拭消毒后，方可带入洁净室内。

2. 玻璃器皿

（1）试管、双碟等，使用过程中如果与细菌接触或有内容物时，应先 121℃蒸汽灭菌 30 分钟，然后倒出内容物，再用铬酸洗液浸泡，然后用饮用水冲洗数次（试管外壁应用小苏打擦洗），再用纯化水冲洗三遍，用牛皮纸包扎严密，121℃蒸汽灭菌 30 分钟。

（2）注射器、针头、手术镊、刻度吸管等先用饮用水冲洗数次（注射器芯应从针管中拔出），再用纯化水冲洗三遍，然后放入电热干燥箱中（将注射器芯与管配对，插好，与针头、镊子等共同放入注射器盒内，再放入干燥箱内）180℃ 2 小时灭菌除热原。

3. 无菌工作服等，洗净晾干，装入布袋，放入灭菌锅内，121℃蒸汽灭菌 30 分钟。

4. 物品经 121℃蒸汽灭菌 30 分钟后，取出时，切勿立即置冷处，以免急速冷却使灭菌物品蒸汽冷凝造成负压，易致染菌。

5. 已灭菌物品的储存期限：经过灭菌的物品不宜存放时间过长，灭菌后 24 小时内使用为宜，超过 24 小时应重新灭菌。

6. 大的物品搬进洁净室时，先要在一般环境中清洁干净，然后在缓冲间内进一步用 75% 酒精擦拭消毒后，再搬进洁净室。

附录五　药品取样记录示例

药品取样记录与凭证

取样单位：　　　　　　取样编号：　　　　　　取样日期：

药品通用名：　　　　　　药品商品名：

生产单位名称：　　　　　　生产单位地址：

制剂规格：　　　　　　包装规格：

批号：　　　　　　有效期至：

批准文号：

药品类别（1）药品原料：□中间体□辅料□包装材料□中药材饮片□其他

（2）药品制剂：□化学药□生化药□抗生素□生物制品□特殊药品

外包装情况：□无破损 □无水迹 □无霉变 □无污染 □无虫蛀

取样环境：（温度：　　湿度：　　光线：　　）

样品包装：□玻璃 □纸盒 □塑料袋 □塑料瓶 □铝塑 □其他

取样数量：（件数：　　　总取样量：　　　）

取样人签名：

附录六　药品检验原始记录（以阿司匹林为例）

编号：KQ/ZC131－5

阿司匹林检验原始记录

批号	20180802	规格	医药级	请检部门	合成部
请检日期	2018.08.05		检验日期	2018.08.06	
报告日期	2018.08.10		有效期至	2020.08.01	
检验依据	《中国药典》2015年版二部				
检验结论	本品按《中国药典》2015年版二部检验，结果符合规定				

【性状】

标准规定：本品为白色结晶或结晶性粉末；无臭或微带醋酸臭；遇湿气即缓缓水解。

检验结果：白色结晶性粉末；无臭；遇湿气即缓缓水解。

结论：√符合规定　　□不符合规定

【鉴别】

1. 三氯化铁反应鉴别

标准规定：取本品约0.1g，加水10ml，煮沸，放冷，加三氯化铁试液1滴，即显紫堇色。

检验结果：呈正反应

结论：√符合规定　　□不符合规定

2. 水解反应鉴别

标准规定：取本品约0.5g，加碳酸钠试液10ml，煮沸2分钟后，放冷，加过量的稀硫酸，即析出白色沉淀，并发生醋酸的臭气。

检验结果：呈正反应

结论：√符合规定　　□不符合规定

3. 红外光谱鉴别

标准规定：本品的红外光吸收图谱应与对照的图谱（光谱集5图）一致。

仪器型号：FTIR－8400S　温度：20℃　湿度：60%

检查方法：照《中国药典》（2015年版）四部通则（0402）“红外分光光度法”测定。

对照图谱：光谱集5图

检验结果：本品的红外图谱与对照图谱一致

结论：√符合规定　　□不符合规定

【检查】

1. 溶液的澄清度

标准规定：取本品0.50g，加温热至约45℃的碳酸钠试液10ml溶解后，溶液应澄清。

检验结果：溶液澄清

结论：√符合规定　　□不符合规定

2. 游离水杨酸

标准规定：供试品溶液色谱图中如有与水杨酸峰保留时间一致的色谱峰，按外标法以峰面积计算，不得过0.1%。

测定方法：《中国药典》四部通则（0512）“高效液相色谱法”。

使用仪器：Agilent 1260 高效液相色谱仪。

天平型号：XP205/0938－51　　色谱柱：C_{18}（150mm×4.6mm×5μm）

（1）色谱条件与系统适用性　用十八烷基硅烷键合硅胶为填充剂；以乙腈－四氢呋喃－冰醋酸－水（20∶5∶5∶70）为流动相；检测波长为303nm。理论板数按水杨酸峰计算不低于5000，阿司匹林峰与水杨酸峰的分离度应大于1.5。进样量：10μl；流速：1ml/min；柱温：30.0℃。

流动相：与质量标准（配制方法、组成比例、pH以及洗脱程序等）均一致。

（2）对照品溶液制备　临用新配。

对照品名称：水杨酸　来源：中国食品药品检定研究院　批号：100106－201804　纯度：99.9%

取水杨酸对照品约10mg（$W=0.01080$g），精密称定，置100ml量瓶中，加1%冰醋酸的甲醇溶液适量使溶解并稀释至刻度，摇匀，精密量取5ml，置50ml量瓶中，用1%冰醋酸的甲醇溶液稀释至刻度，摇匀，即得。

（3）供试品溶液制备　临用新配。

取供试品 约0.1g（$W=0.1048$g），精密称定，置10ml量瓶中，加1%冰醋酸的甲醇溶液适量，振摇使溶解，并稀释至刻度，摇匀，作为供试品溶液。

（4）测定数据及处理

水杨酸对照品峰面积 A_S：294445

供试品中水杨酸峰面积 A_X：228578

计算公式：$$水杨酸\% = \frac{A_X \times W_{对照} \times 5 \times 10}{A_S \times 100 \times 50 \times W_{样}} \times 100\%$$

水杨酸% =0.08%

结论：√符合规定　　□不符合规定

3. 易炭化物

标准规定：供试液与对照液比较，颜色不得更深。

检查方法：取两支内径一致的纳氏比色管：甲管中加对照液5ml（取比色用氯化钴液0.25ml、比色用重铬酸钾液0.25ml、比色用硫酸铜液0.40ml，加水使成5ml）；乙管中加硫酸［含硫酸94.5%～95.5%（g/g）］5ml后，分次缓缓加入0.5g供试品，振摇使溶解。静置15分钟后，将甲乙两管同置白色背景前，平视观察，乙管中所显颜色不得较甲管更深。

检验结果：供试液颜色浅于对照液

结论：√符合规定　　□不符合规定

4. 有关物质

标准规定：供试品溶液色谱图中如有杂质峰，除水杨酸峰外，其他各杂质峰面积的和不得大于对照溶液主峰面积（0.5%）。

测定方法：《中国药典》四部通则（0512）“高效液相色谱法”。

使用仪器：Agilent 1260 高效液相色谱仪。

天平型号：XP205/0938－51　色谱柱：C_{18}（150mm×4.6mm×5μm）

（1）色谱条件与系统适用性　用十八烷基硅烷键合硅胶为填充剂；以乙腈－四氢呋喃－冰醋酸－水（20∶5∶5∶70）为流动相 A，乙腈为流动相 B，按规定进行梯度洗脱；检测波长为 276nm。阿司匹林峰的保留时间约为 8 分钟，阿司匹林峰与水杨酸峰的分离度应大于 1.5。进样量：10μl；流速：1ml/min；柱温：30.0℃；流动相：与质量标准（配制方法、组成比例、pH 以及洗脱程序等）均一致。

（2）供试品溶液制备　取本品约 0.1g（W＝0.1002g），置 10ml 量瓶中，加 1% 冰醋酸的甲醇溶液适量，振摇使溶解并稀释至刻度，摇匀，作为供试品溶液。

（3）对照溶液的制备　精密量取供试品溶液 1ml，置 200ml 量瓶中，用 1% 冰醋酸的甲醇溶液稀释至刻度，摇匀，作为对照溶液。

（4）灵敏度溶液制备　精密量取对照溶液 1ml，置 10ml 量瓶中，用 1% 冰醋酸的甲醇溶液稀释至刻度，摇匀，作为灵敏度溶液。

（5）测定数据　供试品溶液中杂质（水杨酸除外）峰面积之和：1125 ＋ 1657＝2782

对照溶液主峰面积：10532

$$有关物质\% = \frac{2782}{10532} \times 0.5\% = 0.13\%$$

检验结果：0.13%＜0.5%

结论：√符合规定　□不符合规定

5. 干燥失重

标准规定：取本品，置五氧化二磷为干燥剂的干燥器中，在 60℃减压干燥至恒重，减失重量不得过 0.5%。

检查方法：《中国药典》四部通则（0831）。

干燥温度：60℃　压力：2.58kPa　干燥剂种类：五氧化二磷

恒重条件：标准规定：连续两次干燥后的重量差异不得超过 0.3mg。

称量瓶（恒重）质量（W_2）：23.3828g　供试品与称量瓶总重量（W_1）：24.5640g

供试品质量与称量瓶总重（干燥后）：24.5616g

供试品质量与称量瓶总重（恒重后）（W_3）：24.5614g

计算

$$
\begin{aligned}
干燥失重（\%） &= \frac{W_1 - W_3}{W_1 - W_2} \times 100\% \\
&= \frac{24.5640 - 24.5614}{24.5640 - 23.3828} \times 100\% \\
&= 0.22\%
\end{aligned}
$$

检验结果：0.22%＜0.5%

结论：√符合规定　□不符合规定

6. 炽灼残渣

标准规定：不得过 0.1%。

检查方法：《中国药典》四部通则（0841）。

坩埚重量（恒重）：52.4796g　坩埚与样品总重：54.0623g

坩埚与残渣总重（炽灼后）：52.4801g

$$炽灼残渣(\%)=\frac{52.4801-52.4796}{1.5827}\times100\%$$

$$=0.032\%$$

检验结果：0.032%＜0.1%

结论：√符合规定　　□不符合规定

7. 重金属

标准规定：取本品1.0g，加乙醇23ml溶解后，加醋酸盐缓冲液（pH3.5）2ml依法检查，含重金属不得过百万分之十。

检查方法：《中国药典》四部（通则0821第一法）。

检验结果：丙管中显出的颜色不浅于甲管时，乙管中溶液颜色比甲管浅。

结论：√符合规定　　□不符合规定

【含量测定】

标准规定：按干燥品计算，含$C_9H_8O_4$不得少于99.5%。

测定方法：取本品约0.4g，精密称定，加中性乙醇（对酚酞指示液显中性）20ml溶解后，加酚酞指示液3滴，用氢氧化钠滴定液（0.1mol/L）滴定。每1ml氢氧化钠滴定液（0.1mo/L）相当于18.02mg的$C_9H_8O_4$。

测定数据及处理

供试品质量：①0.4025g、②0.3998g

氢氧化钠滴定液浓度（标定）：0.1005mol/L

消耗滴定液体积：①22.16ml、②21.97ml

计算公式：

$$含量\%=\frac{VTF\times10^{-3}}{m_s\times(1-干燥失重)}\times100\%$$

供试品①阿司匹林%＝99.93%

供试品②阿司匹林%＝99.74%

供试品阿司匹林%平均值＝99.8%＞99.5%

结论：√符合规定　　□不符合规定

检验人：张有才　时间：2018年8月6日　　复核人：李旻　时间：2018年8月7日

附录七 药品检验报告书（以阿司匹林为例）

成品检验报告单

编号：KQ/ZC032－2

产品名称	阿司匹林	规格	医药级
批号	20180802	数量	1 桶/50kg
请检部门	合成部	请检日期	2018.08.05
有效期至	2020.08.01	报告日期	2018.08.10
检验依据	《中国药典》2015 年版二部		

检验项目	标准规定	检验结果
【性状】	本品为白色结晶或结晶性粉末；无臭或微带醋酸臭；遇湿气即缓缓水解	符合规定
【鉴别】		
三氯化铁反应鉴别	应呈正反应	呈正反应
水解反应鉴别	应呈正反应	呈正反应
红外光谱鉴别	本品的红外光吸收图谱应与对照的图谱（光谱集 5 图）一致	符合规定
【检查】		
溶液澄清度	溶液应澄清	符合规定
游离水杨酸	不得过 0.1%	0.08%
易炭化物	与对照液比较不得更深	符合规定
有关物质	不得过 0.5%	0.13%
干燥失重	减失重量不得过 0.5%	0.22%
炽灼残渣	不得过 0.1%	0.03%
重金属	不得过百万分之十	符合规定
【含量测定】	按干燥品计算，含 $C_9H_8O_4$ 不得少于 99.5%	99.8%
检验结论	本品按《中国药典》（2015 年版）二部检验，结果符合规定	

检验者：张有才　　　复核者：李旻　　　负责人：

参考文献

[1] 欧阳卉，唐倩．药物分析［M］．第3版．北京：中国医药科技出版社，2017.
[2] 张振秋，马宁．药物分析实验指导［M］．北京：中国医药科技出版社，2016.
[3] 杨慧．药物分析综合实训［M］．北京：中国医药科技出版社，2013.
[4] 欧阳卉，梁颖．药物分析［M］．第2版．北京：中国医药科技出版社，2013.
[5] 王金香．药品质量检验实训教程［M］．北京：化学工业出版社，2007.
[6] 范国荣．药物分析实验指导［M］．第2版．北京：人民卫生出版社，2016.
[7] 彭红．药物分析实验［M］．第3版．北京：中国医药科技出版社，2016.
[8] 张虹．药品质量检测技术综合实训［M］．北京：化学工业出版社，2005.